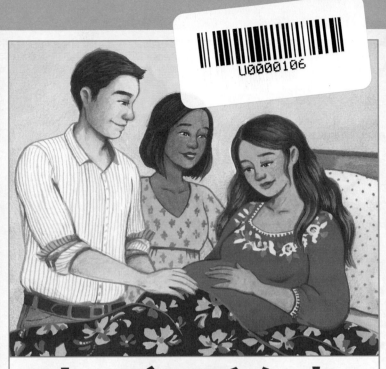

生產隊友

THE BIRTH PARTNER

共創幸福的生產經驗！

給爸爸、導樂、親友團的完全陪產指南

潘妮·西姆金 物理治療師
與 凱蒂·羅絲

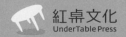
紅桌文化
UnderTable Press

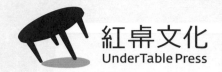

人文關懷‧覺醒生活

掀起一角的桌子，打破習以爲常的平衡。陽光下，沒有什麼事情永遠美好；桌子底下黑暗卻不一定嚇人。UnderTable選擇開放而勇敢，如實呈現被忽略的觀點和選項。

生產隊友：共創幸福的生產經驗！給爸爸、導樂、親友團的完全陪產指南

作者	潘妮‧西姆金 (Penny Simkin)、凱蒂‧羅絲 (Katie Rohs)
譯者	謝汝萱 juhsuan9@gmail.com
版面	Lucy Wright
總編輯	劉粹倫
發行人	劉子超
出版者	紅桌文化／左守創作有限公司 undertablepress.com
	台北市中山區大直街117號五樓
	傳眞 (02) 2532-4986
印刷	約書亞創藝有限公司
發行	高寶書版集團
書號	ZE0144
ISBN	978-986-98159-3-2
版次	2020年10月初版
定價	600元
法律顧問	詹亢戎律師事務所
台灣印製	本作品受智慧財產權保護

國家圖書館出版品預行編目(CIP)資料

生產隊友：共創幸福的生產經驗! 給爸爸、導樂、親友團的完全陪產指南 / 潘妮.西姆金(Penny Simkin), 凱蒂.羅絲(Katie Rohs)作 ; 謝汝萱譯.
-- 初版. -- 臺北市：紅桌文化, 左守創作出版：高寶書版集團發行, 2020.10
416面 ; 15*23公分
譯自：The birth partner : a complete guide to childbirth for dads, doulas, and other labor companions, fifth edition.
ISBN 978-986-98159-3-2(平裝)
1.助產教育
417.4   109013476

獻詞

潘妮：

獻給數千位和我教學相長、令我受惠良多的待產家長；獻給數以百計的女性和她們親愛的伴侶，我有幸以導樂的身分協助她們生產；特別感謝彼得，我的丈夫、四個孩子的父親，也是我六十年來的摯愛老伴；獻給我們四個已成年的孩子，我和他們很親，也深深引以為傲，感謝他們的配偶豐富了我們的人生；獻給我們的八個孫子，我有幸身為他們的祖母，能陪著他們出生，我很自豪；獻給我們的三個孫媳婦、孫女婿；獻給我們的兩個曾孫。

凱蒂：

獻給每一個我支援過生產的家庭，他們學到生產的重要性時，也教我深入認識自己；獻給我的良師益友，尤其是潘妮・西姆金，他們啟發我、激勵我從事這份工作，我從中收穫良多；獻給我的母親茉莉，她是陪伴過許多人的導樂，教會我在場陪伴和同理心的意義；獻給我的父親約翰，他了解我的心思及其千迴百轉，堅定地給予我愛與支持；獻給我的閨蜜凱莉、愛咪、瑟蓮娜、貝絲，她們愛我、支持我，讓我有責任感，也提醒我面帶微笑；獻給我的丈夫陶德，他是我的伴侶和鬥士，每天都鼓勵我、支持我。獻給泰絲和山姆，我念念不忘的孩子，他們教會我了解悲傷、復原力，還有生產時接受照顧的重要性；最重要的是，要獻給我這輩子的孩子，漢克與莉莉，他們是我的心頭肉、我的命脈，也是我最好的老師。

目次

推薦序

平易近人又實用的陪產指南

坊間指導孕家庭如何進行懷孕準備與面對生產日的相關書籍繁多，這是一本專門針對「生產隊友」，聚焦「陪產角色」而寫的書，實屬市場罕見，值得大力推荐。其中三大特色更是令人動心。

特色一：落實性別平等精神，調整用詞，以產者代替產婦；以伴侶取代父、母，以解構及營建人人平等的生產教育。

特色二：全書共三部，第一及第二部談及一般懷孕所應知道的相關重要資訊，第三部以生產的醫療面導入各種對孕育美好生命之際，做好意外、突發之備案討論的必要性，能夠幫助孕家庭深切理解，生產的豐富及風險的多樣態。

特色三：當然是兩位作者致力陪產教育推動的專業與多年的經歷，能夠將艱澀的「孕－產－育」重要資訊轉化為孕家庭所能理解的日常用語，大幅提升本書的可讀性。

——王淑芳 博士

華人泌乳顧問協會 理事長

誠心推薦 一起共好

美好的孕產過程，由你們來創造

生命值得學習靜謐等待

每一位母親都值得擁有美好的生產經驗

每一位母親都擁有足夠的智慧去實現心中所想

生產隊友陪伴的是我們的未來

成為助產師後，我先後三次到西雅圖拜訪本書作者Penny Simkin老師，她是一位溫柔，睿智，體貼，熱愛生命的長者，對生產教育充滿熱情和創造力，Penny老師是我心中Doula及生育講師界的大師，也是我永遠學習及追隨的人。

記得2009年6月底和我的論文指導老師郭素珍教授一起到西雅圖拜訪Penny老師並和她分享我的研究論文〈初產婦採行陪產員陪產的生命經驗〉。我們參加DONA國際協會在西雅圖Bastyr University舉行的Doula和Doula Trainner工作坊，擔任導師的Penny老師介紹的《生產隊友》是我第一本讀到給生產隊友的專業用書，也是我最喜歡的分娩書籍之一，更是我在臨床上推薦給外籍生產隊友的孕產期讀物。

《生產隊友》第五版經過全面更新和修訂，這本書就像是一本懷孕生產的武功秘笈，非常欽佩Penny老師的思考邏輯和表達能力，深入淺出詳細的說明，孕產過程會發生什麼事？我們都能從書中找到答案和建議。還貼心地為孕、產者、生產隊友、導樂／陪產員分別作出指引，書中很多實用的插圖、圖形、圖表和表格，貼心的橘色頁面邊緣讓讀者可以快速進行查看。適合作為產科醫護同仁的臨床參考，更是孕、產者在準備生產的權威指南，也非常適合所有擔任生產隊友的人閱讀，當生產隊友了解自身角色支持的力量並建立信心，如此一來，他們才能擁有美好回憶。

這本書讓我們有能力為生產做好充分的準備。

非常開心粹倫與Henry夫婦在孕期讀完此書後，取得《生產隊友》的中文繁體翻譯授權讓台灣的孕產家庭受惠。當我們對於懷孕分娩的知識越了解，就越有能力和選擇來準備美好的生產經驗。正在閱讀此書的你，你美好的孕產過程也即將因為本書而不同呢。

祝福您
　平安順興

——萬美麗 助產師
貝斯特助產所 所長
宜蘭縣助產師助產士公會 理事長
BEST Doula培訓師
賦權生產教育 講師
2020/8/31

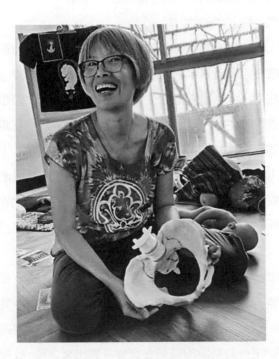

我把處長變郭軫啦！
一個生產隊友的養成

2015年底公視的時代劇《一把青》上映，讓已經不太追劇的我，每周乖乖坐在電視前等。原本就是慷粉的我，常常被郭軫與朱青惹得眼淚與鼻涕齊飛。處長（樊光耀飾）與大隊長（楊一展飾）的各種交手，看得相當過癮。當時怎會想到兩年後竟參與了處長的生產任務，導引處長的寶寶安全著陸，還跟處長蹲在浴缸旁討論胎盤料理的食譜？！

瑋伶剛懷孕沒多久，就來好孕上課了，對於生產，一直很努力的在準備。伴侶阿光因為表演工作的關係，不一定有辦法陪瑋伶，所以我覺得瑋伶連阿光的那一份都一起努力了。順勢生產強調產婦生產時，可以由產婦選擇陪伴者。畢竟產婦的心理支持，是生產過程很重要的元素。因為沒有辦法確定生產時阿光能否在場，所以接近生產時，我們請瑋伶的媽媽跟阿光一起來上助產師嘉黛的產前課程。由於寶寶一直是臀位，要不要陰道產？我們也做了詳細的討論。

記得阿光第一次陪瑋伶來產檢時，對於需要一起上助產師產前課程的反應是「我不是陪在旁邊就好了嗎？為什麼她生產我要上課？」「反正就是用安全的方法生下來，她要怎麼生我沒意見。」這也常是很多伴侶的反應，伴侶們覺得「在場」就是最大的支持，無法理解「在場」與「參與」的差別。我們要組的，是一個生產團隊，並非啦啦隊。上過助產師的產前課程之後，阿光完全進入神隊友的狀態，真是讓我刮目相看，一整個就從權威處長變成柔情郭軫了啊！產前一天，我們約在好孕喝咖啡同時再確定胎位，統整定案生產計畫，言談間我覺得阿光已經完全準備好了！

生產那天，接到瑋伶入院待產的通知，我早早就到診所待命。畢竟第一胎臀位陰道產風險不小，如何安全下莊，得分分秒秒保持警戒。其實那天，壓力大到有時甚至希望產家中途喊停決定改剖腹產，但產程進行順利，沒有任何喊停的理由。最驚險的時刻在寶寶身體出來之後，收縮的時

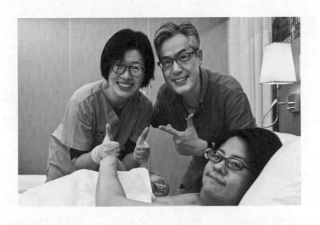

攝影：陳亮哲

間拉長了，寶寶並沒有如預期地在兩三個收縮就滑出。那幾分鐘事後回想，都不知道自己的心臟有多大，當時也顧不了那麼多，只專注於觀察每個細節，做出反應。最後還請助產師嘉黛就「戰鬥」位置，準備寶寶若出不來要做的下一步緊急處置。產前的完整準備，讓在場的每一個參與者都齊心協力，屏氣凝神的迎接寶寶的誕生。

　　所幸一切有驚無險，到最後確認每個環節都沒有問題，大家都露出了充滿愛的催產素微笑（Oxytocin smile）。這是接生以來第一次把自己搞得滿身血（通常是羊水），當阿光說要合照的時候，我說這樣很嚇人，他說沒關係呀！確定一切平安之後，我跟嘉黛說：「再也不要接第一胎臀位的陰道產了啦！接生者壓力破表！」但你們知道的，溫柔生產這件事，在場的所有人催產素也都同時大噴發，尤其看到這樣的生產方式，在媽媽與寶寶健康上展現的成果，一個新家庭因為生產而凝聚起來的力量，還有伴侶的轉變，就覺得願意這樣一直傻傻地堅持下去。很高興《生產隊友》中文版的上市，這是每一位「參與者」都該具備的武林秘笈。

——陳鈺萍

協和婦女醫院婦產科主治醫師

好孕工作室負責人

量身打造自己的溫柔生產

懷孕是一件令人期待的事，但是生產的話就不一定了；一方面滿懷希望，迎接新生兒的來臨；但是，就怕生產過程當中萬一出了狀況，可能會有危險，也怕生產過程帶來身心的煎熬。

所以，該怎麼樣才可以達到上述，既顧及安全又可以舒適的生產目標呢？本書提到的觀念，很接近我們在「桃園醫院」所實施的「溫柔生產」的理念。也就是兼顧安全及舒適。為了安全，生產前必須要有完整的評估及檢查，待產時有充足有經驗的人力照顧，萬一有緊急狀況，隨時有麻醉科小兒科開刀房血庫的支援。為了舒適，鼓勵陪產，鼓勵助產師教導產婦減痛及用力的技巧，鼓勵孕婦提出生產計畫書，尊重孕婦的決定，以及免除不必要的醫療措施，如剃毛、灌腸、剪會陰等等。

多年前，衛生福利部為了產婦著想，曾經推動「友善多元溫柔生產試辦計畫」，本院當時也是承辦醫院之一。當時所獲得的成果十分良好，不僅孕婦的滿意度高達九成以上，而且也降低了剖腹產率還有會陰切開率，臨床上各項指標都很良好，也沒有額外的併發症發生。所以試辦計畫證明了在台灣是可以實施的。但是，最重要的缺點，就是要投入更多的產房照顧人力；以台灣目前健保給付偏低的環境下，要求全面實施，確實有困難。

所以，雖然書上提到的一些照顧方式不錯。但目前在台灣，只有少數醫院提供。所以，你目前產檢醫院的常規處置，可能跟本書描述的不同。可以在生產前跟醫師溝通，但也要盡量尊重院方的意見。或者，在生產之前，就先行尋找跟你理念相近的醫院，以免到時候生產時，彼此意見不同。

如果有愈來愈多產婦，到符合溫柔生產做法的醫院生產，也會導引醫院做出相對的改變，這本書正是目前臺灣孕婦所需要的，讓產婦知道自己有選擇，不一定要接受傳統的醫療模式。

這是一本頗為「實用」的書。如果你身邊的朋友，剛好懷孕，送這本書給她，正好符合她的需求。以往類似這種介紹生產的書，大部分都是醫師寫的。好處當然就是比較學術性，缺點就是可能太偏重於一些論文的寫作方式，一般人不容易親近，覺得太生硬了不容易理解。這本書就沒有這些缺點，比較容易閱讀，也比較貼近一般人的理解。

這本書的書名叫做《生產隊友》，似乎是給陪伴生產的人，如孕婦的家人或是朋友看的；但實際上，孕婦本人更適合看。因為書上寫了很多細節，可以幫助孕婦事先模擬實際的狀況，先做好心理準備。就好像，我們要去一個陌生的地方旅行，先買一本旅遊的書看，是同樣的道理。有了對生產過程更多的了解，在實際生產時可以更有信心。書上提到非常多的醫療細節，產婦不必全部都了解，只需大概瀏覽，挑選對你有幫助的部分，或者你有興趣的部分去看就可以。

希望你可以更從容更有自信的去經歷生產這件事，成為你一生中難忘而美好的經驗。

——呂理政
部立桃園醫院 產科主任

導讀

　　《生產隊友》原文已經第五版了！本書的寫就，是奠基於相信一個人生產時獲得的照護與支持，會深遠地影響他的生產過程、日後對生產的感覺，更影響他的信心與自尊，寶寶的長期健康，以及產者與其伴侶和寶寶的感情。過去的一些研究發現，產者及其陪伴人員需要受過專業訓練的導樂（doula）在孕育過程中提供持續性支持與呵護，本書也將「生產隊友」廣義地包括所有陪伴產者與伴侶生產的人員──特別是導樂。

　　本書自出刊以來一直為生產教育培訓課程，如拉梅茲國際協會、國際生產教育協會、DONA國際協會導樂培訓課程，列為接受認證考試必讀的參考書，也是這些協會推薦孕育期家長必讀的書籍之一。這是因為本書具備下列的特色，才能被這些專業團體所接受：

　　（一）提供持續性陪伴的實證依據及陪伴者實際操作的實務指南

　　根據世界衛生組織於2018年發表的「邁向正向生產經驗之孕產期護理」（Intrapartum care for a positive childbirth experience）、國際拉梅茲協會提出六大健康生產實務（The Lamaze Six Healthy Birth Practice）以及潘妮・西姆金在著書《正面迎擊！難產的早期預防及處置》，皆提及有一位自己選擇的陪伴者持續性在旁是具有實證上絕對的益處（實證等級IA，最具臨床指引的參考性），為強烈建議的實務指南，因為這攸關周產期，且可能一直延續至終身，家庭的生理、心理、社會及靈性的健康。

　　本書不僅強調「隊友」持續性陪伴的重要性，且提供「隊友」從產前的準備工作，產時的親臨同在，一直到產後返家後可能面臨的母嬰照

護議題，都有相當詳盡的實務指南，且每個指引都有研究實證或是理論上的依據。

（二）強調生產的獨特不可預測性，過多的擔憂無益於生產

每個生產都是單一而獨特的，從事助產工作超過六十七個年頭接生超過四千位寶寶的八十八歲坂本阿嬤提及——「每次的接生都不一樣，這代表沒有兩個生命是重複的」；「生產是神的領域，人東想西想過多的擔心是無用的，能做的就是好好的準備。」生產最擔心的是比較，只要是產者與胎兒皆正常，不要太在意是否符合「標準時間」。

（三）偏離「正常」產程和非預期性生產結果的應對

許多人談及「溫柔生產」，就認為一定要陰道自然產、不使用止痛藥物、不能有任何的醫療介入等。其實，面臨多變且獨特的生產，保持「彈性」相當重要，產者及隊友都應該對擬定的生產計畫，有其他的腹案。因此，本書也提及一些常見「狀況外」的因應技巧，例如：因為無法忍受疼痛而改變原有計畫施打硬脊膜外止痛、緊急剖腹產、臍帶脫垂、產者和護理人員或照護者不合等狀況的處理方式。

最後，本書適合的讀者群不僅是準家長，也包含醫師、助產師、產科護理師、導樂、生產教育教師等與周產期照護相關的專業人員，加上強調實證照護，因此難免有些地方較偏醫療專業領域，建議準家長們不妨先參加一系列的孕期生產教育課程，相信對本書內容更能掌握其精髓。祝福生產隊友們在陪伴參與孕育過程的重要工作中取得成功和成就！

——高美玲教授

國立臺北護理健康大學

拉梅茲生產教育講師(LCCE)

國際生產教育協會生產教育講師(ICCE)

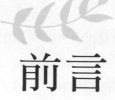

前言

在本書進入第五版的此時，我想解釋一下寫這本書的原因。我體悟到生產的真諦，也理解到對深愛產者的生產隊友而言，生產的意義何在，於是在1989年首次出版了這本書。我的真心話是：怎麼生產，關係著一個人的自信與自尊、寶寶的長期健康，也影響到與其伴侶、寶寶與親朋好友的感情。

上述這點到今日依舊成立，從第五版上溯到1989年和更早的世代（甚至千年以前）都是如此。

另一句很重要的真心話是：一個人生產時獲得的照顧與支持，對他影響深遠，不僅影響生產過程，也影響他日後對生產的感覺。不過，產前與臨盆時的醫療照護，幾乎清一色聚焦於寶寶與產者的人身安全，很少留意他們的幸福感、與伴侶的關係，還有是否已做好育兒準備。這些事在我們十分昂貴的健保體系中重要性不高，因為我們的健保體系正陷入看護人力短缺、增加醫療與手術介入手段的壓力，同時又要提升效率、降低社會與心理支援服務、擔心製造醫療疏失訴訟等因素，也與更個人化、更靈活、更以家庭為核心的保健背道而馳。

我學到情緒照護的重要性是在1980年代晚期，當時我主持一項研究，檢視大家對第一個孩子出生的經驗有多少長期記憶。這些人在1968到1974年間參與我開的生產課程。他們在孩子出生後不久，便把自己的生產故事寄給我。為了研究，我在十五到二十年後聯絡其中一些人，請他們做兩件事：寫下記憶中的那段生產經驗，然後評估自己的滿意程度。

比較每個人的兩段故事後，我很詫異他們都清楚記得自己的生產經歷，過了這麼多年，重新寫下的故事竟然與最初的版本相差無幾！由於

當時我們沒有影印機，生產完後他們也沒有為自己記下那段歷程，所以我手上的是唯一的版本（研究結束後我有複印下來，將正本還給他們）。然後我訪問每個人，發現他們對當時的醫師和護理師（當時在我的領域沒有專業助產師）都記憶猶新，當時醫生、護理師做了哪些事，說了哪些話，他們至今仍歷歷在目。很多人甚至能一字不差地回想起那些話！有些人還會在回想起某些事的時候落淚，可能是因為醫護人員的親切與照顧喜極而泣，也可能是為醫護人員對待他們的方式無禮或隨便而傷心、憤怒。

簡言之，覺得自己受到專業人員良好照顧的人，回報的滿意度也最高，儘管分娩過程可能很漫長或棘手；覺得自己受到無禮對待或忽視的人，回報的滿意度也最低。此外，回報自己從生產獲得莫大成就感的人，也是滿意度最高的人：他們覺得情況都在掌控中，生產經驗增強了自尊心；滿意度低的女性則沒有這種正面感受。

有丈夫或親人陪產，並不尋常，因為在當時，男性參加生產課程或看著寶寶出生的例子很少見，連女性親戚也很少參與。事實上，我的課程是源自兩段正在萌芽的激進潮流：鼓勵不用藥物的自然生產，以及鼓勵丈夫（憑結婚證書參加）到場參與寶寶的出生，並協助妻子自然生產。該課程鼓勵男性扮演產者的「教練」，雖然他們過去往往被要求待在產房外，但大多數人都能在允許範圍內積極扮演好自己的角色。

那些女性對丈夫的回憶也很清晰詳盡。以下句子引自其中幾位女性的說法：「我能撐過去，都是因為他。」

「那是我們的生活和關係中美好的時刻。」

「他比我預期的更有耐性，也更把生產當一回事。」

「他很斤斤計較。他是我的教練。那對他來說很重要。」

「看到我受苦，他也很捨不得。」

「他馬上就感受到我很緊張。」

「他百分之百投入。」

「他憂心忡忡，但很想待在現場。」

我從那份研究得知，產者需要也很感激有愛心的熟人陪在身邊，幫助他們，同舟共濟，那是人生中最有意義的一個時刻。他們在分娩時接受的那種專業照護與關懷，大幅影響了他們對那段生產歷程的回憶——覺得心滿意足，很有成就，還是覺得失望、傷心，甚至憤怒。在產科進入高科技、高壓力的時代，我理解到要繁忙的護理師、醫師，甚至醫院助產師在整段分娩與生產過程中持續給每個人情緒與生理安慰，實在是異想天開，他們還有其他臨床責任、其他待產的病患要照顧。

　　我的研究結論（標題是〈只是女性人生中平凡的另一天？〉〔*Just Another Day in a Woman's Life?*〕分為第一、二部，先後在1991年、1992年出版）多次獲得其他針對生產歷程之長期記憶的研究肯定。在我擔任導樂，參與的數百次生產和給數千名待產雙親開的生產課程中，這個問題總是引導著我：「他們會怎麼記得這些？」那份研究敦促我寫下本書第一版。我想協助孕者的伴侶了解自身支援的角色並增加信心，如此一來，他們分娩的親密愛人才會永遠感激他們的幫忙。

　　這份研究也促使我相信，產者及其伴侶需要訓練有素的導樂相伴，在整段生產過程中持續關懷與撫慰。我在1988年開發出一套導樂訓練課程，並在其他導樂的協助下成立以西雅圖為基地的太平洋生產支援協會（Pacific Association for Labor Support，即今日的PALS 導樂協會〔PALS Doulas〕），1992年我也和小兒科醫師與研究者馬歇爾·克勞斯（Marshal Klaus）與約翰·肯內爾（John Kennell）、心理治療師菲利斯·克勞斯（Phyllis Klaus）、衛生行政安妮·甘迺迪（Annie Kennedy）共同成立北美導樂協會（Doulas of North America，即今日的DONA國際協會〔DONA International〕）。我們的宗旨是確保產婦獲得需要的照護，也確保其伴侶獲得需要的實際指導與工具，以協助他們度過這段充滿挑戰的難忘時刻。大量已出版的研究（由克勞斯、肯內爾及其他多位研究者主持）顯示，導樂彌補了產前護理的漏洞，提供具有醫療效果的益處，也帶來母親或父母雙方所需要的成就感與滿足感（導樂為生產帶來的更多好處，請見「建議參考資源」，406頁）。

出版《生產隊友》第三版時，我們意會到這本書已經成為導樂間的熱門讀物，因此我決定添加大量資料，說明導樂在生產過程和生產後的角色，以指引導樂，同時讓家長知道導樂與隊友們可以如何與醫護人員合作，為產婦提供絕佳支援。

關於第五版

第五版是以前幾版為基礎，添加更新資訊、更多安撫手法與全新插圖。撰寫本書的兩大目標未曾改變：讓讀者，也就是產者的伴侶、導樂、產者等人，更清楚了解一個非常特別的孩子即將要出生的過程，給予他們知識、信心，增添興奮、喜悅之情，同時確保產者有親人陪在身邊，不會因為由陌生人照顧而感到焦慮不適，或對做法有效與否惶惶不安。

在今日的典型作法中，產者是由他幾乎不認識或素未謀面的產科專業人員照料。在同一次生產中，醫護人員會數度更動、中斷，也要照顧一個以上的病患，因此產者會碰見許多不同專業人員，需要逐一適應。這種「陌生人照護」的模式，是醫院為維持效率、防止成本攀高而發展的模式，可惜的是經常導致多數家庭在生產後感覺沮喪，甚至受傷。雖然意料之外的併發症與難度奇高的分娩在所難免，但如果產者在這些時候獲得有尊嚴、親切的照顧，就比較不會產生負面感受，情緒便能回復得比較順利、比較快。接受認識且信任的照護者與支援人員協助，是有幫助的。因此，我希望促進每位產者持續接受關心、尊重與照料的機會，也從陪伴他們生產的人身上獲得呵護。也希望每位產者回想起生產歷程時，不論分娩與產程是否順利，都能覺得自己受到良好的照顧。

第五版共同作者凱蒂·羅絲介紹

我請凱蒂·羅絲成為第五版的共同作者，提供更新與添加的內容。凱蒂是一位經驗豐富的生產教師、炙手可熱的導樂、獨立思考的人，也是我

們這個領域的新興領袖，從比我更接近現場的角度提供嶄新觀點。隨著我年紀漸長，退出導樂「戰壕」式的直接參與行列後，我便仰賴凱蒂與其他同事提出的挑戰，讓我與時俱進。凱蒂從2012年起在我的辦公室工作，她踏入導樂與生產教師這行時，也正在養育她那對活潑好動的雙胞胎。承天眷顧。我們兩人都是活躍的生產教師，也都發現自己的學生，也就是待產家長，是可貴的教師。他們的需要刺激、引導著我們，給予我們更多見解。

　　凱蒂是主張全面運用性別中立語言來表現非傳統家庭的需要與焦點的人，先前幾版並未處理這個主題，也就是我們的非二元家庭：女同志、男同志、雙性戀、跨性別、酷兒社群（LGBTQ）。我們希望本書不要忽略參與生產的每一個人，無論他們是直接還是間接參與。我們的社會正轉向接納並推崇多種家庭結構，我們的語言卻不足以因應這種改變，全面表達出每個人的需要。新詞彙與舊詞彙的新定義，反映出「性別」的流動本質與意義。本版的用詞反映出我們在2018年的進展。未來的版本或許會反映出更多改變，因為我們的時代日新月異。

──潘妮・西姆金

中文版介紹

因應本書性別中立的立場，譯詞盡量避免帶有特定的性別聯想，例如：birthing person、laboring person譯為「產者」而非「產婦」；pregnant person譯為「孕者」而非「孕婦」；partner是文中時而用來取代夫／妻、男友／女友的用詞，這裡譯為「伴侶」、「隊友」。而本書的關鍵字doula，一般翻譯為陪產員或音譯為「導樂」，本書採「導樂」這個譯法。

　　最後要特別感謝高美玲教授、呂理政醫師、陳鈺萍醫師撥冗協助，給予許多專業名詞上翻譯的建議。若有未盡之處，乃編輯力有未逮，敬請讀者指教。

──編輯台

謝詞

我們在修訂本書的整段過程中獲得了不少支持。我們想感謝以下這群傑出人士，讓我們能在百忙中完成本書：潘妮辦公室裡的這兩位提供了極大的助力：凱西・威爾遜（Kathy Wilson）讓辦公室的工作保持順暢，追蹤財務往來，支付帳單，處理銷售與送貨事宜，也支援潘妮的生育課程，在這同時，她也維持著自己生產與育兒教師的生涯；桃莉・桑德史卓姆（Dolly Sundstrom）多才多藝，為新版提供了嶄新的插圖，協助更新我們的「建議參考資源」（406頁），也讓潘妮的圖書館增加新藏書，同時她還在念大學，準備成為臨床心理學家。兩人的能幹與開朗讓辦公室滿室生輝。

潘妮在巴斯帝爾大學（Bastyr University）西姆金聯合生育職業中心（Simkin Center for Allied Birth Vocations）的同事與友人敦促她提供更有文化敏感度的教育。她尤其感激安妮・甘迺迪、凱莉・肯納（Carrie Kenner）、雪倫・慕札（Sharon Muza）、泰瑞・席林（Teri Shilling）、金姆・詹姆斯（Kim James）與勞麗・列薇（Laurie Levy）。

我們與太平洋生產支援協會、DONA國際協會、華盛頓兒童養育信託機構（Parent Trust for Washington Children）的「生育與家庭教育美好開始」計畫（Great Starts Birth and Family Education）都有共同的理念，在我們追隨著熱情的同時，他們在我們的專業生活中扮演著重要角色。我們尤其感謝養育信託機構副會長琳達・麥丹尼爾斯（Linda McDaniels）持續給予的支持與靈感。

我們也想肯定創傷性生產預防與治療協會（Prevention and Treatment of Traumatic Childbirth，簡稱PATTCh）理事們的奉獻與才華，有鑑於

生產創傷的發生率驚人，他們加入我們的行列，設法預防生產創傷的發生，也在創傷發生後治療其潛在的負面情感餘波。我們目前的理事萊斯利・巴特菲爾德（Leslie Butterfield）、安妮・甘迺迪、菲利斯・克勞斯、凱西・麥葛蕾絲（Kathy McGrath）、蘇珊・史汪森（Suzanne Swanson）、阿尼恩・梅蒂納・卡瑞羅（Onion Medina Carillo）、莫拉・烏曼（Mora Oommen）、雪倫・史托頓（Sharon Storton）與凱薩琳・肯道一泰齊特（Kathleen Kendall-Tackett），都與我們齊心協力為這個目標努力，這個目標也是本書的宗旨之一。

麗莎・漢森博士（Lisa Hanson, Ph.D.）是美國護理助產師學院院士（F.A.C.N.M.），也是認證的護理助產師（C.N.M.），她是很棒的新朋友，在馬凱特大學擔任助產系教授。魯絲・安切塔（Ruth Ancheta）則是很棒的老朋友。她們兩人是潘妮《正面迎擊！難產的早期預防及處置》（*The Labor Progress Handbook*）的共同作者。魯絲也是《正面迎擊！難產的早期預防及處置》和《生產隊友》中多數插圖的版權持有人，是她贈予圖片給這兩本書。

菲利斯・克勞斯是親愛的朋友、良師、傑出的心理治療師，也是潘妮《當倖存者生兒育女：理解與治療童年性虐待對生育婦女的影響》（*When Survivors Give Birth: Understanding and Healing the Effects of Early Sexual Abuse on Childbearing Women*）的共同作者。

夏娜・黛拉・克魯絲（Shanna Dela Cruz）是本版及先前各版大部分插圖的創作者，她慎重其事也非常可靠。我們欣賞她簡潔、精準的畫風，給予了圖中人物個性。桃莉・桑德史卓姆也為本版提供了優美的新插圖。

喬伊・麥克塔薇胥（Joy MacTavish）是國際認證泌乳顧問（International Board Certified Lactation Consultant，簡稱I.B.C.L.C.）、註冊泌乳顧問（Registered Lactation Consultant，簡稱R.L.C.），她提出第十一章的更新，也協助運用適當的性別中立語言。我們感激不盡。

金姆・詹姆斯是國際生產教育協會認證生產教師（ICEA Certified

Childbirth Educator，簡稱I.C.C.E）、拉梅茲認證生產教師（Lamaze Certified Childbirth Educator，簡稱L.C.C.E.）、DONA導樂訓練員（Birth Doula Trainer，簡稱B.D.T.）。她是華盛頓兒童養育信託機構、瑞典導樂計畫（Swedish Doula Program）的生產講師、巴斯帝爾大學西姆金聯合生育職業中心陪產技巧教師。感謝她允許我們從她的導樂配對網站（DoulaMatch.net）引用關於如何選擇導樂的描述。

生育圖庫（Childbirth Graphics）是待產與新手父母的教學資料製造商，感謝他們允許我運用一些經典圖畫。

感謝茉莉・科克派翠克（Molly Kirkpatrick）擔任潘妮的資深導樂、凱蒂的母職導樂。

感謝參加我們生產課程的生產隊友及成員，他們慷慨分享自己的想法，形成了每章的出發點，也為本文增添了深度與真實性。

貝絲・西姆金（Bess Simkin）、伊娃・寇德拉（Eva Caldera）、愛德華多・寇德拉（Eduardo Caldera）、邁特・康奈爾（Matt Connell）與史凱・史都華（Sky Stewart）讀過本書部分內容，大方提供了關於可讀性與性別中立語言之適切性的回饋。他們有建設性的回饋對我們深具意義，鼓勵我們設法讓本書更淺顯易懂，更有意義。

凱蒂要感謝她的伴侶與十六年來的丈夫陶德，在她照料生產家庭、晚間與週末也在教課的時候，他固守堡壘，是最佳的#DoulaHusband（導樂丈夫），他也早在凱蒂相信自己能成為作者之前，就相信她做得到。

最重要的，潘妮希望感謝彼得，他是她充滿愛、耐心和包容力的伴侶，兩人相伴六十年，她在本書與其他著作分娩與出生過程的各階段勉力釐清詞彙與概念時，他耐著性子仔細聆聽並給予回饋。

使用說明

本書有意成為一本實用的指南，協助你擔任生產隊友的準備工作，也迅速提供分娩的各項參考。如果能在分娩前讀完全書，那成效最大。在那之後，如果你還有時間，也可以在分娩期間回顧部分內容。

分娩期間，有時你或許會需要立即的協助，想盡快從書中找到答案。我們設想你當場可能需要的資訊，因此以深橘色背景印出這類主題，這樣翻閱時才會一眼就看見。請尋找頁緣顏色較深的章節，這些有色邊的部分是：

第一章

要帶去醫院或生產中心的用品（第40頁）

在家生產需要的用品（第42頁）

第二章

分娩的徵兆（產兆）（第74頁）

羊水在分娩前破了怎麼辦？（第77頁）

計算子宮收縮時間（第83頁）

分娩早期紀錄（第85頁）

第三章

要何時去醫院或做好在家生產的準備？（第99頁）

正常分娩簡述（第138頁）

也請參考「建議參考資源」（406頁），找出其他建議參考的出版品與網路資源，包括一些影片。

給導樂的提醒

本書囊括許多關於導樂在產前、產中、產後角色的資訊，可以作為導樂的參考與指南，了解自己在分娩時要扮演哪種角色，又要如何與生產隊友、分娩者、臨床護理人員互動。凱蒂與潘妮都是經驗豐富的導樂（潘妮已退休），兩人都相信導樂雖然可能會與親人、伴侶、護理師、助產師、醫師扮演的角色有所重疊，但導樂的角色還是很獨特。

導樂的訓練是聚焦於生理安撫手法及加速產程的方式，也包括大量討論產者在分娩中從頭到尾的情緒轉變，以及如何因應產者的心情與動作變化。導樂能協助降低分娩的壓力與恐懼。那些情緒會刺激壓力荷爾蒙的釋放，已知對大部分的產程有害。導樂讓人感覺安心，減少害怕或焦慮。他們也會引導生產隊友，讓人放心。這些非臨床照護能加強臨床成果（例如降低剖腹率、縮短分娩時間、減少止痛劑的需求、提升對生產的滿意度、減少新生兒需要額外護理的人數）。

本書為生產隊友與孕者說明生產過程，也解釋導樂在整段過程中的角色。

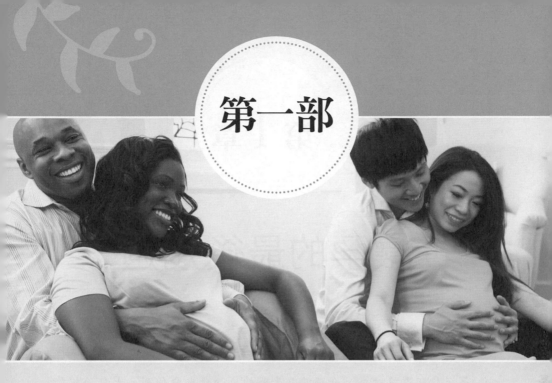

第一部

生產前

你從孕者分娩之前，就開始扮演生產隊友的角色了。在懷孕的最後幾週，你可以多了解分娩，鼓勵孕者維持良好的健康習慣，協助迎接寶寶和生產的最後一哩路，同時思考你身為生產隊友扮演的角色。

這也是你們兩人要對生產做出許多重要決定的時刻，並與照護者討論的階段。假如你參加了生產課程，陪同接受產檢，那麼你不只會比較了解狀況，也會遇見醫師或助產師，你會比較能安心接納自己的角色。針對你們任一方的焦慮或不安，醫師或助產師也會給予建議，讓你們放心。

在生產前的最後這幾個禮拜，你可以先熱身，透過內省、與孕者討論、蒐集資訊、練習安撫手法來準備你要扮演的角色。

第1章

懷孕的最後幾週

第三孕期還沒結束，奇蹟就要來臨的感覺愈來愈強烈。大日子就要到來，我終於要見到我的女兒了。我們說說笑笑時，我感覺得到她在踢珍納，在肚子各處碰來碰去。但她是誰呢？她長什麼樣子呢？我等不及要見她了。我的老婆想自然生產。但我很擔心。我心想：「何必呢？有可以令她舒適的醫院和藥物，何必拒於門外？」她告訴我，她只是想要有嘗試的權利。我的想法從此改觀。我不會成為她的路障，因為她應該有權嘗試她的身體天生做得到的事。

——史考特（新手爸爸）

懷孕初期，九個月感覺很長，要打點好一切，時間似乎充裕得很。對忙碌的人來說，要暫緩「進入狀況」簡直易如反掌。但不過一會兒工夫，寶寶就要誕生了。時間過得飛快，身為孕者的生產隊友，你明白自己要成為依靠，協助生產。你覺得自己準備好了嗎？你幫得上忙嗎？你對分娩了解多少？你知道哪些時候要做哪些事嗎？你現在要做哪些準備工作，迎接寶寶誕生？孕期的最後幾個月，是弄懂這些事的最佳時機，但

你最好馬上開始，因為預產期前的一兩個月已經是「最後關頭」了，特別是因為，很多寶寶會提早來臨。第一章基本上是一張核對表，供你檢查分娩開始前該做什麼，確保你們兩人在分娩和產程合作良好。

你會成爲哪種生產隊友？

生產隊友有各種樣貌和能力，能為分娩提供形形色色的協助。最常見的生產隊友是寶寶的父親或家長，以及／或是孕者的丈夫、妻子、人生伴侶或情人。生產隊友也可能是孕者的母親、姊妹或朋友。

導樂是另一種生產隊友，在北美愈來愈普及。導樂的人數正急速增長，尤其是在城市，不過在某些地區的人數依舊不足。有時導樂是孕者僅有的生產隊友，但更常見的情況是，導樂會同時協助分娩者和生產伴侶。導樂是訓練有素的指導者，支援著孕者或待產家長（對導樂角色的描述，請見第32-36頁）。在本書中，你會得知在各種有可能碰到的分娩情況中，導樂會如何協助你和孕者。

生產隊友扮演的角色隨著諸多個人因素與伴侶及孕者關係的性質而不同。你會扮演什麼角色？孕者希望你扮演什麼角色？你們兩人打算花多少心力獲得生育知識，練習安撫手法？孕者希望主動參與決策、處理分娩疼痛、協助分娩順暢、接生寶寶的程度有多高？孕者比較喜歡自然生產還是借助醫療手段生產？

如果他希望自然生產，你們兩人就應該對生產有基本認識，學習因應疼痛的技巧，為分娩的挑戰做出實際的計畫。你可以預見生產是充滿挑戰與要求的，也能帶來成就感，讓你感覺自己能在醫療與支援團隊的協助、指導與鼓勵中迎向挑戰；而孕者應該準備仰賴自己的內在毅力、因應技巧與支援團隊，不要依賴藥物和其他程序來完成分娩與生產。

假如孕者喜歡或需要（因為健康考量）借助偏醫療的手法來生產，他們就必須多仰賴醫師或助產師的協助來做決定、運用藥物或其他程序來掌控產程與疼痛，以及接生寶寶。

你會有什麼感覺？

要實際了解你身為生產隊友會碰到什麼情況和感受，請詢問自己幾個問題。如果孕者做出以下這些事，我的感受如何：

請我抽出時間來和他一起去做產前檢查。

告訴我已經訂好兩人要一起上十二到十八個小時的生產課程。

請我讀這本書或其他著作。

夜裡每十到二十分鐘就起來呻吟，以為快生了，但我卻很累。

腹部長時間收縮，造成疼痛，陰道又隨即大量流出水來。

不接受我提出的放鬆或因應疼痛的建議。

每次子宮收縮都需要我的幫忙，但我很累或很餓。

問我是不是該上醫院。

發出我從未聽過的悲鳴。

表現出氣餒的樣子。例如：「這好難喔！」「我撐不下去了……」「還要多久？」「別叫我做這個！」

抓著我說：「幫幫我。」

嘔吐或需要嘔吐。

痛到皺著臉哭起來，變得非常緊張。

批評我。例如：「別那樣！」「別碰我！」「別呼氣到我臉上！」「別離開我！」

每次子宮收縮都要我用力壓她的背部，直到連我的手臂發痛。

對我說：「我想要無痛分娩。」

生了十二、十八、二十四小時，但寶寶依舊不出來，我已經累到眼睛都睜不開，但他需要我。

得知需要剖腹生產。

聽到照護者說：「你看！寶寶的頭露出來了……」

感覺並看見寶寶滑出陰道，他皺巴巴、濕答答，全身是血，又哭得震天響。

問我要不要剪臍帶。

把裹好但不停扭動的小寶寶遞給我摟抱。

看著我說：「沒有你我做不到。」

雖然答案無關對錯，但你身為生產隊友的角色，會受到孕者偏好的分娩和生產方式、還有你對他的選擇放不放心所影響。孕者知道自己對你的指望和需要嗎？你覺得自己做得到也渴望滿足那些需要嗎？

現在你可能還沒辦法回答所有問題，但閱讀本書時請把這些問題放在心上，也開始與孕者討論。請開始想像孕者分娩的情形，想想你身為生產隊友會面臨的挑戰。

請用上述「你會有什麼感覺？」的習題來查明真相。本書會協助你為這類情況做好準備，規劃良好的處理策略。到分娩開始時，你應該就更能了解自己身為生產隊友的角色，也更有自信。

為分娩做好準備

假如你還未做到以下幾頁描述的事，請試著在預產期前幾個禮拜完成，至少要在分娩前做到。

拜訪孕者的照護者（醫師或助產師）

如果你還未見過照護者，那這場會面也許比你想的還重要，對你和照護者皆是如此。就算只會面一下子，也有助於建立你的地位，讓照護者了解你在孕者人生中是一個重要的人。雖然另一位照護者（團隊中的另一個搭檔）可能才是實際參與生產過程的人，但這場會面讓你有機會提出問題，多少了解一下醫師與助產師的工作，同時扮演更積極的角色。

參觀醫院或醫院外的生產中心

請走一圈醫院的生產區域：分診區（入院分娩時最先抵達的診療室）通常是護理師決定要讓病人入院，還是進分娩室、育嬰室、候診室、配膳室或產後恢復室。你會看到分娩時使用的許多設備。導覽人員通常不會

帶你進手術室（剖腹生產的地方），但也許會給你看投影片，描述給你聽。打電話給醫院就會知道何時能參訪。

有時生產課程也會涵蓋參觀醫院，或者你也可以參加定期安排的導覽。請詢問你的照護者如何安排導覽時間。這是發問的好時機，你可以詢問有關醫院平常處理事務的方式，了解他們提供哪些處置分娩的選項。

生產中心規模較小，產房也比醫院少：分娩、生產、產後幾小時都會待在同一間產房。生產中心的程序和設備也比較少，但參觀還是很重要，可以得知其一般流程。

去參觀的路上，請想想你要走哪條路到醫院或生產中心，整趟路要花多少時間（交通尖峰時間和離峰時間）。到醫院後，請留意白天和晚上各使用哪些出入口（你有可能白天走正門，晚上走急診室出入口）。醫院外的生產中心很少二十四小時開放出入口，通常入夜便關門。你打電話通知助產師要分娩時，就會與他安排在那裡碰面。

如果孕者打算在家或在生產中心生產，也請一定要參觀後援醫院，如果分娩時需要轉院，你才不會暈頭轉向。

事先到醫院登記

如果你們決定在醫院生產，就應該事先到醫院登記，包括取得、閱讀、簽署入院準備表格和一張醫療同意書。事先登記能節省你的時間，避免你和分娩的孕者抵院時不知所措。

考慮請導樂在分娩時協助你們兩人

為什麼要考慮請導樂？生產是緊張、高壓、難以預料又疼痛的，有可能從幾小時延長到二十四、三十六甚至更多小時不等。就算你準備周全，你和孕者可能也會發現很難把在課堂上學到的知識用在真實情況中。如果你準備得還不周全，分娩的一切挑戰會讓人挫折，引人焦慮。

你當然會有一位護理師、一位醫師或助產師，他們也可能很親切、

有愛心，但生產的臨床事務可能會令他們非常繁忙，而那也才是他們的優先考量。醫院護理師及助產師很少會在分娩時全程待在產房，因為產房外也有職責，而且他們通常一次要照顧好幾位分娩的病患。他們會輪班，所以在整段分娩過程中，可能會有好幾個不同的專業人員交替照顧每位分娩病患。醫師是靠護理師來控管分娩過程，必要時才以電話通報情況，醫師或許會偶爾來看一下病人，分娩有問題時也會現身。當然，接生時醫師也會在場。

分娩導樂的加入，是產科護理最正面的發展之一，他會持續指引並支援產者及其隊友，直到分娩及生產結束。導樂通常會事先和你碰面，隨時等你召喚，在你需要時來你家或上醫院，一直陪在你身邊，直到寶寶出生前都不大會離開。導樂受過訓練，給予關懷、生理慰藉、非臨床建議的豐富經驗。導樂以自己的知識與經驗來鼓勵、安慰分娩的人，設身處地為他們著想，讓他們放心。導樂也與生產隊友合作，指引並協助你提供協助，建議你適時採用哪些姿勢、盆浴或沐浴、特定的安撫手法。

導樂無法也不會取代你身為生產隊友的角色，因為你更了解產者，也沒有人比你更愛產者和寶寶。但很多時候，產者需要的不只是分娩的幫手，也需要有個人讓隊友放心，給他建議與協助。

在協助分娩之外，導樂也可以幫以下這些忙：

- 引導你把在生產課程學到的資訊，用在壓力較大、不容易預料的分娩情況中。
- 紓解你的壓力，讓你有時間去吃飯、小睡，甚至只是在漫長或整夜的分娩中離開片刻。
- 帶飲料、熱敷墊或冰塊給分娩者，這樣你才不會分身乏術。
- 如果你擔心分娩者的安危，他能讓你放心。能借鏡導樂的經驗，你才不會把分娩的正常反應誤解為出錯或分娩者狀況欠佳的徵兆。
- 協助你了解分娩者的感覺，解釋產程的徵兆給你聽。
- 如果你沒把握在長時間內成為分娩者唯一的支柱，導樂能提供支援，

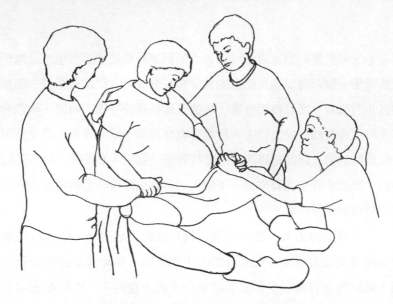

確保你滿足分娩者的需要，幫助你更有自信地參與。

- 由於導樂在產前就認識你們，所以他會發現你最在意、最恐懼、最關心的事，協助找出策略來處理問題。
- 在分娩與生產時為你們兩人拍照或錄影，或在事後為你們三人（或更多人！）拍照或攝影。請確認醫院的拍照規定。

導樂不會替你做決定，或把個人好惡投射在你身上，他只會協助你取得所需資訊，讓你做出良好的決定。導樂的目的是協助分娩者獲得滿意的生產經驗。

一位生產隊友這麼描述導樂：「她就像我的大姐，隨時待命，也有意願和能力協助我達到最佳表現。她示範給我看如何按摩瑪莉的背部，提醒我們可以嘗試弓步（見第169頁），也在我飢腸轆轆的時候帶貝果給我吃。她一直鼓勵我們。她看起來信心十足。很多時候是她和我一起協助瑪莉。我在瑪莉子宮收縮時抱著她，導樂則壓著她的背，幫她維持呼吸的節奏。我們的導樂甚至在大半夜為我按摩肩膀。除了上洗手間，她從沒離開過我們身邊。沒有她，生產對我和瑪莉兩人來說不會這麼美好。有那位導樂的幫忙讓我的表現更出色。」

有許多科學研究比較過有請導樂和沒有請導樂的產婦，生產結果有

何不同。在有很高剖腹與引產率的「高科技」醫院，有導樂陪同的產婦較少借助產鉗和真空吸引器生產，也較少進行剖腹生產。他們也比較不需要大量止痛劑。此外，依據有導樂陪同的產婦報告，她們比沒有導樂陪同的產婦更滿意自己的生產經驗。雖然導樂不能保證會正常或輕鬆分娩，但統計數字顯示，有請導樂的產婦，比較不需要重大分娩手段的介入。第三章將描述導樂在分娩各階段會做哪些事來提供協助。

訓練和認證生產導樂的機構很多，其訓練方法、認證需求各有不同。你選擇導樂時，重點是要考慮他受過哪些訓練。DoulaMatch.net列出了評估導樂認證機構的全面指南，可以指引你做選擇。我們贊同DoulaMatch.net的建議，相信應該要選擇接受優質培育機構訓練的導樂。我們在DoulaMatch同意下刊印這些建議（見「建議參考資源」，406頁），以提供更多資訊：

- 接受過全面的導樂培育課程，包括親身接受課堂指導、自修、上實習課，每堂必修課都清楚列出最低必修時數。
- 滿足清楚界定的導樂學歷要求。
- 有導樂的工作經驗。
- 產家與醫療人員的良好評價。
- 定期接受重新認證。
- 有持續進修的文件證明。
- 遵守公認的倫理規範，明白導樂對產家負有何種倫理責任。
- 遵循公認的實務標準，了解導樂的實務範疇與限制。
- 備有申訴程序，讓消費者、同事、醫護人員在導樂違反其機構的實務程序或倫理規範時，能向該機構申訴。申訴程序目標是揭露相關事實，為受傷的各方找出解決方案，或決定如何處置該名導樂，包括撤銷其證書。

導樂的服務費用差異很大：在美國，費用從幾百美元到大城市的兩千五百美元以上都有，視導樂的經驗而定。部分醫院在病患分娩時會提

供志願或付費導樂，有些社區中心和慈善機構也會請導樂照顧產家，因為有些產家無法負擔導樂費用。一些訓練有素的導樂會提供低價服務，以獲取申請認證所需的經驗。有些人則會在自己的族群或宗教社區提供免費服務。有些健康保險會囊括導樂費用，有些產家則可以用健康儲蓄帳戶（譯註：health savings account，美國一種用來支付醫療費用的帳戶）支付導樂費用。

選擇導樂，見面聊聊

如果你決定請導樂，在預產期到來的前幾個月開始找人是好主意；通常要幾週或幾個月前預約好。可以請你的照護者、生產教師或請過導樂的朋友介紹。你也可以聯繫DONA國際協會（DONA.org），搜尋他們的認證導樂資料庫，或試試DoulaMatch.net的服務。今日的導樂大多有自己的網站；請花時間閱讀他們的資料，選出三到四名導樂來聯繫並面談。假如網路上找不到資料，請詢問那位導樂在你的預定時間是否有空、費用是多少。如果費用超出預算，你可以請他提出付款計畫或滑動折算費用（譯註：sliding scale fee，指依據付款能力來訂定產品或服務的價格），或是請他介紹另一位導樂。為確保他與你搭配良好，請親自與導樂面談。

首次和導樂會面通常不須付費，面談大概一小時左右。你可以藉機多認識這位導樂，也讓他多認識你。重點是，要選擇做事原則與手法都和你對生產的要求相符的導樂，或是能無條件支援你達到生產期望的導樂。網路上有許多可以提出詢問導樂的問題清單，我們特別偏好DONA.org與DoulaMatch.net所列出的問題。你們可以討論這些主題：

- 孕者預產期前後，導樂的時程安排如何（同一時間是否有其他產家、是否計畫去外地、是否有無法中斷的義務）。
- 安排備案（每位導樂都應該有可靠的後援，以免兩位產者在同一個時間分娩，或有生病或其他不可預見的緊急情況發生）。

- 導樂所受的訓練與證照，他選擇接受那些訓練、獲得那間機構認證的原因是什麼。
- 導樂能提供的支援包括：
    - 產前拜訪的次數
    - 提供哪種產後支持
    - 導樂與分娩產家會合的時間點
    - 親自到場支援的時間多長，萬一分娩時間很長又要怎麼辦
- 導樂提供電話、電子郵件或簡訊等不同聯絡方式
- 要如何付款，能以健康保險或健康儲蓄帳戶償付的可能性有多高

選好導樂後，請仔細閱讀同意書或合約書的文字，確保其描述確實反映著你對面談對話的理解。簽名並付款後，你可能還會與導樂在產前再會面一次。在這些產前會面中，你們可以討論以下這些主題：
- 孕者先前有沒有生產經驗，大孩子們幾歲
- 懷孕過程如何，有沒有出現過任何問題或疑慮
- 有沒有上過生產準備課程（見第39頁）
- 你們的生產計畫（見第52頁）是什麼，如果你希望，可以請導樂協助你們準備
- 關於止痛劑的使用偏好（見第322頁）
- 希不希望拍照或錄影
- 你們兩人對生產的相關疑慮
- 導樂可以說或做哪些事來安慰孕者、幫助孕者放鬆
- 導樂不要說或做的事，因為可能會造成孕者困擾，或給他壓力
- 身為生產隊友的你，希望導樂提供哪些支援
- 有關哺乳、睡眠、支援的產後計畫
- 導樂需不需要在產後造訪你家看寶寶、回顧生產經驗，看看每個人情況如何

- 要如何聯絡導樂——白天和夜晚的聯絡方式
- 安排候補導樂，以免她無法在必要時現身；雖然未必見得到，但可以的話也和候補導樂碰面

有些導樂也提供其他服務，例如私人生產準備、按摩、生產相關諮詢、製作胎盤膠囊、哺乳協助，或是產後導樂（見第65、379頁）。這些服務通常要額外收費。

考慮請幫手

雖然導樂在北美多數地區很常見，但在偏遠地區可能找不到。或許你可以請朋友或家人來扮演類似的角色。要選對人，請先考慮孕者的需要。有時親友會不請自來參與生產過程，也可能會先問過你能不能參與。拒絕會很尷尬，但如果他們從未生過孩子，或是對生產有恐懼或負面態度，請他們參與可能不是好決定。要邀請他人組隊參與生產過程時，還有幾件事要考慮：

- 這個人想幫你嗎？
- 他們白天和晚上都有空嗎？如果有必要，他們能在收到緊急通知後擱下手邊的事趕來嗎？
- 他們要到你家、生產中心或醫院，有可靠的運輸工具嗎？
- 他們有耐心、積極、冷靜、體貼他人，也善於聆聽嗎？
- 他們有哪些特質？例如觸摸或聲調能撫慰人心，能夠不出聲地靜靜安慰，對生產的態度也很正面？
- 他們能撐過綿長的分娩過程嗎？
- 他們有哪些關於生產的經驗？
- 他們有任何讓你不舒服的習慣或作風嗎？
- 他們能體認到並接受這個承諾的重要性嗎？

總結來說，請思考這個人能為孕者和你做什麼。邀請他來不只是因為他想參與而已，也因為你們兩人希望他在場。

永遠保持電話暢通

你永遠不知道分娩會在什麼時候開始，需要你立刻趕到。你們兩人都應該帶手機，只要你們沒有在一起，就要充好電並開機。如果你出差去外地，或到手機收不到訊號的地方，請時時向孕者通報，並請另一個人在你離開時到場。也請確保那個人能隨時收到訊息，一收到緊急通知，便不分日夜立刻前來協助孕者。

複習你在生產課程學到的知識

如果你上過生產課程，請拿出講義和筆記複習。預習一下安撫的技巧。蒐集在分娩時可能會用到的參考資料：本書、清單、建議、問卷，還有關於醫院服務的資訊與指示、幾份生產計畫。

打點必要用品

你會把什麼放進包包，帶去醫院或生產中心？在家生產需要準備什麼用品？下頁的清單應該能幫上你的忙。

要帶去醫院或生產中心的用品

請只從以下清單挑出你和孕者覺得有幫助的用品。盡量事先把東西裝好，愈多愈好。在家生產也一樣，請打點好放在手邊。

待產者

☐ 按摩用的油或玉米粉

☐ 唇膏

☐ 牙刷與牙膏

☐ 髮刷與梳子

☐ 兩套短睡衣或長T恤，如果想要就再加一件外袍，比醫院的病袍好

☐ 可以舒緩背痛的按摩用具，或是冰敷或熱敷墊

☐ 綁馬尾的髮束、髮夾或小黑夾，讓長髮不黏在臉上

☐ 厚毛襪和拖鞋

☐ 厚毛毯或披巾（醫院床舖只有薄薄的棉床單）

☐ 收入最愛樂曲的「生產播放清單」，包括各種類型的音樂，例如舒服的音樂、悅耳的音樂，有沒有歌詞都可以，也收幾首能讓你們活起來或跳舞的歌曲

☐ 個人安慰小物（枕頭、花、相片）

☐ 冰箱裡放最愛的果汁、果汁冰棒，或是能平衡電解質的飲品（例如開特力〔Gatorade〕或再充電〔Recharge〕）（譯註：開特力為美國運動飲料品牌，旗下有許多產品；再充電為美國果汁品牌RWK推出的一種運動飲料）（大多數醫院會提供果汁，但種類有限）

☐ 生產球（健身球或瑜伽球），如果醫院或生產中心未提供的話

生產隊友

☐ 一份生產計畫（見第52頁）

☐ 有秒針的手錶、鉛筆和紙，用來計算宮縮時間，或是裝有宮縮計時器APP的智慧型手機（見第83頁）

☐ 理容用品（牙刷、口氣芳香劑、止汗劑、刮鬍刀）

☐ 點心零食，例如三明治、水果、起士和餅乾、飲料（請想想會不會影響你的口氣）。很多醫院夜裡都找不到食物，只有自動販賣機

□ 毛衣

□ 換洗衣物

□ 拖鞋

□ 泳衣，這樣你想要的話才能陪分娩的人淋浴或洗澡

□ 紙、筆

□ 本書：《生產隊友》

□ 各種讀物、遊戲、手工藝，這樣不需要你幫忙的時候，才能打發時間

□ 分娩時或分娩後要通知的人，他們的電話號碼

□ 電話信用卡或預付電話卡（醫院可能只准你們在指定區域使用手機；
假如有必要，請詢問醫院）

□ 相機（相片或錄影）、電池、充電器等

□ 智慧型手機和充電器，或是能傳送相片、簡訊、即時訊息的電腦

產後期

□ 方便哺乳的前開式睡袍，除非產者比較想穿醫院病袍

□ 外袍與拖鞋

□ 化妝品與衛浴用品

□ 美味的點心零食，例如水果、堅果、起士、餅乾

□ 哺乳胸罩

□ 雜支費

□ 回家路上穿的衣服；彈性好的長褲，尺寸要比懷孕前還大的兩三號

嬰兒

□ 回家路上穿的衣服：普通或包屁衣（連身衣）、睡袍或鬆緊套裝、包毯、
外衣（帽子、保暖衣物）、嬰兒床大小的毯子

□ 安裝妥當的汽車嬰兒座椅（請見Seatcheck.org或打電話至1-866-SEAT-
CHECK找出各地汽車座椅的安全檢查站，了解哪些汽車座椅已被原廠
回收）

要前往醫院或生產中心，或是居家生產需要改送醫院時

☐ 加滿汽油

☐ 車裡放毯子和枕頭

☐ GPS定位系統，指引你走最佳路線到醫院

在家生產需要的用品

請檢查前面的清單，找出居家生產需要的用品。此外，也請助產師提供一份清單，列出你們會需要的特殊物品，或是你們一起準備這些清單。她也許會推薦你到哪裡購買居家生產的用品包。

生產用品

請先與助產師商量，再取得以下物品；他們手邊或許就有一些用品，或是能告訴你到哪裡去買需要的一切用品。

☐ 用完即丟的防水看護墊（如恰克斯〔Chux〕看護墊）

☐ 4×4英寸（10×10公分）的無菌紗布

☐ KY潤滑劑

☐ 氣球沖洗器

☐ 臍帶鉗

☐ 清洗陰部的擠壓瓶

☐ 防水鋪蓋（淋浴簾也可以）

☐ 折疊好的濕毛布，放在塑膠袋中冷凍起來

☐ 溫度計

☐ 接胎盤用的水盆

☐ 毛巾、手巾和浴巾

☐ 至少兩套乾淨的床單

☐ 可彎吸管

☐ 垃圾袋

☐ 生產浴缸，可租或買，也可以用兒童泳池代替，但深度至少要61公分；請詢問助產師、生產教師或導樂，在你居住的地區哪裡有可靠的公司可以租，或上網搜尋「移動式生產浴缸」或「生產用兒童泳池」

其他用品

☐ 孕婦用加長型衛生棉

☐ 給嬰兒戴的帽子

☐ 分娩期間給生產團隊的食物

☐ 慶祝寶寶誕生的食物與飲料

☐ 給助產師和導樂到你家的路線指引（請事先妥善提供）

要在家生產，你還要在最後一分鐘做好這些準備：

1. 轉開熱水器（讓分娩時可以長時間淋浴），並在每個水龍頭上貼字條，提醒也確保每個人都知道水很燙

2. 打掃房子、整理家裡

3. 拿出洗好的床單（不介意弄髒的床單），以下列方式鋪床：在床墊鋪上鋪墊，最好是防水的。接著鋪上棉床單，再鋪上第二層防水鋪墊或塑膠布，然後鋪上另一層棉床單。在分娩和生產過程中，最上面的床單可能會弄髒或弄濕。生產結束後，最上面的床單和最上層的防水鋪墊可以迅速換掉，而底下其他乾淨的床單也已經鋪好了。

4. 以防到時要送醫，請了解到醫院的路線，給汽車油箱多加一點油，也請將需要送醫時孕者的偏好列入生產計畫（請見「準備與檢閱生產計畫」，第52頁）

鼓勵孕者喝大量液體並保持營養充足

孕者一天應該起碼要喝兩夸脫（1.9公升）的液體，包括水、果汁、清湯。這有助於支持他在懷孕期間對液體愈來愈高的需求。孕者應該要維持均衡飲食，包括攝取大量蛋白質、碳水化合物、鐵、鈣、維他命、一點脂肪。

鼓勵孕者養成運動習慣

規律的運動，包括走路、產前瑜伽、水中有氧運動、游泳等，可以幫助孕者保持或促進整體健康。產前瑜伽尤其有助於孕者在疼痛時放鬆，加強他的內在力量，讓他能在分娩時保持冷靜。請鼓勵孕者參加課程。此外，你或一個朋友也可以和他一起散步或游泳。

有幾個特殊的運動對懷孕晚期與分娩尤其有益：深蹲、手膝著地活動骨盆（瑜伽中稱為貓牛式），還有骨盆底肌肉收縮運動（凱格爾運動）。這些生產課程可能都有教。也請見以下幾頁的運動教學。骨盆底肌肉縮運動的資訊，也包含是否要做這項運動、如何進行的教學。

深蹲

深蹲可能十分有利胎兒在生產過程中往下移。每天深蹲十下，請孕者腳跟著地，手扶好（你扶著他，或是他扶著兩個門把），每次蹲1分鐘，這樣應該能讓孕者對這個姿勢感覺比較舒服，也比較有耐力。

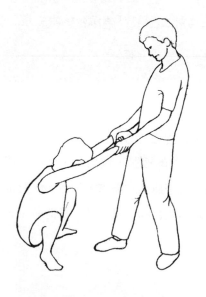
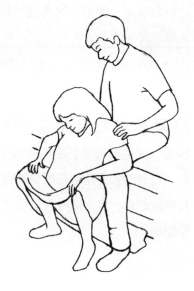

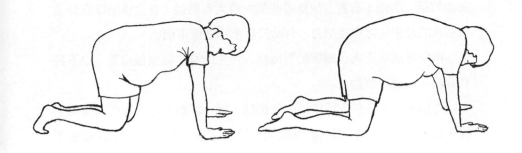

注意：如果孕者的腳踝、膝蓋或臀部有關節問題，或是這些關節或恥部關節（下腹部中央）部位發痛，那請不要練習深蹲。

　　沐浴凳也可以帶來一些深蹲的好處，又不會壓迫腿部關節。請參閱插圖（第173頁）了解孕者深蹲時，隊友要怎麼扶住他。

手膝著地活動骨盆（貓牛式）

懷孕期間，這項運動能幫助加強腹部肌肉，緩解腰部疼痛，改善下半身循環。分娩時活動骨盆也有助於緩解背痛，讓胎兒落在理想的枕前位（見第72頁）。

　　孕者以雙手和膝著地，弓起背部並將骨盆縮到下方，慢慢數到五，接著暫時回復原狀。弓背時，孕者應該會感覺到腹部肌肉收得很緊，但此時不應該屏住呼吸。這個運動請每日重複十遍（見第175頁插圖）。

骨盆底肌肉收縮運動（凱格爾運動）

骨盆底肌肉收縮運動可以造福許多人（男女皆然），可以加強支撐骨盆器官的肌肉，改善大小便控制力，有助於預防痔瘡，也能增加性快感。懷孕期間讓骨盆底肌肉維持鬆緊適宜的良好狀態，能保護孕者不會大小便失禁和骨盆腔器官脫垂。生產時，這些保持健康彈性的肌肉能協助胎兒旋轉與下降（見第81頁）。分娩者生產時，特別是在必須把胎兒推下

陰道的第二階段，有能力放鬆這些肌肉會大有助益。在生產前確立骨盆底肌肉的健康功能與控制力，有助於產後迅速恢復機能。

由於骨盆底肌肉收縮運動對每個人一生的整體健康很重要，以下我們詳細描述這項運動。

每個人（不分性別或年齡）做法都一樣。請擠壓骨盆底肌肉並向上提，就像忍尿或忍屁那樣擠壓肌肉。請迅速做五到十次的連續收縮運動。接著，請將收縮肌肉的時間拉長到10秒。起初你可能會覺得很難拉長時間，但多練習幾次就能增進你的耐力。假如你還沒有打算放鬆，收縮力就漸漸變弱，請重新收緊你的肌肉。10秒後，請放鬆下來休息。接著再度收縮10秒鐘，但這次請試著不要收縮到你的腿部、臀部或腹部肌肉。收縮肌肉時也請試著不要屏住呼吸。一天做十次骨盆底肌肉收縮運動，每次10秒鐘。你和孕者可以提醒彼此，開車、搭公車、排隊或講電話時，都可以做。上完廁所洗手時也可以做一兩次。

你也要做一些肌力鍛鍊運動

分娩對你和分娩者都有很高的體力要求。生產隊友身體強壯，對協助分娩者改變或保持某些姿勢非常有益（見第168頁），也才能為孕者的腰部或臀部施以穩定的壓力，緩解他的背痛（見第192頁）。在這之外，你還需要能保持數小時清醒、隨時待命的肉體耐力。如果你的健康欠佳，可能就應該做一點肌力訓練，特別是鍛鍊你的核心肌力、臂力與腿力。伏地挺身、仰臥起坐（捲腹）、背部與腿部加強鍛鍊、重量訓練等，都能加強你的肌力。請上網搜尋這些主題的影片與文章。

孕者的產前會陰按摩

在懷孕晚期定期按摩孕者的會陰（陰道與肛門中間）內側（見第71頁圖），有助於他們在生產時隨時釋放壓力。雖然研究發現會陰按摩能降低會陰切開術的施行率，但會不會減少自發性撕裂，各家說法紛紜。然而，我們覺得產前會陰按摩的最大效用是可以預習如何釋放會陰壓力。

懷孕的人都應該做
骨盆底肌肉收縮運動（凱格爾運動）嗎？

有些人可能不需要做這些運動，或甚至不適合做這些運動，也就是骨盆底肌肉已經非常強健或過度活躍的人。造成這種現象的原因可能是他們長時間從事極限運動或激烈運動，大量運用到骨盆底肌肉，因而增加了肌力（耐力運動、舞蹈等）。骨盆底創傷（因受傷、手術、性侵造成）也可能使骨盆肌肉的過度緊張或疼痛。

如果孕者懷疑自己有這類情況，可以自我評估。請翻到第406頁的「建議參考資源」，參閱「骨盆底自我評估手冊」條目下物理治療師艾波兒・波丁（April Bolding, P. T.）的網站，波丁是女性健康專科的知名物理治療師。該網站說明了要如何評估自己的骨盆底肌肉，也有助你了解，不管是為了生產還是其他原因，你是應該專心加強還是放鬆這些肌肉。

產前會陰按摩能讓待產的人體驗到類似胎兒下降、出生時的感受，也可以練習放鬆會陰，以備實際生產需要。這種按摩不會永久拉寬陰道。

有些人想要按摩，有些人不想要。如果孕者希望你幫他按摩會陰，我們建議你從預產期的前4到6週開始，每週做幾次按摩。如果幾次之後，孕者覺得放鬆會陰不難，就算施加更多壓力也無妨，那一個禮拜就不需要做到兩次以上；如果按摩時要放鬆很難，孕者可能就需要多做幾次按摩。如果他們能在感覺肌肉拉伸時放鬆會陰，推擠胎兒時就比較不會痛。

注意：如果孕者的陰道裡或周圍有發炎、感染或皰疹傷口，應該等痊癒後再按摩會陰、如果你們兩人對按摩有任疑問，或疼痛不見改善，請諮詢助產師或醫師，或是請教骨盆底保健的專門物理治療師。

會陰按摩的步驟指示

孕者雖然可以自行按摩會陰，但你們兩人一起做會更容易。如果你決定要做，請與孕者隨時清楚溝通，確保他在你的碰觸下感覺放鬆、舒適，這點很重要（以下的步驟指示是給你，也就是生產隊友的）。

1. 請確保你的指甲很短。開始前請好好洗手。如果你的手指皮膚粗糙，有可能刮傷敏感的皮膚組織，請戴上用完即丟的橡膠手套。

2. 請孕者舒適地保持半坐的姿勢，屈起腿並放鬆。

3. 以椰子油、杏仁油、廚房裡的其他植物油或水溶性凝膠潤滑你的食指。

   請不要用嬰兒油、礦物油或凡士林，會讓皮膚組織變乾；植物油比較好吸收。為避免汙染瓶裡的油，請擠一點到你的手指上，不要用手指去沾油。

4. 請從一根食指開始。將食指放入陰道，深入到第二個指關節處。微微彎曲手指朝下往外拉（順著胎兒出生的方向），直到孕者覺得有點刺刺的為止。休息一下，等刺刺的感覺消失。如果孕者無法放鬆，請小力一點，幫助他放鬆。

5. 維持同樣的力道，慢慢旋轉你的手指，從左、中、右呈U形，如此來回三分鐘。如果六點鐘方向是正下方，那麼你的挪動範圍大約是從四點鐘方向到八點鐘方向。孕者感受到壓力時，應該專心放鬆會陰。

6. 孕者習慣一根手指的按摩後，請同時運用雙手食指按摩，兩手的方向相反：左手從六點鐘到八點鐘方向，右手從六點鐘到四點鐘方向。

7. 孕者覺得按摩愈來愈舒服的時候，請稍微用力，讓會陰因為肌肉拉伸而開始感覺有點刺；如果孕者因此收緊會陰，請小力一點。

8. 試過按摩之後，如果有疑問，請詢問你們的照護者或生產教師。

會陰按摩會伸展陰道組織、陰道周圍的肌肉、會陰部皮膚。連續按摩三四天後，你可能會發現孕者比一開始更能忍受肌肉拉伸，你也就必須增加力道來造成刺刺的感受。這是好徵兆。生產時，孕者仍然會感覺到那種肌肉拉伸造成的強烈刺痛感，但那時他就知道如何在感覺刺痛的時候放鬆了。

考慮追蹤胎兒活動

雖然大多數胎兒在懷孕期間都沒有問題，但有些胎兒會有就是預防、偵測或處理這類問題，這也是產前保健的一個重要目標。在極少數的情況下，胎盤輸送孕者的營養與氧氣給胎兒循環系統的活動會下降，減緩了胎兒的成長或活動。計算胎動有時能偵測出這類問題。

活躍的胎兒是健康的胎兒。如果胎兒獲得的氧氣不足，就會減緩活動來保存氧氣。在情況變得嚴重之前，通常胎兒有一段時期的活動量會減少，所以有足夠的時間採取因應措施。

有些照護者會請所有產者從懷孕的第28週起，每天或每隔一天記錄胎兒的活動量，特別是請胎兒問題的高風險群產者這麼做。如果照護者沒有請孕者做記錄，你們可以一起決定要不要計算胎兒的活動量。

多數孕者會覺得計算胎動很有趣、很有意思，也令人放心不少。他們不只能獲得有益的資訊，也很享受專心觀察胎兒的時光。他們會了解到胎兒有各種不同類型的活動、胎兒睡眠和甦醒的週期是什麼等等。有些人則會覺得計算胎動很讓人擔憂，好像他們在等待壞事發生。

如果孕者決定計算胎動，請你們兩人一起進行，或至少一起做幾次。你也會更了解寶寶，如果計算胎動有壓力，還可以相互鼓勵一下。

計算胎兒活動的方式有好幾種。用鉛筆和紙就能簡單記錄，也有很多智慧型手機APP，包括「數數他踢幾次」（kick count）工具（見「建議參考資源」，第406頁）。下面的「數到十」法也很簡單，懷孕晚期（第32週以後）隨時都可以開始進行。

如何計算胎動

孕者大約在每天同一時間計算胎兒的活動次數最有幫助。從胎兒醒來活動時開始計算,這樣比較合理。胎兒通常在飯後不久最活躍。

請孕者記下開始計算的時間。胎兒的活動可能是踢一下、動一下,或是長時間持續扭動。活動停下來時,這樣算一次。這段中止或許只有幾秒鐘,或略長一點。打嗝不算活動。有些寶寶也許十分鐘內就有十次活動,有些寶寶活動十次的時間可能更長。只要算到十次,就記下第十次活動發生的時間。接著,請計算胎兒十次活動總共花多久時間。請見下表。

重要的不是胎兒有多快做到十次活動,而是他是不是每天都保持同

胎兒活動次數

日期	開始時間	活動次數	第十次開始活動的時間	總時間長度
1/1	8:45 A.M.	正正	9:05 A.M.	20

樣的活動量。如果胎動突然慢下來，如果連續幾天胎兒做到十次活動的時間愈來愈長，或是孕者長達兩個小時都感覺不到有十次胎動，那就應該打電話給照護者。照護者會以無壓力試驗（見第240頁）、超音波和其他檢查來評估胎兒的健康，如果有問題便準備接生。大多數時候是沒有問題的，但偶爾會偵測出寶寶真正的問題，而這種警覺能讓我們早點介入，獲得圓滿的結果。

和未出世的寶寶溝通

胎兒聽得見聲音，也記得自己聽見的聲音，甚至能對聽見的聲音表達喜惡。請唱歌給你的寶寶聽。有一對夫婦在生產前好幾個禮拜，一直對未出世的寶寶唱〈你是我的陽光〉。寶寶剛出生不久大哭時，父親也再唱一遍，他就立刻止住了哭聲。寶寶不止記得，也喜歡那首歌！我們很多學生現在也會這樣對寶寶唱歌，還能非常成功地用歌聲安撫寶寶（尤其是寶寶坐車不停扭動的時候！），這是寶寶自己的歌。請見「建議參考資源」（406頁），尋找潘妮・西姆金〈對寶寶唱歌〉的YouTube網址，了解雙親的歌聲會如何影響寶寶。

　　除了唱歌或演奏樂曲給寶寶聽，懷孕晚期你還可以大聲唸一本內容簡單的童書給他聽。反覆唸同一個故事的效果最佳，寶寶會愈來愈熟悉你唸那本書的聲音。

　　有些伴侶會把頭靠在孕者大腿上，給寶寶講話，說故事，聊計畫。有位父親說，他給未出世的寶寶講自己的童年和他喜歡的電影時，自己也獲得了不少樂趣。

讓其他孩子準備迎接寶寶

如果哥哥姊姊能事先準備好迎接他們的新弟妹，事情會比較順利。知道生產時雙親人在哪裡、自己又會在哪裡，誰和他們在一起，孩子會比較放心。如果情況合宜，請讓孩子也一起準備迎接新生兒。帶他們參觀醫院，參加一些產前活動，也請看看你居住的地區有沒有開給手足的準

備課程。這些課程會教孩子了解關於生產的事，教大孩子如何準備迎接新生兒。

有些家長會考慮讓大孩子參與生產過程。如果孩子想要在場，也能大致保持冷靜，不會太需要照顧，也有大人在旁陪伴，帶著他來來去去，這或許是非常有益的一段經驗。

請見「建議參考資源」（406頁），搜尋談孩子與生產這個主題的書籍與影片。

準備重要聯絡人名單

為生產前後你必須聯絡的人，列一張有姓名、電話號碼、電子郵件的名單。這些人可能包括孕者的醫師或助產師、醫院的產前護理團隊或生產中心、你和孕者的雇主、你們的導樂、生產教師、家人、朋友、照顧大孩子的保母或會帶孩子參加生產過程的幫手、毛小孩的照顧者、寶寶的醫師、你們的產後導樂、泌乳顧問。將聯絡名單輸入手機、電腦，或兩者都輸入，並列印幾份貼在人人都拿得到的地方。有些家庭喜歡傳群組訊息，這樣分娩與生產一有進展，才能同時通知許多人。在社交媒體盛行的今日，讓你的親朋好友知道你希望由誰、什麼時候透過社交媒體消息，是重要的事。這是你的大日子，你可能不希望其他家人或朋友在你公開之前走漏消息。

準備與檢閱生產計畫

生產計畫是一份書面計畫，告訴照護者與護理師對孕者來說很重要的選項、偏好順序、特定考量，還有他們希望分娩、生產時和寶寶出生後的頭幾個小時能獲得哪些照顧。這份計畫也應該反映出，你們明白護理師與照護者無法對你們寫下的選項照單全收，醫療需求有可能需要更動，因此你們應該準備好應變方案，萬一分娩陷入膠著，或是分娩者或胎兒出現問題時，列出你們的偏好。雖然生產計畫在醫院最能發揮效用，因為護理師（往往也是照護者）不認識孕者，但也能協助每對伴侶通盤思

考其選項和優先順序，連計畫在家或在生產中心生產的人也不例外。也因為有些人原本計畫不在醫院生產，後來卻需要送醫，所以做好後援醫院計畫也是很好的主意。

如果你是分娩者的終生伴侶（配偶、丈夫、妻子、孩子的父親），也是生產隊友，你們兩人就應該一起準備生產計畫。如果你們有請導樂，他能幫你寫出一份清楚反映你們需要的計畫。如果你和胎兒的雙親沒有那麼親密，那應該要非常熟悉他們的生產計畫，才知道如何幫上最大的忙。

生產計畫寫得精簡扼要最有效：最好只有一頁，不要超過兩頁。我們建議寫短句，兩三行一段，再為底下每個相關項目加上合宜的細節。準備生產計畫前，請先找出你們的醫院和照護者平常的流程。如果你們兩人對他們的流程都沒有異議，就不須列出來。只要列出和平常不同的照護方式中，你們有哪些偏好即可。

生產計畫概述

你們的計畫也許可以從下列資訊寫起：

- **個人資料（兩三句）**。孕者希望生產團隊知道自己的哪些事？例如，請描述孕者的強烈理念或偏好、以前接觸保健人員的相關經驗、創傷、恐懼、憂慮或其他資訊，以協助團隊知道如何照顧他的個人需要。
- **給生產團隊的訊息**。生產團隊協助你們擁有安全、滿意的生產經驗，你想為他們提供的支援、專業與協助表示感激嗎？如果你們希望參與護理的相關決策，請在這裡說明（見第235-236頁）。請用「只要分娩正常進行」或「除非有醫療指示」等詞句讓生產團隊知道，你明白分娩有時需要更多彈性，有可能更動你們想要的選項。
- **做醫療決策**。當事關醫療，你們想如何做決策？你和分娩者需要時間私下討論來做決定嗎？你們希望醫護人員提出你們能接受或拒絕的建議嗎？
- **支援團隊**。參與支援生產的團隊的有哪些人，請列出姓名。

分娩選項

孕者可以考慮以下的分娩選項。為了保持計畫簡潔，請試著用三言兩語寫下他的期望。

- 選項請囊括主要偏好的是自助、非藥物的止痛手法（見第145–163頁），還是以藥物或硬膜外阻斷術止痛（見「止痛劑偏好量表」，第322–323頁）。

- 請囊括有關醫療程序與介入手法的偏好。孕者是否能接受一般的例行做法？還是只在有醫療需要的時候使用？（見第237–266頁）

生產選項

孕者可以考慮以下的生產選項：

- **姿勢**。希望能自由活動，也能採用各種不同姿勢，還是希望面朝上躺著，或是整段分娩都維持同一個姿勢（見第168–175頁）。

- **用力推的技巧**。希望能自發性、不經指示地向下用力，還是長時間屏住呼吸，在指示下用力推（見第165頁）。

- **會陰照護**。希望熱敷會陰，還是以其他手法來協助放鬆，有效用力；要採用還是避免會陰切開術的相關偏好（見第261頁）。孕者一直有在按摩會陰的話，能增進會陰完整無損的機會。

產後選項

- **寶寶的立即護理**。碰觸寶寶：要讓寶寶的肌膚立即碰觸到孕者，還是先移到保溫箱進行初步程序與包裹；要立即夾住並剪斷臍帶，還是等幾分鐘，甚至等臍帶停止搏動後再剪；要進行例行的抽吸，還是如果寶寶很活潑，就省掉抽吸寶寶口鼻的程序；要立即進行新生兒的例行程序（眼部護理、維他命K、新生兒檢驗、量體重等），還是等家長和寶寶團聚後再進行（見第135–137頁）。

- **臍帶血（公開捐贈還是私下保存）**。你們可以選擇在生產後立即抽出胎盤血，以供將來治療各種重大疾病使用。可以捐給臍帶血銀行，

供公眾使用，或者支付龐大費用，私下保存於營利機構，僅供家族日後使用。如果你選擇私下保存，請在生產計畫中述明。要多了解這個選項，請見第十章第358–359頁，以及「建議參考資源」（406頁）。

- **你的在場參與**。你要不要留在醫院與產後的親子一同過夜，還是每天回醫院看他們。
- **餵乳**。親餵還是配方奶粉（見第391–404頁）。
- **包皮環切手術**。如果寶寶是男性，要不要進行包皮環切手術（見第370頁）。

意外狀況或應變方案

你們兩人應該要徹底思考出現額外挑戰或併發症的可能性，例如分娩時間長而令人筋疲力竭，或是分娩者或胎兒出現問題。為安全或健康起見，有可能需要醫療手法介入，這時你列出的正常分娩與生產的偏好便不再適用。請考慮以下情況：

- **難產或併發症**。家長可以將所有醫療決策交給生產團隊，也可以在聽完生產團隊對情況的說明，討論有哪些非醫療與醫療選項（包括繼續等候）後，持續參與決策過程。
- **原本計畫不在醫院生產，但必須送醫**。先走一遍後援醫院，備妥送醫計畫是個好主意，以防情況變得複雜。有些優先選項還是存在的，例如「難產」（見上一點）。請留意分娩者要送醫院，是因為只有醫院才能提供藥物或其他醫療介入手法。如果需要送醫（見第三部「生產的醫療面」，第234頁），需要的護理也會改變。你們的偏好應該反映出你們明白那些介入手法會與原先的計畫不同。
- **剖腹生產**。如果必須進行剖腹生產，要考慮的選項包括：要讓手術前和手術中孕者知道多少資訊；你還是助產師要在場，還是兩人都要在場；關於止痛劑的偏好（手術中進行硬膜外或脊椎止痛時，要不要使用導致嗜睡的鎮靜劑）；寶寶出生後的碰觸（只要可以便進行

肌膚接觸，還是先用毯子裹著，送去手術室或恢復室）。如果寶寶需要送到新生兒加護病房，你要和寶寶一起去，還是待在產者身邊（助產師或其他親人可以在你到育嬰室時陪著產者）。產者比較想入睡或使用鎮靜劑來避免顫抖和／或反胃，還是如果有需要，就等看看能不能保持清醒，摟抱並給寶寶哺乳（見第九章）？

- **早產或生病的嬰兒**。可能有以下選項：要兩人一起照顧寶寶並哺乳，還是盡量不要接觸寶寶；要參與決策並聆聽關於寶寶的問題、要進行的程序、可能選項的說明，還是完全交由生產團隊來做醫療決策。如果不能親餵，產者是要擠出初乳或（後來的）乳汁，用滴管或奶瓶餵，還是餵寶寶配方奶粉。出院後，哪一位家長要去了解寶寶的後續狀況並接受支援。

- **死產或死胎**。這類悲劇儘管罕見，但雙親會悲慟不已，幾乎做不出任何重要決定。請一起討論這種可能性，思考你和孕者要如何處理這種情況。寶寶過世幾週或幾個月後，當初做的事（或沒做的事）會顯得非常重要。請考慮以下的一些或全部要點：
  - －私下擁抱寶寶並道別的機會
  - －為寶寶穿衣的機會
  - －紀念品：相片、寶寶的衣服或毯子、一簇毛髮、手印和腳印
  - －輔導員或神職人員的協助
  - －與醫師、助產師、護理師及導樂討論生產與寶寶問題的機會
  - －解剖確定死因
  - －紀念儀式或葬禮：這是親友承認寶寶生死的機會，能展現出他對寶寶家長的愛、照應與同情
  - －能持續支持悲傷雙親的團體或悲傷諮詢師（見「建議參考資源」，406頁）

　　儘管要面對寶寶死亡的可能性並不容易，先想清楚這點可能性還是比較明智。只要思考過了，就把計畫擺到一旁。我們希望你永遠用不

上那份計畫，但如果會用上，日後你會很高興自己能在事前冷靜、清楚地思考過。多數醫院都會非常體貼悲傷的雙親，也會提供很多協助。

個人選擇

請考慮其他能讓生產對孕者和你更舒適或更有紀念性的選擇，例如：

- 製造安寧的環境，播放最愛的音樂，準備柔和的燈光，把干擾降至最低
- 請別人一起參與：助產師、親戚、朋友、口譯員（如果需要），或是你的其他孩子
- 排除非必要人員（例如學生、觀察者），或要求他們介紹自己，客氣地問你生產時能否在場
- 判定若生產順利，照護者能不能放心讓你協助接生或剪臍帶
- 為生產或新家庭拍攝、錄影或錄音
- 私下相聚時唱歌或演奏音樂來歡迎寶寶（見第51頁），或舉行宗教或個人儀式
- 採用傳統或有文化意義的生產習俗（食物、沐浴、碰觸寶寶等）

　　第36週的產前檢查是把生產計畫交給醫師或助產師的好時機。這樣才有時間檢閱並確保計畫務實，也能配合現有選項及孕者的健康狀態。然後，你可以將生產計畫夾在孕者的病歷表中，讓其他醫護人員也看見。不過如果有必要，多印幾份帶到醫院去分發也是好主意。

　　分娩時請帶一份生產計畫在身邊。請醫護人員閱讀並遵循這份計畫，如果因為分娩壓力太大而忘記，也請隨時提醒孕者先前做了哪些選擇。請以生產計畫為指引，但如果出於醫療情況所需，也請樂意接納改變。

準備與寶寶共同生活

以下是一張備忘表，列出寶寶出生前要做的一些事。生產前先做好比生產後再來做還容易，因為到時候的時間和精力都很有限。

上嬰兒護理與安全課程

你會希望多了解新生兒的性情、能力、需要；他們如何傳達自己的需要；如何安撫新生寶寶；換尿布與洗澡；安全入睡的準則；如何判別寶寶是否生病；讓家裡成為寶寶的安全環境；嬰兒心肺復甦術等。醫院與育兒支援機構大多會提供這類課程，或是能幫你找到這類課程。如果你無法上課，那請買一本談嬰兒護理的好書（請見「建議參考資源」，406頁）。

蒐集嬰兒的基本用品

嬰兒要用的東西都準備妥當了嗎？必要用品都拿到手了嗎？請遵照以下列表的指引。網際網路和其他家長的建議，是了解買什麼、去哪裡買的一大來源。如果你的預算很緊，別忘記寄賣商店和二手服飾店也有一些物資，現成的舊衣物更能省下不少預算。此外，請在嬰兒用品店註冊清單（譯註：指國外嬰兒用品店的baby registry服務，即產家可以把喜歡的物品列成清單，提供給想送禮給他的人參考），協助想提供物品給你的親朋好友。

嬰兒設備

☐ 汽車座椅（要正確安裝與檢查，請見第41頁）。如果你沒有車，還是應該要準備汽車座椅，讓寶寶坐別人的車、計程車或飛機時能用。可惜大多數公車沒有安全帶，而座椅需要安全帶才能安裝。請詢問寶寶的醫師（了解寶寶坐公車的安全性）。也請查詢美國兒科學會（American Academy of Pediatrics）網站上關於嬰兒座椅安全的資訊。

☐ 把嬰兒床、搖籃床、搖籃或娃娃床靠近你的床（確保符合現行的安全標準）。

寢具（最低需求）

☐ 兩條以上尺寸剛好的床單，鋪在嬰兒床、搖籃床、搖籃或娃娃床上

☐ 兩塊方型防水墊，鋪在寶寶的尿布區底下

☐ 兩三條輕包巾（約34到42英寸，或86到107公分，方型）

衣物

買給寶寶的衣服要留一點長大的空間——最少要十到十二英鎊（4.5到5.4公斤）或三個月尺寸以上。寶寶一兩個月大、甚至剛出生時，體重通常會接近十英磅（4.5公斤）。兩三個月大時，六個月大的尺寸可能就穿不下了。另一方面，如果寶寶出生時很嬌小，那你就需要迷你尺寸的衣服，這種尺寸到處都買得到。請上網搜尋。

☐ 四件連身衣（扣褲襠的套頭內衣）

☐ 三件長袖連身衣（一件式套衫、連褲睡衣）或睡衣

☐ 兩三件的一件式連腳睡套，天氣冷的時候穿

☐ 兩件毛衣

☐ 一頂室內用帽子（寶寶自己睡的時候不戴），到家的頭幾天戴

☐ 一頂外出用帽子

☐ 一套厚外出服

☐ 兩雙鞋套或襪子

☐ 四件黏貼式尿布兜或塑膠褲

☐ 尿布：除非家長打算使用清洗尿布服務（譯註：指國外專門的尿布清洗業者，提供定期收送尿布清洗的服務），否則請準備二到四打布製尿布和一個尿布桶，或至少八十塊新生兒使用的紙尿布。

☐ 兩條嬰兒連帽浴巾

☐ 兩條嬰兒洗澡巾

衛生用品

☐ 鈍頭指甲剪

☐ 量寶寶體溫的溫度計

☐ 尿布疹藥膏

☐ 嬰兒濕紙巾

哺乳用品

☐ 至少三件合身舒適的哺乳內衣（孕者應該在店裡請了解哺乳用內衣的店員協助試穿）

☐ 可塞進內衣的溢乳墊（可購買或自製，將六層絨布裁成4至5英寸〔10到13公分〕大的圓形，再縫在一起）

☐ 哺乳遮布，在遮著哺乳較好的場合使用

☐ 吸乳器（價格落差很大，種類也很多）。請確定孕者是否需要吸乳器，例如一天要吸乳一次以上（爲了增加奶量，或比方說要工作）；耐用、效率高的吸乳器是最佳選擇。吸乳器可以租或買；請上網查詢可得資源。請聯繫你的保險業務員，了解有哪些哺乳的福利，包括可以給付多少吸乳器費用，相關事宜可能需要先獲得孕者或寶寶的醫師或助產師的許可。

配方奶粉用品

☐ 配方奶粉（請寶寶的照護者推薦）

☐ 八到十二個附奶嘴與瓶蓋的奶瓶（如果孕者打算大多數時候要親餵，半夜或不在寶寶身邊才偶爾會用一瓶配方奶，那可以少一點）

☐ 奶嘴刷，用來刷奶嘴

其他用品與裝備

☐ 玩具吊飾（爲了引起寶寶興趣，可以選擇有黑白兩色或其他高對比色的玩具吊飾）

☐ 嬰兒座椅（嬰兒汽車座椅也可以兼當嬰兒座椅用）

☐ 軟式前托揹帶或揹巾（帶寶寶的時候雙手可以空出來）

☐ 折疊式嬰兒車或普通嬰兒車

☐ 搖床椅

☐ 搖椅

☐ 嬰兒浴缸

☐ 生產球（健身球或瑜伽球），可以抱著寶寶貼在胸前，坐在球上彈（見第180頁的插圖）

☐ 奶嘴（以防寶寶要大量吸吮）

☐ 電子嬰兒監視器（如果寶寶睡的地方隔音較好）

□ 撫慰人心的心跳聲、大自然聲響、白噪音、搖籃曲等音樂

□ 玩具（什麼都有可能當玩具）

□ 談嬰兒哺育、護理、發育的書籍（見「建議參考資源」，406頁）

爲寶寶選擇醫護人員或診所

寶寶會需要醫護人員（小兒科醫師、家庭醫師、自然療法醫師、執業護理師或健康中心）提供良好的嬰兒護理（例行性檢查、預防接種），在疾病發生時予以治療。請查看寶寶的健康保險計畫是否列有較理想的照護者或診所，也請朋友、你的生產教師、孕者的照護者推薦。多數家長會依此或醫師網站資訊來預約寶寶的第一位醫師。不過，有些孩子的醫師也會提供機會，讓家長會面後再決定，這讓人了解醫師對重要主題的看法，有助於放心把寶寶交給這位醫師。選擇照護者時，下面這些考量很重要，請核對這張表來篩選會面人選：

- **診所地點**。診所離你多遠？診所離家近，有實際上的好處。帶著生病的孩子長途跋涉是很讓人傷腦筋的。

- **實際考量**。你的健康保險會不會給付照護者的費用？照護者的教育與專業資格如何？費用怎麼算？如果他不在，誰來接替看診？如果有的話，照護者在哪間醫院有特許權（譯註：指某位醫師獲得醫院授權，可以使用該醫院設備與資源的特許權）呢？

- **初次見面時要提出的問題**。如果有機會事先與醫師會面，這裡列出一些你可能想深入了解的主題。你也許無法在會診時間全部問完，所以選一兩個主題詢問。

  - 照護者對親餵持什麼態度或建議？

  - 固體食物？

  - 割包皮？

  - 預防接種？

  - 嬰兒哺育與睡眠問題？

  - 托嬰等問題？

- **個人特質**。照護者看起來親切、能幹、有愛心嗎？你們兩人都願意將寶寶的健康護理交給這個人嗎？最重要的是，這位照護者的做法與你們在健康與醫療方面的價值觀與理念一致嗎？

把孩子交給一位良好的照護者，會讓你大鬆一口氣。能向自己信任的人諮詢孩子的發育與健康問題，會讓你放心不少。然而，如果你發現找不到讓你安心的人，你絕對可以另覓他人。

在家準備寶寶的天地

不管寶寶是會待在設備周全的托兒所，還是家裡房間一角，你都需要為他整理出一個空間，用來收衣服、換尿布、睡覺，還要擺寶寶的所有裝備。

查找親子課程或互助支持團體

開給新手家長的課程、不須預約的聚會或線上支持團體，到處都找得到。請向你的生產教師、導樂或照護者打聽。靠近你家的醫院也可能提供新手家長的團體課程。這些課程與互助團體會提供有關孩童發育、親子情感需求的資訊，也會討論彼此的共同問題。家長可以學到各種活動、歌曲、按摩技巧、安撫寶寶哭鬧的技巧、和新生兒玩的遊戲。如果你方便也有興趣，請一起參加課程。你們或許能藉機認識新朋友，分享彼此的問題、憂慮與戰勝難題的喜悅。

事先備好餐點

你可能會很驚訝，但在寶寶到來的頭幾個禮拜，就算只是到雜貨店買東西，甚至只是決定要吃什麼，似乎都是一件很辛苦的事。所以，請在廚房囤積好煮易消化的營養食品。請先煮好冷凍起來，後來再加熱。請找出提供現成餐點與營養的簡便食品的店舖與熟食店在哪裡（要迅速準備營養餐點，請見第388頁的建議）。

生產後如果親友想幫忙，可以請他們輪流供膳，也就是每一兩天輪流帶餐點來給你們，持續兩三個禮拜（大多數人帶來的分量會超過一餐的分量。所以如果你想避免累積廚餘，請他們隔一天再帶食物來）。輪流供膳通常是很受新手家長歡迎的禮物。不過有時餐點送來時，新家庭正在睡夢中，或不想起來接待客人。要解決這點，一個方法是把小冰箱放在前廳，貼紙條向帶餐點的人致謝，並請他們把食物放進冰箱，因為這個新家庭正在睡夢中。請確實讓他們知道，你很期待不久就能讓他們與寶寶相見。好幫手會了解家裡有一個新寶寶是怎麼回事的！另一種做法是「家務招工」，也就是請人協助到雜貨店購物、洗衣、遛狗、做簡單的家務、跑腿等。請在網路上搜尋如何請親友輪流供膳，或是如何準備給親朋好友的家務招工清單。

如果接受協助與家務的禮物讓新家庭不自在，請準備一份日常或定期家務清單，例如打掃廚房、收拾碗盤、遛狗或丟垃圾，並貼在冰箱上。好心的訪客詢問能幫上什麼忙時，你只需要指指清單，請他們選一樣自己覺得無妨的事做就好了。

安排分攤責任

一邊要餵奶和照顧新生兒（還有家長），一邊又要做家事，要花的功夫和時間可能會多到讓你詫異。請記住，寶寶在頭幾個禮拜需要幾乎不間斷的照顧。如果新手家長試著一肩扛下所有責任，他們會睡得比平常少很多。全天候照顧新生兒已經夠累了，產者也才剛從生產的生理需求中復元，如果是剖腹生產，那更需要好幾個禮拜來復元。

身為父親或家長，請分攤寶寶的照顧責任，接下許多家務並煮飯，或是安排他人協助。許多人會利用休假或家事假，在頭幾天或頭幾個禮拜待在家分攤工作。如果產者和寶寶的祖父母或其他親戚相處融洽，他們也是一大助力。如果產者和雙親或姻親處得不好，寶寶的到來也不會突然令關係好轉。有些社區會提供祖父母的課程，也許非常實用（要找有用的書給祖父母看，請見「建議參考資源」，406頁）。朋友是供餐、

給阿公、阿嬤的信

親愛的阿公、阿嬤（或其他家族成員）：

恭喜你們有新的孫子、孫女誕生！他的誕生表示你們的家族延續到下一代。你們的支持與愛能讓孩子更順利擔起親職。

如果孩子邀請你們來探望並伸出援手，請將這看成是榮耀。請詢問你們能幫上什麼忙：準備三餐？洗衣服？購物？保持家裡整潔？你們會費很多工夫，睡得很少，離開的時候又疲憊又感恩。但請別犯下某些新手阿公、新手阿嬤的錯誤：把寶寶據為己有，批評寶寶雙親做的決定和舉動，或提供不受歡迎、過時或不由分說的意見。當然，如果他們請你給意見，請隨意提出建議，碰到沒把握的領域，請從近期出版的書中尋求解答。

你的孫子、孫女最需要你做的，是大力支持他們的雙親。儘管他們的想法和你們不同，他們還是需要你照應並尊重他們對育兒方式深思熟慮的決定。請找出他們在讀哪本談新生兒照顧與哺育的書，自己也拿來閱讀。他們學習了解並照顧新寶寶時，需要你們的支持。

新手家長需要聽見你們說，他們是很棒的家長，也是孫子、孫女的最佳雙親。他們需要聽見你們說，育兒本來就是很有難度又累人的工作，同時也是人生中最重要、最值得的事。請讓他們知道你們對他們有信心。

如果你們與寶寶家長的關係很緊張或處不好，請想想要協助這個新家庭，哪些事可以做，哪些事不可以做。如果彼此相處太困難，你們在場可能會讓關係惡化，反而讓他們不容易適應親職，與其馬上登門拜訪，你們不如負責產後導樂（月嫂）、尿布清洗服務（尿布）、三餐（月子餐）的開銷，或是請別的家人到場。用這種方式來修復彼此的關係，可以走得比較長久。

請好言好語地提出你們對新家庭的期待，如果他們忘記感謝你的到場協助和禮物，請原諒他們。生產後的頭幾個禮拜會留下很多回憶——你們永難忘懷的回憶。孩子會永遠記得你們無條件的愛與接納。

衷心祝福你們做個歡喜的阿公、阿嬤

潘妮・西姆金　筆

跑腿、打雜的好幫手。如果他們伸出援手，請點頭答應。新手家長可能會需要寶寶的祖父母做哪些事，請見左頁的建議。

很多社區可以請到產後導樂（編按：受過專業訓練、類似月嫂的角色）來協助新家庭度過頭幾個禮拜。產後導樂會連續幾個禮拜到家裡來，通常一天待幾個鐘頭，做任何需要他們做的事，包括少量家務、準備三餐、跑腿、照顧較大的孩子。最重要的是，他們有照顧新生兒和餵奶的豐富知識，可以教會新手家長不少事情。產後導樂也可以在新手家長或寶寶出現問題時找出癥結所在，必要時還能協助送醫。雇用產後導樂讓你們兩人可以多享受與寶寶相處的時間，放鬆一下，甚至小睡片刻。

為協助你決定要不要雇用產後導樂，你可以打聽幾個名字，參閱他們的網站，或打電話給他們獲取更多資訊。要尋找產後導樂，請上DONA. org、DoulaMatch.net，或找各地導樂機構，看是否有這類服務。請輸入你的城市名和產後導樂機構名來上網搜尋，或是請你的生產教師、生產導樂或照護者介紹。有些生產導樂也是產後導樂。理想的情況是，你應該在生產前就先請好一位產後導樂，不過能臨時雇用的人手也是很多。

產後導樂服務是身在遠方的祖父母能給孩子的一個熱門禮物。很多祖父母希望能親自到場幫忙，但出於各種原因不克前來。如果找不到產後導樂，那居家清潔員、嬰兒保母，甚至青少年幫手，都能協助減輕新手家長的若干負擔。

邁向下一步⋯⋯

事事盡量備妥之後，你們就可以安心等分娩的時刻到來了。請為懷孕末期的孕者拍照；晚上一起外出用餐、看電影、聽音樂會、上劇院、拜訪親友。如果你有其他孩子，請為他們規劃活動。請放鬆享受最後這段日子，因為你們的人生將從此改變。

既然現在你知道要如何實際協助分娩前的待產者，我們就能往下一步前進——了解分娩和生產時你能實際幫到什麼忙。

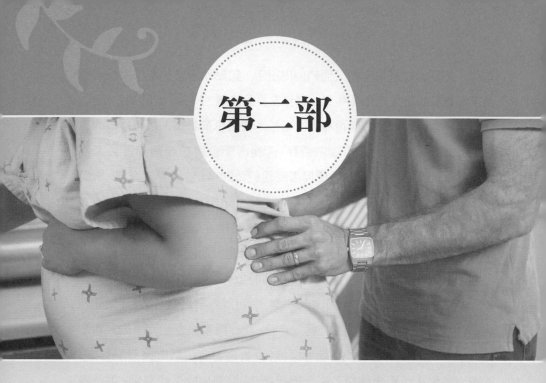

第二部

分娩與生產

懷孕的高潮，也就是寶寶誕生，是每天都會發生的家庭奇蹟，但只是醫師、助產師、護理師日常工作的一部分。對你、產者，還有愛護及支持產者的人來說，這是一段深刻恆久的回憶。你身為生產隊友的角色，是盡量讓這段生產經驗成為產者的美好回憶。這段生產經驗是永難忘懷的事件——好壞都會銘記於心。一個人受到哪種照顧，分娩時獲得的支援多寡，都會影響你們回想起這段生產經驗時，是感到滿意、有成就感，還是覺得失望、難過。這就是你能發揮的地方。身為生產隊友，要協助另一個人完成分娩與生產，顯然是一項挑戰，但這也是你們身為隊友永遠會遇上的挑戰。

要成為優秀的生產隊友，你必須：

- 和產者有愛或友誼的連結，對產者盡心盡力，有責任感。

- 熟悉產者的個人喜好與怪癖，知道哪些小事可以討好他、讓他放鬆，哪些事又會惹惱他、讓他操心。

- 承諾持續協助產者完成分娩，你可以完全靠自己，或是請一位導樂或另一個幫手。

- 明白會發生什麼事：分娩的生理過程、分娩時常用的程序與介入手法、哪些時候需要用到這些程序與介入手法，哪些時候可用、可不用。

- 了解分娩的情緒面：了解分娩者的情緒需要，明白通常隨著產程，他的情緒也會起伏不定。

- 有實際知識，知道如何在各種特定情況伸出援手——在適當的時機做適當的事。訓練有素的導樂在這點和上兩點也能提供協助。

- 能靈活因應產者在分娩時的各種需求，順著他，然後引導他。你要幫哪些忙、能幫多少忙，要看分娩者到時的需要與反應而定。

　　如果你也愛護孕者與寶寶，你會像個丈夫、妻子或親人，以親密的方式親自照顧他們。以下幾章會詳述正常的生產過程，說明會發生什麼事、產者可能會有什麼反應、照護者會做哪些事、你可以幫哪些忙、如果你們有請導樂又可以期待什麼。這些章節也會討論對分娩者特別棘手、因此對生產隊友也特別有難度的情況。請事先閱讀這些章節，並在分娩時當成現場指南使用。

第 2 章

進入分娩

我在工地上班。我很早就到工地，在卡車裡和夥伴一起吃早餐。我的電話響了。我接聽後說：「嗯，好，好。」然後掛斷電話，回頭吃早餐。我的夥伴問：「誰打來的？」我說：「我太太，她的羊水破了……她的羊水破了！老兄，滾出我的卡車！我得走了！」

——卡爾，新手爸爸

我太太的預產期過去後幾天，她開始出現輕微的宮縮，每小時大概三次。我想終於開始了，從現在起，她可能隨時就要生了。然後宮縮消失了。幾天後，宮縮變得強烈了一點，而且非常規律——每10分鐘一次。我想這回真的開始了，她隨時都可能要生。結果宮縮又停止了。又過了一個禮拜，我們去散步，宮縮又變得更強烈也更頻繁了一點，大概每4到6分鐘一次。這個時候，你也知道我怎麼想。我問我太太，她是不是認為自己要生了。她說她不知道，但人人都說真正的宮縮開始時，你一定會知道的。當天晚上一點鐘，她從床上坐起來說：「這次不一樣。我要生了。」

——史考特，新手爸爸

每個人都想知道要如何判定孕者要臨盆了。就算是有經驗的人，往往也無法準確辨別分娩何時開始。分娩通常是從若有似無的、斷斷續續的徵兆「悄悄」出現——就像交響樂團演出的熱身。那些產兆會持續好幾個鐘頭或好幾天，逐漸加強，你們兩人會理解到事情有變化——那就對了！產者的身心會逐步做好共同努力的準備，最後生出寶寶。在分娩實際出現清楚的產兆前，歷經一段忐忑和猶疑的時期，是很正常的事。

　　本章開頭的小插曲描述了分娩清楚開始的一種情況：孕者的羊水破了，大量湧出。那時你就知道時候到了。但每十個分娩的人當中，只有一兩個人是這樣開始的。

> 注意：羊水大量湧出和漏出是不同的。每十個人當中，大概會有兩個人在分娩前漏出羊水。在這類情況下，可能不會連續數小時或數天出現宮縮。見第77頁。

　　只要你們兩人最後能從產兆拼湊出全貌，一開始的產兆不明顯其實無妨。一旦分娩清楚開始，幾乎永遠都有充裕的時間趕到醫院或生產中心，或是在家安頓好準備生產。然而，偶爾孕者會因為很早或突如其來地進入臨產狀態而嚇一跳。基於這種可能性，你可能希望有能力分辨分娩的熱身或前分娩時期，以及真正的重頭戲來臨時，有什麼不同。

　　本章協助你辨認分娩真正開始的時機，說明分娩在生理上及情緒上如何開始，描述你身為生產隊友應該扮演什麼角色。

前分娩與分娩的區別

分娩是產出寶寶與胎盤的過程。分娩通常發生在子宮收縮好幾個小時或好幾天的前分娩時期（prelabor），前分娩時期的宮縮時間比較短、不那麼頻繁，也沒有分娩時的宮縮強烈。在前分娩時期，子宮頸會開始變軟、變薄，準備一等分娩確立便打開。

分娩相關的過程如下：

1. 子宮收縮，子宮是懷孕的身體裡最大也最強壯的肌肉。宮縮的強度和頻率會隨著時間逐漸升高。

2. 子宮頸變軟（成熟）、變薄（薄化）、打開（擴張）。

3. 包住胎兒的羊水囊破裂，流出羊水，可能會滲漏或大量湧出。

4. 胎兒的頭旋轉變形，下頷收緊，好配合骨盆形狀。

5. 胎兒從子宮下降，經過陰道（骨盆與陰道）娩出到外界。

6. 娩出胎盤。

7. 理想上雙親和寶寶會在生產後頭幾個小時聚在一起，彼此肌膚相觸，認識彼此，其中一位餵奶。

在正常情況下，分娩會等孕者和胎兒都準備好才開始，也就是懷孕37週至42週的時候。在最後幾個禮拜，孕者的身體和心理會準備好生產、哺乳，給予寶寶營養。在這時，胎兒也會做「最後準備」以因應分娩壓力，適應子宮外的生活。分娩通常由胎兒揭幕，促使孕者產生與分泌荷爾蒙，啟動一連串事件，導致上述步驟發生。

2017年，美國每十個寶寶中，大概就會有一個在尚未準備周全之時就出生的早產兒。早產有可能是因為孕者的條件：感染、高壓、貧窮、菸癮大、營養不良、吸毒，或是由於不知名的原因，推翻了正常情況下由胎兒啟動的生產機制。其他原因還有多胎產（雙胞胎、三胞胎以上）和某些胎兒的異常狀況。

有時候，胎兒會過了預產期才出生，也就是到42週以後才出生。這些情況大多是平安無事的，但較長的孕期也會增加胎兒過熟症候群的機率。新生兒出現這種症候群，顯示胎盤不再能提供足夠的營養給胎兒。過熟的胎兒看起來營養不良，實際上也是營養不良，因為在子宮裡失去了一些脂肪，所以皮膚鬆弛脫屑，指甲很長。過熟胎兒的指甲和皮膚也可能出現黃斑，顯示胎兒沾到了子宮中的胎便。

過熟是由於荷爾蒙引發連鎖事件的過程受到干擾，導致孕者無法在

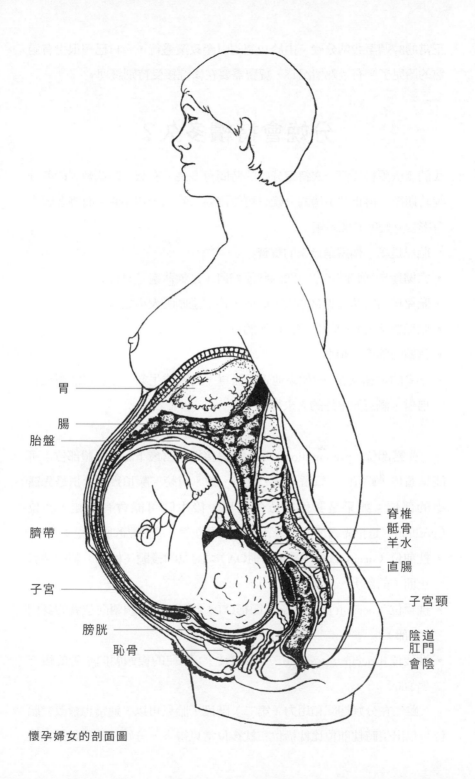

胃

腸

胎盤

臍帶

子宮

膀胱

恥骨

脊椎
骶骨
羊水

直腸

子宮頸

陰道
肛門
會陰

懷孕婦女的剖面圖

正常的37週至42週分娩。由於42週的引產政策盛行，今日已經很少有過熟的胎兒了。有過熟情況時，寶寶需要在醫院接受特別護理。

分娩會持續多久？

我們無法預料任何一次特定分娩的時間有多長。在數小時或數天的前分娩時期後，再正常不過的分娩有可能需要二到二十四小時。有許多因素會影響分娩的時間長短：

- 胎兒是第一個還是後來的寶寶
- 宮縮逐步增強時，子宮頸的狀態如何（是軟薄還是厚實）
- 胎兒相對於孕者骨盆的大小如何，特別是頭的大小如何
- 胎兒在孕者體內的先露部位與胎位
- 宮縮的強度與頻率
- 孕者的情緒狀態──如果他覺得孤單、驚嚇或生氣，分娩可能會比有自信、滿意而平靜的人來得慢

先露部位（presentation）是指胎兒接近子宮最下方的身體部位：可能是頭頂（顱頂）、額頭、臉、臀部、腳、肩膀。顱頂幾乎永遠是先露出的部位；如果是其他部位先露出，接生時可能會有問題。胎位（position）是指先露部位在孕者骨盆中的位置。最常見的胎位是：

- 枕前位（occiput anterior，簡稱OA）：胎兒的後頭（枕部）朝向孕者正面（前部）
- 枕橫位（occiput transverse，簡稱OT）：胎兒的後頭朝向孕者的身側（側部）
- 枕後位（occiput posterior，簡稱OP）：胎兒的後頭朝向孕者的後方（背部）

雖然在分娩期間和用力（第二）階段，胎兒可以、通常也會改變胎位，但出生時枕前位比枕橫位和枕後位常見得多。分娩時胎兒如果在枕

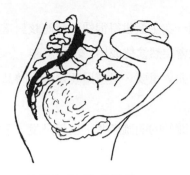
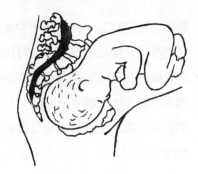

枕前位（OA）的胎兒　　　　　枕後位（OP）的胎兒

後位，他們的頭會朝向孕者背部，分娩有時會因此變得較長，孕者也可能會覺得背痛劇烈。然而，分娩時背痛還有很多其他原因（見第218頁）。請不要因為分娩者有背痛，就認為胎兒是枕後位。

分娩的徵兆（產兆）

你要如何知道分娩開始了？臨盆前，通常有幾條線索可以幫助你很早就認出分娩的到來。不過，懂得分辨孕者其實還沒有臨盆也同樣重要。最重要的產兆：子宮頸張開。如果你以為分娩已經開始，忙著找照護者或趕去醫院後，才發現子宮頸沒有張開（或擴張），會很令人挫折或失望（最後只好回家等候）。避免這點最好的方法，就是了解產兆（請見第74-76頁表格），還有如何解釋這些產兆。有些產兆比較明顯。我們將產兆分成「可能的產兆」、「前分娩產兆」、「明確的產兆」三類。

- **可能的產兆（熱身）**：如果沒有其他產兆，就不需要對這些不夠明顯的產兆太興奮。這些產兆會糊弄、混淆孕者，因為他們會覺得和先前的感受不一樣。然而，和明確的產兆不同，這些產兆並不會顯示子宮頸張開，分娩開始。可能的產兆只會顯示身體已經準備好分娩。這些產兆或許會時有時無，持續幾天，甚至幾個禮拜，子宮頸才開始擴張。我們不建議你或孕者在出現這些產兆時出遊，因為隨

時都有可能轉為分娩。如果孕者前一次生產生得很快，就應該對這些可能的產兆提高警覺，因為有可能會突然演變成另一次的急產。

- **前分娩產兆**：這些產兆比可能的產兆更重要，但還是要幾個小時甚至幾天，真正的分娩才會開始。

- **明確的產兆**：這些產兆是分娩確實開始的明確產兆，也就是說，子宮頸開始擴張了。

如果你知道這些產兆的意義，能正確解釋發生了什麼事的機會也會提高。不過，有時隊友還是需要照護者協助分辨孕者是不是真的臨盆。如果37週前有任何前分娩或明確的產兆，你應該打電話給照護者，因為這可能顯示早產開始了。

產兆

產兆與症狀	說明
可能的產兆（懷孕晚期的變化）	
背部隱隱作痛，導致孕者心浮氣躁──需要時時改變姿勢	• 與懷孕期間因疲憊引起的常見背痛不同
少量排便數次──有時覺得好像快要感冒了	• 若還伴隨著其他產兆，有可能是和血流中的一種荷爾蒙般的物質（前列腺素）增加有關。這些物質會讓子宮頸變得軟薄，刺激腸子蠕動。如果沒有其他產兆，這個症狀本身可能是起因於消化不良。

產兆 （接上頁）

產兆與症狀	說明
腹痛——類似經痛的腹痛來來去去；不舒服的感受可能會延伸到大腿	• 可能和前列腺素作用與早期宮縮有關 • 可能會反覆出現好幾個禮拜，或是愈來愈痛
精力異常充沛，活動量因此變大（打掃、整理）——這叫做「築巢本能」	• 確保孕者有耐力和體力處理分娩（請避免做令人精疲力竭的活動）

前分娩產兆

非漸進式的子宮收縮——也就是子宮持續收縮，但沒有變化；沒有變得更久、更強烈，間隔也沒有變短。有時這種宮縮會延續好幾個小時，消失一陣子後又重新開始。這叫做前分娩宮縮，又叫布雷希式宮縮（見第78頁的「假性收縮，或前分娩」、第83頁的「計算子宮收縮時間」）	• 讓子宮頸變得軟而薄，準備開始擴張 • 不應該看成與分娩無關 • 通常不會痛，但如果連續數小時，可能會覺得疲倦或沮喪
滲漏羊水，導致陰道滴出（不是大量湧出）羊水（見「如果羊水在分娩開始前就破了」，第77頁）	• 十次分娩中，約有兩次會出現分娩前滲漏羊水的現象 • 信號：請打電話通知照護者
夾血絲的白帶（「落紅」或黏液塞）可能會在分娩前從陰道掉落：如果有其他明確產兆（見下方說明）才比較可能發生；分娩者在整段分娩過程中會斷斷續續地持續落紅	• 和子宮頸變薄有關 • 可能會在其他產兆出現前幾天發生，或是到子宮漸進收縮時才發生 • 分泌物往往會被誤以為是落紅，骨盆檢查或性交後一天內可能會出現分泌物，但這不是產兆。落紅是粉紅色或紅色；做骨盆檢查或性交後出現的分泌物偏褐色。

產兆 （接上頁）

產兆與症狀	說明

明確的產兆

子宮漸進收縮——也就是宮縮會變得更久、更強烈，間隔也愈來愈短。通常宮縮會持續到應該用力推的時機到來。然而，有些經產者子宮漸進收縮的現象會在幾天內反覆出現，最後才固定成持續漸進的模式（要知道如何計算宮縮時間，請見第83頁）。

- 如果連續出現12到15次宮縮，每次都持續一分鐘，間隔5分鐘或更少，而且感覺疼痛或「很強烈」，那很可能子宮頸就要打開了。

- 如果在宮縮的同時，也有「落紅」（夾血絲的白帶），那產兆就更明顯了。

- 分娩者專注於這些宮縮現象，難以轉移注意力。

- 分娩者的腹部、背部或兩者，可能都感受得到子宮收縮。

羊水囊自發性破裂（羊膜破裂），羊水噴出或大量湧出，接下來的數個小時，子宮漸進收縮（見「如果羊水在分娩開始前就破了」，第77頁）。

- 往往與急產有關

- 破水通常出現在分娩晚期。十次分娩中，只有一到兩次羊膜會先破裂，流出大量羊水，隨後才出現其他產兆。

注意：如果孕者懷孕不足37週，便在一個小時內感覺到四次以上的明顯宮縮，持續兩小時以上，同時出現其他可能、前分娩或明確的產兆，那就應該請教照護者。這有可能是早產，如果早點得知，有時可以遏止。照護者會請他來做檢查，或是先喝一些飲料，再躺下看看子宮會不會停止收縮。如果宮縮不止，照護者會請他到診所或醫院，以判定是不是早產。早點得知往往意味著遏止早產。如果孕者懷孕已超過37週，懷孕期間一切正常，請先等明確的產兆出現再打電話給照護者。

如果羊水在分娩開始前就破了

如果孕者的羊膜破了，陰道在分娩開始前滲漏或湧出大量羊水，請觀察以下各點，通知照護者：

1. 羊水量：羊水是滴流、滲漏，還是大量湧出？「滲漏」是指羊水在孕者變換姿勢時噴出；每十次分娩，大概有兩次會以這種方式開始。「大量湧出」是指羊水止不住地大量奔流，開始時可能會有爆開的感覺。每十次分娩，大概一兩次是以這種方式開場。

2. 羊水的**顏色**：正常情況下，羊水是清澈的。如果偏褐或偏綠，胎兒可能有排便（胎便），起因是胎兒在子宮中感受到壓力。這類壓力是暫時缺氧造成的。雖然通常不嚴重，但照護者可能會希望檢查胎兒是否健康。

3. 羊水的**氣味**：正常情況下，羊水其實是無味的。如果有臭味，可能是子宮遭受感染，可能會傳給胎兒。

這項資訊能幫助照護者規劃好下一步要怎麼做——看是要待在家裡小心戒備，還是到醫院或照護者的診所取一些液體做檢驗，確定是羊水還是其他東西（水性黏液或尿）。照護者會用無菌鴨嘴器和無菌棉棒從陰道蒐集液體。如果不確定羊膜狀態，這項檢驗便很重要。

羊膜破裂讓人操心的一點是，孕者有可能是乙型鏈球菌的帶菌者，大概三分之一的人陰道分泌物中會有這種細菌。如果他是帶菌者，照護者可能希望以抗生素治療，如果分娩沒有自發性地發生，則會在幾小時內引產。關於乙型鏈球菌的更多資訊，請見第238頁。

一旦破水，孕者也應該採取預防措施，以免細菌進入子宮，增加感染的機會。請不要在陰道內放任何東西：不要止血塞；不要插入式性交；不要以手指檢查子宮頸。盆浴倒是無妨，只要浴盆乾淨，就不會提升感染機會。

分娩者明顯進入分娩活躍期之前，照護者和護理師做子宮頸擴張的評估檢驗時都應該非常小心。這類檢驗有可能將細菌從子宮頸推入子宮，增加感染的機會。就算你很好奇子宮頸擴張是怎麼回事，也不要要求做陰道檢驗。護理師或照護者要做檢驗時，你也應該詢問清楚。取液體檢驗是這條原則的例外，因為鴨嘴器和棉棒不會進入子宮頸，所以這項程序造成感染的風險很低。

如果做好防備措施，孕者也不是乙型鏈球菌帶菌者，應該就可以安心靜待分娩自動發生。照顧人員可能認為不需要引產，有時會等一天以上。照護者大多有關於羊膜破裂（破水）的管理方針；有些人會在破水幾小時內引產，有些人則會等一等。事先問明照護者的方針比較明智。如果孕者感染的風險很低（例如他的乙型鏈球菌測試結果為陰性，也沒有做陰道檢驗），要求引產延後一天以上是很合理的。

注意：在非常罕見的狀況下，羊膜破裂時湧出大量羊水，胎兒的臍帶會隨著水滑到身體下方或掉出子宮。這叫做臍帶脫垂，是真正緊急的狀態（見「臍帶脫垂」，第285頁）。

假性收縮，或前分娩收縮

孕者往往會出現十分強烈而頻繁的宮縮，但並未漸進增強，也就是說，宮縮模式一直保持不變，沒有變得更久、更強烈，間隔也沒有變短。檢查時，這些人可能會被告知，他們這是假性收縮，意思是子宮頸還未張開（擴張）。「前分娩」是比較恰當的用詞，因為這些宮縮現象並沒有「假」的成分，而且由此成形的變化也讓「真」分娩（也就是子宮頸擴張）得以發生。前分娩宮縮也稱作「布雷希式收縮」。很多人在前分娩時期做檢查後得知這不是分娩時會覺得氣餒，也對失誤感到困窘，因而對自己辨認分娩的能力喪失信心，如果因此入院，他們也可能會覺得苦惱不解。在這些情況下，你或助產師給予孕者的支

持，對他們後來因應漸進的「真」分娩的能力來說很重要。以下是你能提供的協助：

- 最重要的是向孕者指出，假性收縮不意味著他感受到的不是真的。這一切只意味著子宮頸還沒有張開。請改用「前分娩」來描述這些宮縮現象。

- 提醒孕者子宮頸張開（擴張）超過兩公分是最後才會發生的事，在那之前子宮頸會就定位、成熟、變薄（見第80頁）。子宮頸還未張開並不表示沒有進展。

- 如果宮縮的時間很長但沒有漸進加強，孕者因而感到氣餒，請提醒他們分娩有六段進展（見「分娩的六段進展」，第79頁）。

- 請詢問檢查孕者的照護者，子宮頸有沒有向前挪、有沒有進一步變軟或變薄。有時照護者會太過留意子宮頸有沒有張開（擴張），以至於略過了其他重要的進展徵兆沒提。

- 如果分娩者不想回家，你們可以在醫院附近走走，或是到咖啡店或大廳晃晃，看子宮收縮會不會有更多進展。如果情況沒有改變，在家等可能比較舒服。

　　請見「前分娩」（第90頁）和「起步緩慢的分娩」（第214頁）兩節，了解要採用哪些策略幫助分娩者應對這些早期的宮縮。可以肯定的是，如果分娩者出現第74頁的可能產兆，那子宮頸就是正在張開。如果宮縮變得較久、較強烈，間隔也變短，或是三件事中至少發生了兩件事（見「計算子宮收縮時間」，第83頁），那孕者就不可能是「假性」收縮。

分娩的六段進展

分娩者的生產分成下面幾段進展。請注意要到第四步，子宮頸才會擴張。前三步通常會同時發生，並在懷孕最後幾週陸續出現，最後進入分娩早期。

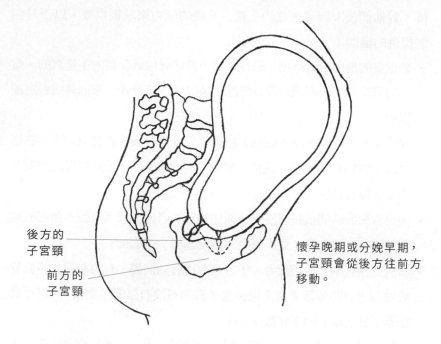

後方的
子宮頸

前方的
子宮頸

懷孕晚期或分娩早期，
子宮頸會從後方往前方
移動。

1. **子宮頸變軟（成熟）**。子宮頸還很厚，但會在荷爾蒙和與前列腺
   素的作用下變得柔軟有彈性。

2. **子宮頸的位置改變**。懷孕的大多數時候，子宮頸是朝向孕者背
   部，後來逐漸往前移。子宮頸的位置可經由陰道檢驗評估，結
   果會描述為在後方（朝向背部）、中線或前方（朝向正面）。

3. **子宮頸變得薄而短（薄化）**。子宮頸通常是1.5英寸（3.5公分）
   長，這時會逐漸縮短，也變得像紙一樣薄。測量子宮頸是否變
   薄（薄化）有兩種方式：

- **百分率**：0%表示沒有變薄或變短的現象；50%表示子宮頸厚度
  比原先少了一半；100%表示子宮頸已經變得像紙一樣薄。

- **公分長度**：1.5英寸（3.5公分）表示薄化程度0%；長0.75英寸
  （2公分）表示薄化程度50%；短於0.5英寸（1公分）表示薄化
  程度80-90%。請不要將「子宮頸的公分長度」與「子宮頸擴張
  幾公分」混為一談！

4. **子宮頸張開（擴張）**。子宮頸張開（擴張）的程度也是用公分測量。測量方法是，照護者將兩指插入子宮頸，張開手指抵住子宮頸兩側，量出兩指距離寬度（3.5公分）──不是精準的科學測量。子宮頸通常會隨著宮縮的漸進發展而擴張，發生在上述各種變化之後，但在可能產兆出現之前就擴張1到3公分也是常有的事。子宮頸必須張開到直徑10公分左右，胎兒才能通過。

5. **胎兒下頜收進胸部（稱作屈曲），頭開始旋轉**。旋轉能讓胎兒更容易通過陰道（有時胎頭在旋轉前必須先「變形」，意即改變形狀，變得略長而薄，尤其是胎頭偏大的時候。變形很正常，雖然有些寶寶的頭在生產後的頭一兩天看起來會有點奇形怪狀，但後來就會恢復圓形）。最理想的生產胎位通常是枕前位；其他胎位的資訊，請見第72頁。

6. **胎兒下降**。胎頭持續變形，以因應子宮頸的形狀並下降至子宮頸、骨盆，透過陰道產出。這段下降過程是用「胎兒高度」（station）來描述，藉以判定胎頭位置（胎兒呈臀位時，則是胎兒的臀部或腳，請見第224頁）是比孕者的中骨盆來得高還是低；胎兒高度是以公分測量；幅度是從-4到+4。

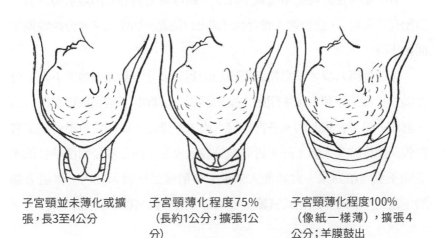

子宮頸並未薄化或擴張，長3至4公分

子宮頸薄化程度75%（長約1公分，擴張1公分）

子宮頸薄化程度100%（像紙一樣薄），擴張4公分；羊膜鼓出

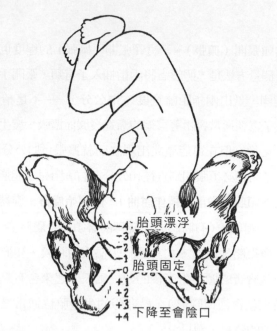

胎頭漂浮

胎頭固定

下降至會陰口

胎兒高度：測量胎兒下降的方法

「胎兒高度0」表示胎頭剛好位在中骨盆裡。-1、-2、-3、-4表示胎頭高於中骨盆1公分、2公分、3公分、4公分。正數（＋）愈多，胎頭就愈接近外界，表示即將出生。

　　有時胎頭在分娩開始前就下降了，初產者尤其容易出現這種情形。當胎兒「入盆」，他會進入骨盆到-1或-2的位置。胎頭大多在分娩晚期才開始下降。

　　第四到第六步（子宮頸擴張超過兩到三公分，胎頭旋轉並下降）會在前三步都進行順利後才開始。換句話說，厚實的子宮頸或仍在後方的子宮頸，是不會張開的。子宮頸根本尚未準備好，而胎兒也不會在子宮頸張開前旋轉並大幅下降。對許多分娩者來說，前三步是到懷孕晚期才不知不覺陸續到來。對其他人來說，事情發生在幾天之內，伴隨著強烈、甚至疼痛的非漸進式宮縮，也就是「前分娩宮縮」（見第78頁）。

計算子宮收縮時間

在分娩早期，生產隊友的一項重要工作是計算子宮收縮的時間。宮縮的時間長度、強度、頻率，是判定分娩是否真有進展至關緊要的指標，因此知道如何正確計算並寫成一份紀錄表，是個好主意。你打電話給照護者時，就有精確、具體的資訊可以提供。

你可以在智慧型手機或電腦上安裝計算宮縮時間的應用程式。這類應用程式很多。請上網搜尋或應用程式商店有沒有「子宮收縮計算器」這類應用程式，或參見我們的「建議參考資源」（406頁）。由分娩者來指出宮縮開始與結束的時間，然後你們其中一人來按螢幕或按鍵。智慧型手機可以追蹤宮縮的持續時間與頻率。你也可以輸入其他資訊，如第85頁表格中的「說明」欄描述。請一連追蹤五或六次宮縮，記錄其模式。接著，你可以等到宮縮模式似乎產生變化時再來記錄。再計算五、六次，然後等宮縮明顯變得更強烈時重新計算。直到打電話給醫院前，都持續做這項紀錄。

注意：很多APP會提供「平均時間長度」和「平均頻率」的資訊。這往往會給人一種宮縮間隔比實際情形還短的印象，可能會讓人太早上醫院。

尋找這個關鍵規則很重要：子宮收縮會隨著時間改變。也就是說，宮縮會變得愈來愈久、愈來愈強烈，間隔也愈來愈短，或至少滿足以上兩項標準。一旦你符合其中兩項，宮縮也符合4-1-1或5-1-1原則（見第98頁），就到了前往生產地點的時機了。

如果你沒有在使用智慧型手機，請用這種方法追蹤宮縮時間：

1. 運用有秒針的鐘錶和類似第85頁「分娩早期紀錄表」的紙上表格。
2. 你不需要計算每次宮縮的時間。只要一連記錄五、六次，然後停一會兒（幾分鐘到幾小時，視子宮收縮變化得多快而定）。在紙上畫一條線，區分不同的計算區間。然後，當孕者認為宮縮模式生變，或感受到其他產兆，請再度計算並記錄五、六次的宮縮時間。

3. 請務必記下每次宮縮開始的時間（從上午a.m.轉變到下午p.m.時也請寫明）。將這個時間記在「宮縮開始時間」那一欄。

4. 以秒計算每次宮縮的時間長度，記在「時間長度」那一欄。在前分娩時期或分娩早期，宮縮通常會持續20到50秒，到分娩晚期則是一到兩分鐘。要判別子宮什麼時候開始收縮需要一點訣竅。最好的方法是由分娩者來指出子宮開始或結束收縮的時間。

5. 要判定子宮收縮的頻率，請從下一次宮縮開始的時間減去上一次宮縮開始的時間。將這兩段宮縮相距幾分鐘記在「間隔時間」那一欄（比如某一次宮縮是從07:32開始，下一次是從07:38開始，間隔就是六分鐘）。請為之後的每次宮縮計算間隔時間。

6. 在「說明」欄記下可能有意義的任何事：現在這次宮縮和之前的宮縮比起來強度如何，分娩者的食慾如何、吃了什麼，他們做哪些事來應對（見第四章），他們有沒有背痛、有沒有夾血絲的白帶（落紅），有沒有漏羊水等。不用說，如果羊水大量湧出，就要打電話給照護者或醫院，請見第77頁的描述。

你打電話給照護者或醫院婦產科時，請把這些資料拿在手邊，準備報告你記錄了什麼（請確定你知道要打給誰。有些照護者希望你直接打給他們，有些人則希望你打到醫院產房區告訴護理師）。

注意：計算宮縮時間、判定間隔或宮縮之間相距多久時，計算從每一次宮縮「開始」的時間到下一次宮縮「開始」的時間很重要。請勿計算從每一次宮縮「結束」到下一次宮縮「開始」的時間，這個陷阱會讓你太早趕去生產地點或打電話給生產團隊！

請見第99頁「要何時去醫院或做好在家的生產準備？」的討論。

現在你已經知道如何辨別分娩是不是已經到來，可以準備讀下一章，認識分娩時會發生什麼事了。

分娩早期紀錄表

日期 _____

	宮縮開始時間	時間長度（秒）	間隔時間（從上一次宮縮開始時間，到下一次宮縮開始時間）	說明（宮縮強度、吃了哪些食物、應對方法、陰道分泌物等）
舉例	7:32 AM	40 秒		有點落紅
	7:38 AM	43 秒	6 分鐘	吃了吐司
	7:45 AM	42 秒	7 分鐘	

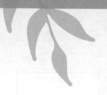

第3章

認識分娩各階段

我太太分娩時我在家，我等不及要請導樂到家裡來。她才到了不久，我就想趕到醫院去。最後，我們是到我太太因為第一次宮縮醒來的十六個小時後，才趕去醫院。時間比自己想的還充裕許多。

——史考特，新手父親

課堂中一步步描述過程，帶著我認識需要知道的每件事。上完課後我還是很緊張，因為我不記得到底是哪些階段，也不曉得我要怎麼幫忙。後來分娩開始，子宮收縮一變得劇烈，所有上過的課都瞬間湧上腦海。他們說女人有生產和照顧孩子的直覺，但我想隊友在這些經歷中也同樣擁有這些能力。我們只是需要有知識與事實來配合直覺。

——霍華德，新手父親

分娩與生產是人類所有正常體驗中最激烈的活動之一，因為對生理、情感、心理的要求奇高無比。不僅對分娩者來說是如此，對愛護與照顧他的人來說也是如此。分娩是無法預料的，但能賦予人力量與成就感，苦盡甘來是值得的！

分娩好比跑馬拉松

生產和馬拉松或其他生理耐力賽有很多相近的地方。兩者都會造成參與者疼痛，也需要很高的心理素質；都需要有耐力與耐心。在兩種活動中，當參與者準備充分而靈活，事先滿足下面幾個條件，就更能應付自如：

- 知道會發生哪些事
- 有知識豐富的嚮導帶他事先做好規劃
- 身體健康
- 在事件發生前與期間獲得鼓勵與支持
- 相信肌肉疼痛與疲憊是出力後正常的副作用
- 水分與足夠的營養
- 調整自我步調的能力
- 萬一有必要，能獲得專家的醫療協助

事件（競賽或分娩）的意義是因人而異，這點對耐力賽選手和產者是一樣的。對有些選手來說，跑馬拉松不只意味著要跑完全程，還要領先群倫。對其他選手來說，跑完全程是目標也是報酬。對有些產者來說，分娩與生產不只意味著生出寶寶，還要在沒有醫療或手術介入的情況下臨盆。對其他產者來說，生寶寶就是目標與報酬。

對運動選手與生產的人來說，如果事情節外生枝，或是他開始擔心前方有艱難的挑戰，或對疼痛放心不下，或是失去信心或感覺心力交瘁，他確實就必須自行調適。選手可能必須放慢腳步或退出；分娩者則可能必須改變策略，更仰賴照護者和醫療介入手法來協助他安全生產，如願以償。

然而進一步思考，會發現耐力賽和生產的相近處就到此為止。兩者最大的一個不同是有沒有選擇。馬拉松跑者不用跑完全程。他可以選擇跑完，也可以選擇不跑完。然而，懷孕的人想要有孩子，就必須經歷整

段分娩和生產的過程（或是另一種嚴酷而疼痛的過程——剖腹生產）。兩件事另一個大不相同的地方是可預測的程度。馬拉松跑者知道什麼時候要比賽、賽程多長，所以可以事先研究好路線。這段路線不會改變，對所有參賽者來說都一樣。

生產最可以預測的那一面，就是生產是完全不可預料的。孕者不知道何時開始分娩、分娩要多久、會多痛，也不知道會不會出現需要醫療介入的問題。他不知道自己的分娩過程和自己的母親或其他人生孩子的情況相不相同。他連自己能不能在分娩前一夜好眠都沒有把握！他也無法預見產後會是什麼樣子。

在你認識生產時會發生什麼事、如何幫忙的過程中，生產的不可預測性對你們兩人來說可能是挫折或焦慮的源頭。上我們生產課程的隊友經常會問以下這些問題：

- 一旦子宮頸開始成熟，通常要多久才會開始分娩？
- 開始宮縮後，要等幾小時才應該去醫院？
- 用力階段會持續多久？
- 我應該在什麼時候離開辦公室？
- 疼痛會多嚴重？
- 寶寶會在夜裡什麼時候入睡？
- 哺乳要餵多久？

這類問題通常會得到含糊的答案：「可能幾個鐘頭，也可能幾天。你可以肯定的是，那是事情往正確方向發展的徵兆。」「看情況。」「我們說不準。」「大家的體驗都不一樣。」「很難說吧。」

生產隊友希望精確知道要做好哪些準備，我們卻根本不可能準確回答這些問題。生產本來就有變數，因為每個人、每次分娩都是獨一無二的。關鍵是要接受這種不可預測性，調整自己的步調適應產程。

話說回來，這也是好消息。儘管事事都說不準，還是有一些你能仰賴的線索。本書會讓你大致掌握這段神祕過程會發生什麼事。你會得知

正常的可能性非常廣泛，也能學到如何真正幫上忙。分娩者體驗到的情緒是這段討論的主要骨幹，也會討論你會出現的情緒反應。你會在這裡發現到實際有用的建議，協助你面對挑戰，關懷分娩者、提供生理撫慰。最後，你也會得知導樂如何基於以下兩個原因，協助你們兩人度過整段分娩：

1. 除了指導生產隊友，本書也是導樂的訓練指南。
2. 認識導樂的角色，也許可以幫助你決定要不要請導樂來協助生產。

以下術語描述的是分娩時會發生哪些事，還有分娩者會有何種反應：

- **前分娩**是指分娩實際開始前的那段時間，孕者會感覺到子宮收縮，但並未漸進加強（見第78頁），子宮頸也會出現變化，但還未擴張。宮縮可能會反覆出現，持續幾小時到幾天。
- 分娩的**第一階段**（通常就簡稱**分娩**）是**子宮頸擴張階段**，子宮頸會在此時全開到直徑十公分左右。宮縮會隨著時間加強，變得更久、更強烈，也／或間隔更短。
- **第二階段**是**用力和生產階段**，寶寶會在此時出生。
- **第三階段**是**胎盤階段**，胎盤會在此時或胎兒出生後產出。
- **第四階段**是**復元與親子連結階段**，生產完的親子會在此時熟悉彼此，也會進行第一次哺乳。

要了解分娩的每個階段與時期，請見第118頁的插圖。

擴張（第一）階段與生產（第二）階段會進一步分成幾個時期（第一階段分成四個時期，第二階段分成三個時期）。分娩每到新時期都會改變節奏，孕者必須做出情緒上的調整。本章描述每個階段與時期，也囊括給你和導樂要如何協助孕者應對挑戰的建議。請見第138–142頁的「正常分娩簡述」，表中簡短總結了分娩期間能隨時運用的資訊。

前分娩

前分娩是實際分娩開始前的階段。請見第二章對前分娩收縮的詳細討論。在這個時候，你和孕者可能只有彼此陪伴，或有一個憂心忡忡的親友陪著你們。如果你知道會發生哪些事、如何幫忙，就比較有機會在適當的時機到醫院或生產中心，或是把生產團隊找來家裡接生，大家不會到太早或太晚。

　　太早到醫院，如果不是代表孕者會被送回家，就是會施行醫療手段來進入分娩，說到底就是沒有耐性（「人都來了，我們就進入產程吧。」）。醫療介入手段未必總是有效，而且常常會接踵而來，也就是一個程序導致另一個程序。如果你能在適當的時機到醫院去，避免醫療手段紛至沓來，孕者就比較有機會正常生產。事實上，訂定產前護理守則的美國婦產科醫學會強烈建議「不要」太早到醫院，以避免不必要的醫療處置，包括剖腹生產。我們想協助你安心待在家，等時機到了才出發。要了解何時該出發、出發前或助產師來協助你們在家生產前要做什麼，請見第99頁的指南。

前分娩對新手家長來說是什麼樣子？

在前分娩時期，新手孕者可能有非常規律的宮縮，因為子宮會開始「熱身」。這種模式可能會穩定持續好幾個小時。宮縮規律而強烈，有時甚至會相隔甚近（每5到8分鐘），持續數小時。然而，這些宮縮不會漸進發展（變得更久、更強烈，或間隔愈來愈短），幾個小時後甚至可能會停止。子宮頸變軟、往前移、變薄，但不會張開到超過一兩公分。等宮縮出現明顯進展（要發現這點，最好的方法是計算宮縮時間一陣子，請見第83頁的描述），孕者進入前分娩時期，子宮頸才會準備大幅擴張。

　　在往下說明之前，我們應該提一下，有一小部分的孕者，不論是不是第一次懷孕，都未曾體驗到我們剛剛描述的許多現象。他跳過預備步驟，一意識到自己的子宮開始收縮，就已經在漸進加強了。有時他回憶

起來才會明白，夜裡輾轉難眠，或是帶腹痛的輕微便意，一定就是前分娩的徵兆。但也有人也沒有暖身就立刻臨產。

前分娩對經產者來說是什麼樣子？

對有經驗的孕者來說，前分娩卻往往不同。強烈的宮縮可能會持續一陣子，特別是夜裡，漸進加強的程度甚至會令他相信自己就要生了，但到了早上宮縮又消失，到隔天晚上才又出現。這種「時斷時續」的宮縮模式，在經產者身上並不少見。他的子宮頸可能會擴張三或四公分，卻還沒有要分娩！這種模式可能令人沮喪，但也可以想成：「你根本還沒有要臨盆，子宮頸就已經在擴張了！」分娩一旦真正開始，通常會比生第一胎快，不過也有例外。

如你所見，前分娩對孕者、生產隊友甚至照護者來說，可能是一段令人困惑的時期。你可能會發現很難區分什麼時候是熱身，什麼時候才是「來真的」。然後，在毫無警訊下，也許你們沒有人體認到，前分娩的宮縮就已經「來真的」了——變得更久、更強烈，也／或間隔更短。子宮頸也開始擴張。

前分娩會持續多久？

前分娩可能會持續兩三個到好幾個小時不等，或是在幾天內反覆出現。

孕者會有什麼感受？

前分娩時期，孕者可能會有以下一或多種情緒：

- 困惑，因為不清楚自己究竟有沒有要分娩。
- 興奮與期待，因為意會到寶寶就要誕生了。
- 過度反應，以為子宮頸一定是在擴張，但並未顯示這種產兆。
- 恐懼或害怕，尤其如果還沒做好心理準備，或是分娩來得比預期時間早，或是宮縮比想像中更痛，他可能會更恐懼。

假如前分娩持續好幾天，分娩者可能會有以下一或多種情緒：

- 因為不知道發生什麼事而挫折，覺得自己被這些令人困惑的產兆愚弄了。
- 因為久候而喪氣。
- 如果錯過了睡眠，會覺得疲憊或精疲力盡
- 懷疑或擔憂自己的身體機能正不正常，宮縮疼痛且沒有漸進發展的時候，尤其容易有這種感受。
- 擔心自己太累，宮縮一旦漸進發展會應付不來。

照護者會做哪些事？

照護者可能會依據你的報告建議分娩者在家等候、到診所進一步檢查，或是直接到醫院或生產中心待產。此外，照護者也可能做以下這些事：

- 如果你們打算在家生產，他可能會到你家來檢查孕者的情況。再根據助產師的發現，決定是要留下來還是離開。
- 提出建議與鼓勵，協助你們處理這個令人挫折的階段。
- 如果前分娩階段持續很久，也許會建議孕者洗熱水澡，或是吃藥休息或減緩宮縮；關於這類目的的用藥資訊，請見第306頁。
- 試著以藥物或刺破羊膜來加速分娩（請見「引產或催生」，第254頁）。

你會有什麼感受？

身為生產隊友，你可能會感到：

- 困惑，因為你沒有參考框架可以比較孕者目前的行為或對疼痛的言語表達（「好像很容易啊」或是「還會變得多艱難？」或是「真不敢相信護理師竟然叫我們還不要進去。」）正不正常。
- 對收拾好上車，趕到醫院或生產中心感到焦慮。
- 對前分娩狀態似乎持續很久，產兆又沒有變得更明顯覺得挫折。
- 憂心自己有沒有充分幫到孕者或處理得好不好。
- 對這個大日子終於來了（或接近了）感到興奮。

- 渴望協助分娩者快點看到寶寶。
- 擔心孕者會不會覺得又累又氣餒。
- 如果錯過睡眠，可能會覺得疲倦不堪。
- 如果你有睡而分娩者沒睡，可能會覺得愧疚。

你能幫哪些忙？

請以下面幾種方式來協助前分娩時期的分娩者：

- 請了解前分娩雖然很長很辛苦，但本身不是醫療問題。因此這期間的問題多半要靠你們兩人處理，可以加上導樂、朋友或家人的協助。
- 請認清前分娩的本貌。偶爾計算子宮收縮的時間，以協助分娩者判定宮縮有沒有漸進發展。如果沒有漸進發展，請指出這點給分娩者看，告訴他分娩的感覺會與目前的現象明顯不同（請見第83頁「計算子宮收縮時間」；第74頁「分娩的徵兆」；第78頁「『假性』收縮，或前分娩收縮」）。

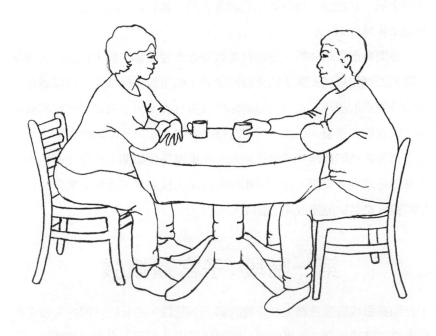

- 尋求照護者的建議與保證，也有可能會安排檢查。
- 鼓勵分娩者餓了就吃，渴了就喝。
- 一起做點什麼事或活動，協助你們不把心思全放在宮縮上。你可以幫他按摩，或是兩人一起準備食物、玩遊戲、散步、拜訪朋友，或是大聲讀書給彼此聽。如果孕者喜歡畫畫或作手藝，就把必要的材料拿到手邊。
- 如果前分娩狀態持續很久，想知道要採取哪些特定技巧來因應，請參見「起步緩慢的分娩」，第214頁）。

導樂能幫哪些忙？

如果你們有請導樂，請在前分娩時期先打電話通知他，儘管你們還不需要額外支援——前分娩狀態持續很久的話更應該如此。視情況和孕者的需要而定，導樂可能只用電話和你交談，或是在這時來與你們會合。導樂會聽你們描述發生什麼事，給你們具體的建議，在你們氣餒時提振你們的士氣，在進展緩慢時請你們調整步調，儘管你們兩人都睡不著，也還是請休息片刻。

　　導樂會溫習給你聽，分娩有進展時你會發現哪些事，提醒你在前分娩時期要採用哪些安撫手法來協助孕者。如果他住得很近，可以到你家來陪分娩者散散步，建議並協助你們收拾行囊上車，或是烤餅乾或麵包等，或在你去辦事、小睡、淋浴時待一會兒。如果子宮收縮慢了下來，你不再需要他陪伴時，導樂便回家。如果導樂要離開，他會先確認如果你準備尋求更多支援，你知道如何可以馬上找到他。他也能幫你決定什麼時候打電話給照護者或上醫院。

第一階段：子宮頸擴張

子宮頸擴張或張開會發生在分娩的第一個階段。前分娩時期的宮縮從非漸進模式變得更持久、更強烈、間隔也更短（或至少出現兩種情形）的

時候，子宮頸會開始擴張。子宮頸全開（打開十公分左右）時，第一階段便結束。擴張階段可能會進展很快，或是時慢時快，或是進展很慢。擴張有清楚的階段：潛伏期（也稱作分娩早期）、活躍期（或分娩活躍期），還有轉移期（就是過渡期，請見第118頁的插圖）。

從前分娩到子宮頸擴張階段的變化可能是逐漸發生的，所以不要期待你們任何一個人能得知子宮頸是從哪一刻打開。

在標準型態的分娩中，子宮收縮的強度與持續時間會逐漸穩定增加，間隔也會愈來愈短。早期宮縮會持續30到40秒，中間相距5到20分鐘。雖然也有例外，但早期宮縮通常不會痛。長度、頻率、持續時間增加時，才會變得更強烈而疼痛。等子宮頸開八、九公分時，宮縮時間可能在90秒以上，感受非常強烈（幾乎肯定是非常疼痛），每2到4分鐘來一次。產痛通常在子宮頸打開七、八公分時達到頂點。第二階段的宮縮就不同了，可能不會痛，也可能是產生不一樣的痛（見第122–125頁）。

子宮頸擴張階段會持續多久？

子宮頸擴張階段會持續二到二十四小時，不過初產者很少低於四小時。

你無法事先得知子宮頸擴張會花多久時間，但分娩展開的方式會給你一些頭緒。如果分娩一開始，宮縮就持續很久或非常疼痛，間隔也很短，你可能會納悶這是不是符合你們預期的相對好受的疼痛。你必須信任分娩者的感知和你的感知。他的分娩可能正屬於不尋常、非常迅速的分娩。請打電話給照護者或醫院，精確描述發生了什麼事，聽從照護者或護理師的建議。試著不要操心，迅速分娩通常意味著一切正常（幾乎是太正常了！）。請立刻翻到第五章（第205頁）的討論，了解何謂急產。

在緩慢的分娩中，子宮收縮的強度不難應付，而且是在一段長時間中逐漸進展。這有可能導致你們氣餒、疲憊和憂心。你們兩人需要調整步調，適應這種超級漫長的分娩（請見「分娩活躍期停滯（難產）」，第282頁）。

何時打電話給照護者或醫院？

請確定你要打的電話號碼正確（見第一章，第52頁），在以下任何情況發生時打電話：

- 懷孕不到37週便出現產兆——可能是早產（見「分娩的徵兆（產兆）」，第74頁）
- 陰道滲漏或大量湧出羊水（見「如果羊水在分娩開始前就破了」，第77頁）
- 子宮收縮明顯變得較久、較強烈，間隔也變短（見第74頁的「分娩的徵兆（產兆）」，第98頁的「4-1-1或5-1-1原則」和第83頁的「計算子宮收縮時間」）。
- 你或分娩者有任何問題或憂慮
- 如果孕者以前生產過，宮縮漸進加強，他認為或知道分娩已經開始時，請打電話給照護者或醫院。第二次（或以上）生產通常會比第一次快。

分娩早期

子宮頸擴張的第一期會延續到子宮頸開五、六公分。醫療專業人士將這稱為第一階段的潛伏期。

前分娩與分娩早期的一大差異是，在分娩早期，子宮頸會逐漸張開。對分娩者、生產隊友與導樂來說，邁向分娩早期的轉變信號是子宮明顯漸進收縮。照護者會以陰道檢查做為判定這時期子宮頸有何變化的必要手法。

分娩早期會持續多久？

典型的分娩早期會占子宮頸擴張階段總長的三分之二或四分之三。換句話說，分娩者的子宮頸要開到五、六公分，可能需要從兩三小時到二十個小時不等。分娩早期持續多久主要是看子宮頸的狀態、分娩開始時的

胎位與胎兒在骨盆中的高度、宮縮強度而定。如果存在以下條件，進展快一點的機率就會提高：

- 子宮頸往前移，變得非常軟而薄（見第80頁）。
- 子宮頸收縮變得強烈，間隔較短。
- 胎兒在枕前位，也就是頭朝下，下頜縮進胸部，後腦勺朝著孕者身體正面（見第73頁）。你和孕者不能確切辨別胎位，照護者也很難分辨。
- 胎頭開始往下移進骨盆（見第82頁）。

　　這些理想條件能促使分娩早期達到平均或短於平均的時間長度。在任何其他條件下，分娩早期就有可能比分娩其他階段長。然而，分娩不是和時間賽跑。從兩三個小時到好幾個鐘頭，都是正常的分娩早期。

分娩者會有什麼感受？

分娩者對分娩早期的反應可能不同於他對前分娩的反應。明確的產兆變得清晰可見時，他多少還是會覺得沒把握。

　　分娩者要如何在情緒上適應分娩，看以下的狀況而定：分娩來得早、準時，還是晚？分娩早期的宮縮來得很快又厲害，還是很慢又隱隱約約？也要看他有沒有自信、對發生的事有多少理解、對自助安撫手法有多少認識，還有你、生產團隊、導樂給他多少支持而定。

　　對分娩的反應，從放心、興高采烈、亢奮，到否定、不相信、擔憂、恐懼或驚慌都有可能。分娩穩定成節奏性的模式後，分娩者的情緒通常也會穩定下來，他會調整自己的步調，找出處理每次宮縮的例行做法。

　　有時在分娩早期的興奮中，分娩者會在心裡加快分娩的速度。你可能也會這麼做。你們兩人都有可能對相對溫和的子宮收縮做出過度反應。如果每次宮縮他都專注無比，感覺起來就持續很久，比他去找其他活動來分散注意力還覺得久而強烈。這有一部分是因為他渴望產程

迅速，有一部分則是因為他不知道宮縮的強度會有多大。沒有參考架構，就很容易相信分娩的進展很快，但實際上並非如此。

當分娩者在心裡加快了產程，就可能太早到醫院，還不到真正需要的時候，就太早開始掌控呼吸節奏，採用其他分娩的因應措施，也早了好幾步揣測子宮頸擴張的程度。等陰道檢查顯示出的產程不如預料，分娩者便覺得氣餒，對自己的應對能力失去信心。

你要如何分辨分娩者是對分娩早期過度反應、適時反應，還是有難產或急產？沒有做陰道檢查，你們就無法真正得知產程快不快。最好的辦法是先有知識再做揣測。請參考「分娩的徵兆（產兆）」（見第74頁），計算子宮收縮的時間多長，看能不能分散分娩者的注意力。試著到屋外散步，或是打電話或拜訪親友。如果分娩似乎「慢了下來」，或是因為分心而感覺比較好受，先前可能就是反應過度了。請繼續分散注意力（見第93頁的「你能幫哪些忙？」，了解你還可以如何因應分娩者對分娩早期的過度反應）。最重要的是，請不要自己慌了手腳。你也很可能犯下和分娩者同樣的錯誤。

如果分散注意力也不管用，或者分娩者雖然分散了注意力，產程卻沒有慢下來，那就不是過度反應了。請停止分散注意力，改成協助他應對。鼓勵他專注在宮縮上，開始採用他指定（或規劃好）的儀式：呼吸放慢，同時放輕鬆，保持正面的精神專注力（見第155頁）。如果強烈的宮縮一波波湧來，無論做什麼也無法幫助他應對，那就有可能是迅速激烈的分娩（見第205頁）。

4-1-1或5-1-1原則

請等到宮縮間隔變成四、五分鐘，每次宮縮長達一分鐘，且總長最少一小時，再出發去醫院或生產中心。你是採用4-1-1或5-1-1原則，要看照護者、分娩者的偏好而定，也要看這是第一次分娩還是第二次以上的分娩、你們距離醫院或生產中心多遠、有沒有出現併發症的高風險而定。

照護者或分娩與接生團隊會做哪些事？

在分娩早期，照護者或醫院團隊會以下列方式協助你們：

- 透過電話給你們指示；打電話時，請拿出「分娩早期紀錄表」（見第85頁）提供資訊。
- 協助孕者判定該上醫院的時間，如果是在家生產，則是判定何時要在家安頓好準備分娩。如果時間還沒到，他們可能會建議你們在時機到來前做一些準備。
- 建議你們在什麼時候到照護者的診所或醫院評估宮縮狀況，或許也做一下陰道檢查，了解子宮頸擴張的進度。

要何時去醫院或做好在家生產的準備？

在大多數情況下，初產者如果連續出現十二到十五次滿足以下條件的宮縮，就應該動身去醫院或生產中心，或是在家做好生產準備：

- 持續1分鐘以上
- 間隔4到5分鐘（或更短）
- 強烈到讓人無法分散注意力
- 強烈到必須採用呼吸、放鬆、專注的儀式（見第146頁）來應對

　　通常你需要一小時來計算子宮收縮的時間，判定符不符合這項模式。不過，如果宮縮間隔不到4分鐘，進展得又快，就不需要等到一小時後才去醫院或生產中心。

　　有時出於不同於上述情況的原因，你們也要早點上醫院。例如：

- 孕者的住處離醫院很遠。
- 有需要早點入院的醫療問題。照護者會指出有沒有這類問題。
- 孕者以前生產過（特別是第一次產程很快），明白分娩已經開始了。第二次（或以上）分娩通常會比第一次快。
- 他很焦慮，真的很想盡早到醫院或生產中心去。

注意：如果你們計畫在醫院外的生產中心分娩，請一定要先打電話給助產師約好在生產中心會合，你們再出發。生產中心有可能鎖著門，也沒有人駐守，夜裡更可能是如此。

由於分娩早期可能會持續很久，待在一起或找朋友彼此放鬆，等宮縮符合上述模式，往往是個好主意。通常最好不要太早到醫院（或打電話請照護者到家裡來），原因如下：

- 分娩者可能會出現「表現焦慮」，也就是有必須出現一些強烈宮縮的壓力。他可能會感覺到照護者或護理師的目光，認為他們似乎在等事情發生，產程如果很慢，他可能會覺得事情有異。
- 分娩者可能會太留意宮縮和表面上缺乏進展的情況，但其實沒有必要，也可能導致分娩看起來比實際上久或困難。
- 分娩者可能會覺得厭煩、焦慮或氣餒。
- 生產團隊有可能會提議或建議採用醫療介入手法，加速這段正常但緩慢的分娩階段。你和分娩者在考慮這些介入手法時，應該提出一些關鍵問題（見第235頁）。這些手法都帶有某些風險，包括可能因為沒有生效而必須加上其他手法。如果沒有醫療需要，這些介入手法的風險可能大過利益。

有時照護者會建議你和孕者先離開醫院或生產中心，稍後再回來。如果你們是在家生產，除了你以外，其他人可能必須先離開一會兒。雖然這叫人沮喪，但這是為了安穩發展出產程本身的模式，解除分娩者的壓力。

你會有什麼感受？

你可能會出現前分娩那一段描述的許多感受，此外也可能會：

- 充滿希望，興高采烈，因為宮縮有進展了。
- 憂慮，尤其是在分娩者疲倦、氣餒，或難以應付疼痛的時候。

- 渴望有「專家」告訴你這是分娩，去醫院或生產中心的時機已經到了，或是得要請助產師和其他人來協助居家生產了。
- 疲累，如果你沒睡覺的話。

你能幫哪些忙？

你現在的角色非常類似你在前分娩時期扮演的角色。請繼續陪在孕者身邊；拿食物與飲料給分娩者；依第98頁的描述，在宮縮模式改變時，計算五、六次宮縮的時間；幫助孕者打發時間，進行愉快、可以分散注意力的活動（見「起步緩慢的分娩」，第214頁）。

如果你覺得自己得去工作、辦事或做其他活動，請告訴分娩者。你該不該離開，要看孕者的感受和以下各點考量而定：

- 他隨時打電話都能找到你嗎？
- 你回到分娩者身邊要走多遠的路？要花多久時間？
- 如果分娩者有眼前的需要，還有沒有別人（朋友、親戚、導樂、鄰居）可以幫忙？
- 你的壓力來自哪裡──工作、學校，還是其他職責？
- 你真的能在幾小時內解決那些迫切的義務嗎？

如果你還是覺得應該離開，分娩者也同意，請確定有人可以待在那裡，直到你回來。非到必要關頭，請不要離開，因為產程有可能驟然改變。

到某個時間點，分娩模式會加強，分娩者會專注在宮縮上，不再能不間斷地走動或講話；宮縮會「讓人動彈不得」。從這時開始，就不適合離開他身邊或讓他分心。請改做以下這些事：

- 請把所有注意力放在分娩者身上，每次宮縮都不要分心。請停下手邊的事，也不要說話，好集中心思。宮縮時請不要發問。
- 請在宮縮時好好觀察，如果察覺到分娩者很緊張，請在他宮縮時幫助他放鬆全身。（見「放鬆」，第146頁）

- 建議他採用規劃好的儀式（「放鬆、呼吸、專注」），放慢呼吸並培養呼吸節奏，同時專心去想愉快或正面的事，例如每次呼氣就能少一點緊張。（見第159頁）
- 每次宮縮時就摸摸安撫他，用言語鼓勵他（「那樣很好……這就對了」）慢慢培養呼吸節奏，宮縮結束後也給他有用的評語（「你那次放鬆得很好！」或「我注意到你那次宮縮時肩膀收得很緊，下次可以專心放鬆肩膀。」）。
- 協助決定什麼時候打電話給照護者。
- 如果你有請導樂但還沒打電話給他，現在就可以打，提醒他你們很快就會需要他，或是請他來和你們會合。

導樂能幫哪些忙？

導樂要做什麼事？從接到你的電話開始，導樂可能會：

- 詢問發生了什麼事。請告訴導樂出現哪些產兆、子宮收縮模式，還有你們兩人的感受如何、應付得好不好。
- 要求和分娩者談話，評估孕者能不能分散注意力。
- 傾聽分娩者從一次宮縮的開始到結束發出的聲音，了解他應對的情況（他的呼吸或呻吟聽起來是放鬆還是緊張？），鼓勵他進行規劃好的儀式，也許還會發出聲音和孕者一起在宮縮時呼吸。這樣能幫助分娩者放鬆，培養呼吸節奏。
- 問分娩者這個至關緊要的問題：「子宮收縮時你心裡在想什麼？」導樂會從分娩者的回答評估他是有信心，應對沉穩，還是心慌意亂。
- 請確定你和分娩者清楚知道導樂可以也會在分娩早期來你家。有時因為距離太遠，請他來你家太不切實際；有些導樂的原則是到醫院或生產中心和你們會合。請事先確實弄清楚這點。

　　如果分娩者應付得很好，你也沒有指出其他狀況，導樂可能會決定還不要出發，但他會提醒你們要做哪些事，商量如何保持聯繫。

如果分娩者很煩惱或想請導樂來，導樂可能會建議你們在等他的時候試試一些應對技巧，不會急著趕來會合。導樂應該告訴你他什麼時候到，還有他是到你家、醫院，還是生產中心。

　　導樂來會合時，他會：

- 洗手，如果你們人在醫院或生產中心，他會與生產團隊會面。
- 評估孕者的需要和你的感覺。
- 提供適當的協助，謹記你規劃好的支援角色，你、孕者和導樂在先前的會面中討論過這點。
- 靜靜坐著觀察在一兩次子宮收縮時，你們兩人如何合作，從中決定他要如何調適自己的角色。
- 如果你們在家，他會協助你們判定何時該去醫院或生產中心。

　　分娩早期最後會演變成更強烈的漸進宮縮模式。

接近分娩活躍期
（子宮頸開三到五公分）

　　多年來，依據1950年代以來的研究，據說正常產程會在子宮頸開到三、四公分時加速，每個小時會再打開一公分，這表示「分娩活躍期」開始了。如果進展沒有這麼快，就叫做分娩「延長」，開始需要介入手法來促進子宮收縮，比如刺破羊水，或是從靜脈滴注催產素（見第六章）。較古早的生產書籍還會提供這類資訊。然而，近年對結果正常的分娩進行的子宮頸擴張模式研究發現，子宮頸最晚也可能到開六公分才開始加速；這意味著可能不需要介入手法來加速分娩。正常的分娩活躍期有可能到子宮頸開六公分才開始。

　　分娩者對這點的感覺可能是五味雜陳，聽到子宮頸開三公分（一英寸）後還是很慢但一切平安，他可能很高興，但也會覺得疲倦，擔心他必須應對更漫長、更強烈的宮縮，子宮頸卻沒有明顯擴張。

　　你必須知道，子宮頸開三到六公分時，許多分娩者會出現情緒上的

轉變，他們需要隊友和導樂提供的支援也隨之改變。我們稱這個階段是「三到六階段」，或「接近分娩活躍期」。這也可能是宮縮強烈到應該上醫院或生產中心，或是打電話請助產師到家裡來協助生產的時候（見4-1-1或5-1-1原則，第98頁）。

　　醫護人員檢查分娩者的子宮頸後告訴他擴張不多的情況並不少見。這很令人沮喪。可以提出的解釋是，儘管宮縮的強度與持續時間都在增加，但子宮頸還沒有做好擴張的準備。子宮頸可能還需要時間成熟、變薄，或往前移到開始能擴張的程度（見第79-82頁）。我們有時會說「三到六階段」是分娩者要接近分娩活躍期的轉捩點。你協助採用安撫手法（見第四章），加上導樂或其他內行人的指導與保證，能協助分娩者了解發生什麼事、要如何應對更強烈的宮縮。如果有必要，醫院也有止痛劑（見第八章）。請注意「三到六階段」可能會持續二到四小時，甚至更久。

分娩者有什麼感覺？

我們有時會把這個階段稱作「真相大白的時刻」，因為分娩者會體認到，這一切從未體驗過，而且來勢洶洶，他掌控不了產程。先前的樂觀會被自信的暫時喪失取代，或是努力要持續「掌控事態」。他可能會擔心分娩太困難，或因為氣餒而哭泣，感覺長路漫漫。他可能會希望使用止痛劑，就算原先的計畫是不採用止痛劑。分娩者與失去控制的感受搏鬥時會領悟到，他沒辦法單憑意志或決心來撐過分娩，所以可能會放棄掌控。一位女士說：「我做不到，我完蛋了。」但是當她不再「用腦袋掌控宮縮過程」，事情就開始好轉了。這個時候往往是轉捩點。如果分娩者能感覺自己不受評判，情緒上是「安全」的，他就可能變得倚賴本能，找到自己的「自動儀式」──他自己因應宮縮的方式（見第150-152頁）。

照護者或分娩與接生團隊會做哪些事？

如果分娩者還沒有進醫院或生產中心，現在就是出發的時候了。如果你們打算在家生產，助產師會在這時候趕到你家。

你會有什麼感受？

你可能會憂心忡忡，為自己無法讓事情好轉而覺得無助，特別是分娩者發現生產比預期更艱難的時候。你可能會認為分娩者應該使用止痛劑，儘管你們事先的打算是延後或避免使用。

你能幫哪些忙？

請承認分娩者情緒的轉變；不要試圖讓他分心——這時請不要再開玩笑或玩遊戲。不要小看他的煩惱。請保持冷靜，用「分娩的聲音」安撫他，低聲說出安慰、鼓勵的話。幫助他保持節奏（見第146-163頁）。採用安撫手法（跳慢舞、按摩、觀想、有節奏地呼吸、呻吟）。請體認分娩很辛苦，但不要放棄。用3R（放鬆、節奏、儀式）來支持他應付子宮收縮（見第146頁）。支持他本來對運用止痛劑的偏好（見第321-323頁）。如果原本的計畫是要用止痛劑，這也許是用藥的好時機。如果你們的計畫是盡量減少或延緩用藥，那就鼓勵分娩者撐住。可以在幾次子宮收縮時改用其他儀式：走動、淺呼吸（見第161-162頁）、按摩（見第185-194頁），或是採用主導程序（見第200-205頁）、好消息是，分娩者一旦度過這個階段，就能找到應對的方法，也許就更能應付子宮收縮。

導樂能幫哪些忙？

導樂能向你再三保證，這些挑戰和感受在這個階段是正常的，他也會鼓勵分娩者，告訴他一切都會過去。導樂的冷靜會感染你們，對你們兩人都有幫助。導樂知道分娩正是如此進展，所以他會保持耐性和樂觀。他的沉穩自信是來自訓練及經驗，他也會提出具體建議，協助採取安撫手法，讓你在這段充滿挑戰的階段更能有所發揮。如果你沒有把握，導樂可以在這時現場示範技巧，或是協助採用按摩或主導程序等手法。如果有需要，導樂也可以讓你稍做休息。

分娩活躍期

子宮頸變得軟薄，子宮收縮的間隔拉近也變強烈時，便正式進入分娩活躍期。到這個階段，子宮頸已經開到六公分左右，準備更迅速地擴張（雖然在有些分娩中，子宮頸還沒開到六公分就已經預備迅速擴張）。分娩活躍期會持續到子宮頸開八公分左右。

在分娩活躍期，宮縮會加強，每次仍會超過1分鐘，每3到4分鐘出現一次。這時的宮縮通常非常強烈，大多數分娩者的描述是異常疼痛，但還可以應付。

肯定分娩活躍期的正面意義很重要。雖然宮縮的壓力很大，但也意味著產程展順利，身體對分娩做出了恰如其分的反應。陣痛不是危險的徵兆，而是強烈宮縮的副作用，子宮在這時遭受壓力，拉扯子宮頸，將胎兒帶進這個世界。如果分娩者在「三到六階段」獲得強力支持，多數都能應付這些強烈的宮縮；也就是說，他會設法減輕疼痛，保持放鬆，從態度正面的隊友身上持續獲得回饋，體驗到相當正常的分娩模式。

分娩活躍期會持續多久？

正常來說，分娩活躍期遠比分娩早期和「三到六階段」短。對初產者來說，分娩活躍期通常會持續三到七小時。對經產者來說，往往會快得多，從20分鐘到三小時都有可能。

分娩者會有什麼感受？

分娩者必須調整情緒，適應分娩的不同節奏與感知，專注應付更頻繁、更強烈的宮縮，甚至可能因此不清楚子宮頸擴張是變快了還是不久會加快腳步。產者對分娩的不同節奏有如下的反應：

• 覺得疲倦、氣餒，因為他了解到困難的部分才剛開始，或是他找到了因應的儀式，每次宮縮時都非常專心。在支持與鼓勵下，他的心情可能會轉為接受現狀，他會發現自己的一套因應宮縮的方法。

- 言不及義的對話變得煩人。如果你和別人沒有發現分娩者的變化，想繼續分散他的注意力，甚至忽視他聊了起來，他可能會覺得孤單。

- 分娩者放手讓身體作主時，會變得很嚴肅，也會專心應付宮縮。他會全神貫注地保持儀式的節奏：在宮縮時釋放壓力、呼吸、移動或呻吟。一波宮縮結束後，如果他開口，可能是想和你一起回想宮縮的過程，討論下次宮縮要怎麼做。

- 在你的理解與充分支持下，分娩者將能度過這場危機，放手讓身體作主，改與宮縮共處而非抵抗。我們把這些因應技巧稱作「自發性儀式」。

到這個時候，安靜的房間、能上下床走動的自由，對分娩者是有好處的，干擾或打岔愈少愈好。他可能希望有人抱著或撫摸他，也有可能完全相反，希望別人千萬不要碰他。分娩者在這時會變得更依賴本能、更專心，話也變少了。你可能會以為產程愈穩定，就愈難應付。但如果給予分娩者充分的支持，事情就會變得不同。只要他能放手，不再試著掌控，他其實會覺得比較能應付，因為他讓身體作主後，行為就會變得更依賴本能，自然能找出有效的因應辦法。

照護者會做哪些事？

大體來說，在醫院生產時，醫生多半不會在分娩活躍期待在產房，但人會在附近，或是可以用電話聯絡。遵循醫師指示進行大部分直接臨床照護的，是一位護理師。如果你們的照護者是助產師，他提供的照護可能比醫師還多，但護理師仍然是執行助產師指示的主要人物。

隨著分娩有更多進展，助產師或護理師也會更積極投入。如今進展變快，宮縮也變得更強烈，就需要更密切的監督了。護理師或助產師會檢查分娩者的：

- 血壓、脈搏和體溫

- 攝取多少液體，有多少尿量
- 宮縮的長度、強度和頻率
- 子宮頸擴張的程度

　　此外，護理師或助產師也會檢查胎兒的心跳率、胎位和胎兒高度（見第82頁）。

　　採用哪些例行程序，要看照護者的管理作風而定。有些婦產科醫師會嚴守例行的介入手法與醫療技術，例如刺破羊水、限制孕者不得下床、靜脈輸液、用電子胎兒監視器持續檢查胎兒與宮縮狀況，以藥物加快分娩速度和止痛，施行會陰切開術（在生產前一刻擴大陰道開口的外科切開術），如果產程太久、進展太慢，他們也可能用產鉗、真空吸引器，或是施行剖腹手術來接生嬰兒。

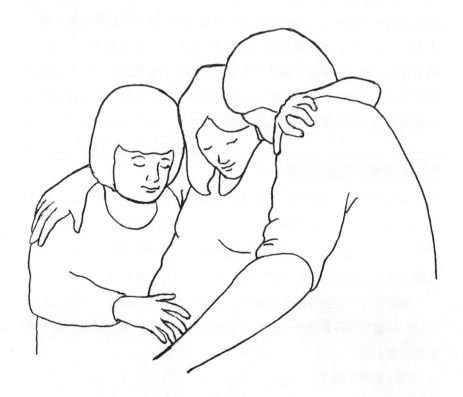

　　　　　　　　　第二部：分娩與生產

有的婦產科醫師和大多數助產師與家庭醫師則會採取比較簡單的方法。他們會鼓勵出現併發症風險低的健康產者多喝飲料,四處走動。他們可能會用杜卜勒超音波儀器聽胎兒心跳,或是在分娩時偶爾用電子胎兒監視器觀察,但不會時常使用。他們可能會建議在使用硬膜外或其他藥物止痛前,先以安撫手法(見第四章,第143頁)來緩解疼痛。

助產師和家庭醫師比大多數婦產科醫師更傾向不以醫療手法介入,一部分原因出在他們的訓練,但也是因為他們會較照顧懷孕過程健康、分娩時出現醫療問題風險低的人。婦產科醫師會不分風險高低照顧所有人,多半傾向給所有病患採用同樣的程序,但其實只有高風險的孕者才真正需要。請見第三部(第234頁)的介紹及第六章(第237頁),了解常用檢驗與程序的資訊,以及可以提出哪些關鍵問題或考慮哪些替代選項。

護理師或照護者可能會提出有益的建議與保證。他們有專業與歷練,也有你們的信任,有他們在可以大為放心。如果你對分娩或你能如何協助分娩者沒有把握,需要任何協助或建議,請別遲疑,立刻提出。

你會有什麼感受?

雖然產程加快讓你很興奮,但分娩活躍期有幾個地方可能會令你難受:

- 見到孕者疼痛、哭泣,或請你幫助他,可能會讓你自己無能、無助、擔心,甚至對他必須承受那麼多苦難有點內疚。
- 如果看不出來分娩進度有變快的樣子,你可能會擔心分娩不知道要持續多久,尤其是過程激烈的時候。
- 如果你鼓勵分娩者忍住疼痛,儘管那也是他想做的,但你可能會覺得很殘忍。你或許會急著減輕分娩者的陣痛,儘管他沒有要求,但你很想請麻醉師施以硬膜外麻醉。
- 如果看得出來分娩者的進展良好,你可能會大受鼓舞,相信他能以自己想要的方式完成分娩,也相信自己盡了一臂之力。

你能幫哪些忙？

你在分娩活躍期的角色非常重要。你如何回應分娩者的需要，在很大程度上決定了他能不能應對良好，日後對這段生產經驗的感受如何。以下是你在這階段能提供哪些協助的一些指引：

- **照顧好你自己**。你上次吃東西是什麼時候？如果分娩已經好一陣子，你需不需要梳洗一番，淋個浴、刷個牙，或是換件衣服？你需要休息嗎？如果你疲憊不堪、飢腸轆轆或邋遢無比，那可能需要休息一下。不要離開太久，也要確定不會留分娩者孤零零一個人。你不在的時候，可以請導樂或親人代替你。

- **請確定生產團隊清楚知道你們的生產計畫**，尤其是有關止痛劑和其他介入手法的偏好。請見第一章（第52頁）和第八章（第299頁）。

- **請凡事聽分娩者的話**。接受他的指派，配合他的心情。如果他很嚴肅或安靜，就跟著嚴肅或安靜。這時不要試著逗他開心或讓他分心。分娩幾乎會占據他所有注意力，他在生理和情感上都很需要你。

- **承認分娩者的感受**。如果分娩者說：「我做不到。」你可以回答：「這很困難……我來多幫你一點忙。保持你的節奏。」

- **每一到兩次宮縮以後，就拿飲料給分娩者喝**。請不要打擾他，問他要喝什麼，只要把飲料拿到他看得見的地方就好。如果他想喝就會拿，不喝就不會，或是要你拿另一種飲料。不要給他壓力，要他多喝一點，除非照護者很關心他攝取多少液體，否則應該讓他渴了再喝。

- **每次宮縮都把所有注意力放在分娩者身上**，就算他閉著眼睛，你以為不需要關注的時候也一樣。宮縮時不要發問，因為可能會阻撓或干擾他應對的儀式。請不要在產房和其他人聊天，別人講無關緊要的話或大聲交談時，也應該勸阻他們。雖然分娩者有可能應付得很好，但這類交談可能會令他覺得非常孤單、備受冷落。

- **請協助採用安撫手法**。抱著分娩者跳慢舞；揉肩膀或壓背；一起散步；他淋浴或洗澡時待在旁邊或一起加入（請為此帶一件泳衣）。更多建議請見第四章。

- **支援他的「儀式」**。幫助他保持節奏撐過每次宮縮；請見第152頁的「放鬆」與第159頁的「有節奏的呼吸和呻吟」。

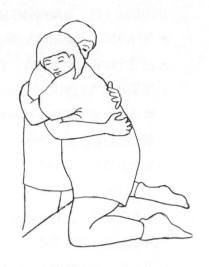

- **請記住，節奏就是一切**。節奏是應付子宮頸擴張階段的關鍵。如果分娩者宮縮時，不論他做什麼（呻吟、輕搖、輕拍、搖晃、吟誦，甚至默默自言自語）或請你做什麼（抱著他、撫摸他、一起輕搖、說話、點頭、一起呻吟）都能保持節奏，這表示他應付得來。「保持節奏」意味著你的話語、動作、觸摸能配合或反映他的節奏。這是一種密切分享經驗、強力提供妥善指導的方式。

如果分娩者把持不住節奏，變得緊張，皺著眉頭，扭來扭去，抓得很緊或哭出來，表示他需要你（或導樂、護理師）的協助來重拾節奏或找出新節奏。如果你一直跟著他的節奏，這時就能輕易幫他拉回來。有時你要以眼神幫助分娩者，或是以話語、撫摸的節奏引導他，或是和他一起搖擺（見「主導程序」，第200頁）。

請把節奏確實擺在第一位，不要讓分娩者覺得不堪負荷，也要協助他維持掌控力，度過這段艱難的分娩階段。只要有用，便讓他保持同樣的節奏性儀式。不過，如果分娩者的節奏亂了套，很難回頭時，也不要害怕提出新的建議。分娩的壓力有時會大到他需要聽從別人的指示。如果需要回到先前的儀式，他會讓你知道。

導樂能幫哪些忙？

在分娩者進入分娩活躍期的前一刻請導樂來會合是個好主意。分娩者一進入分娩活躍期，導樂就會做以下幾件事：

- 回顧分娩者的喜惡、生產計畫、止痛劑偏好，據此引導他的行動並提

出建議（見「止痛劑偏好量表」，第322頁）。

- 保持冷靜，示範如何保持耐性與自信。

- 提醒分娩者產程有進展，並提出其他正面的評語與建議。

- 如果分娩者只想用一點止痛劑或完全不用，卻又擔心自己應付不來，導樂可以進一步協助他不使用止痛劑。導樂會提醒他專心於眼前這一刻，不要操心未來幾小時後的事（「我們一次只要應付一回宮縮就好。你的職責是在宮縮期間保持節奏，就是你現在這樣。我們會幫你」）。也請見代號的討論（第324頁）——這也是一種避免折磨的方法。

- 如果分娩者早已打算用止痛劑，此刻又表現得很難受或驚恐，導樂會鼓勵他提出用藥要求。

- 運用適當的安撫手法，引導你成為分娩者儀式的一部分（見第四章）；抱著或撫摸分娩者，或是和他一起呻吟、走動或搖擺。

- 如果醫師、助產師或護理師建議採用醫療介入手法，導樂會幫你們提出正確的問題（見第235頁），你才能做出明智的決定。導樂不會替你做決定。

- 導樂知道產者會永遠記得這次生產經驗，所以他會反覆問自己：「他回想這些事的時候會怎麼想？」導樂會用這個念頭引導自己的言語和行動。

- 如果你有事先要求，導樂會拍攝分娩中幾個較溫馨的時刻。

　　有你對分娩者的愛和了解、你從生產課程與本書獲得的知識、你對胎兒的付出，加上導樂的引導、讓人放心、經驗、知識，還有他為滿足生產者理想中的生產而付出的心力，產者便有了絕佳的支援團隊。

轉移期

轉移期是分娩的另一個轉捩點——從子宮頸擴張階段到生產階段的轉捩點。在這個時期，分娩者的身體似乎有一半會在子宮頸擴張（第一）階

段，有一半在生產（第二）階段。

在轉移期，子宮頸會擴張最後的一到二公分（從八到九公分開到十公分左右），胎兒開始下降。胎頭會從子宮穿過子宮頸下降到陰道（見第118頁的插圖）。子宮收縮達到最大強度，每次宮縮都持續1到2分鐘，而且間隔非常短。

有時子宮頸「腫脹」會延緩最後這段擴張過程。「腫脹」的發生是因為子宮頸全開一大半後，還有一部分依舊很厚。這可能是因為胎頭位置給予子宮頸的壓力不平均的緣故。這時就需要再來幾次宮縮，子宮頸才會張開，讓胎頭通過。改變分娩者的姿勢，請他採用雙手雙膝跪撐、膝胸臥式或弓步蹲等姿勢，或許能減少腫脹（也請見第四章）。

子宮有可能在子宮頸還未全開前，就出現排出（expulsion）的動作。我們稱這是「用力的衝動」，會導致分娩者喘氣、發出哼聲，或是屏氣用力；我們說「**推**」和「**向下用力**」就是這個意思。

用力的衝動是一種不由自主的反射動作；分娩者不是刻意要用力，也避免不了衝動發生。不過，如果子宮頸還沒全開，一開始他可以輕輕地向下用力。我們稱這是「**悶聲用力**」。悶聲用力也許會本能發生，護理師或照護者也可能教分娩者如何出一點力滿足這股衝動。子宮頸還未擴張前非常用力地推，可能會導致子宮頸腫脹，延緩分娩進度（見「避免大量使力」，第163頁）。

轉移期會持續多久？

轉移期通常會歷經五到三十次子宮收縮，或是從15分鐘持續到兩三小時不等。如果子宮頸有腫脹現象，或是胎頭位置不正（或兩者皆有），轉移期就有可能更久。

分娩者會有什麼感受？

對多數人來說，子宮頸擴張階段的宮縮強度，似乎會在子宮頸開八公分左右的時候達到巔峰。這個非正式的觀察是基於子宮內壓測量器（見第

246頁）的宮縮強度紀錄，我們以導樂的身分多次參與分娩過程時，其中一人會追蹤這個紀錄。子宮頸打開八公分後，宮縮的強度似乎不會增加，不過有時間隔會變短。換句話說，到子宮頸全開、寶寶誕生之前，宮縮已經不會變得更疼痛。分娩者知道宮縮不可能變得更屬害，也許會比較放心，他因應良好的時候更是如此。

然而，轉移期也會帶來新的挑戰與感受。宮縮的頻率，加上胎頭下降的感受，可能會導致分娩者的腿發抖，甚至全身顫抖。他可能會覺得反胃想吐；通常嘔吐能緩和反胃的感受。他可能會覺得大腿或骨盆有壓迫感。他的皮膚可能會變得敏感。他可能會有便意。他有可能覺得忽冷忽熱。他可能會流淚或哭喊，覺得自己再也承受不了分娩的永無止境。他可能會覺得不堪負荷，挫折不已地說：「別碰我！皮膚會痛！」或「我撐不下去了！」或「別那樣做！」或「我現在就要做硬膜外止痛！」等反應。或者，他也可能退自己的內心世界，在宮縮之間假寐、呻吟、嗚咽或啜泣，同時好好放鬆身體。轉移期對每位分娩者的影響不一，但這個階段結束後，人人都會鬆一口氣。

這類症狀多數是腎上腺素（adrenaline or epinephrine）和其他壓力荷爾蒙在分娩晚期的正常分泌引起。壓力荷爾蒙會讓人出現「戰鬥或逃跑」反應，在人必須有所發揮的時候給他大量力氣與毅力：例如害怕、處於危險中、參加競賽，或是展現高難度的技藝──如用力生出寶寶。因此，轉移期出現令人不愉快的症狀後，分娩者會恢復元氣，振作精神，獲得將寶寶用力帶進世界這項苦工所需的力氣。轉移期症狀意味著分娩者已經接近生產階段了，知道這點是有幫助的。

儘管壓力荷爾蒙能協助分娩晚期的產者，但如果是分娩早期或活躍期因為分娩者非常恐懼、焦慮或應付不來疼痛而產生的，便有可能延緩進度，給胎兒更多壓力。這也就是為什麼冷靜與放鬆、節奏、儀式在分娩早期與活躍期如此重要的原因──不僅是為了讓分娩者在宮縮時感覺有主導能力，也是為了避免壓力荷爾蒙過度產生。

照護者會做哪些事？

在轉移期，護理師或助產師幾乎會時時隨侍在側。醫師不一定會待在分娩者身邊，不過收到接生時刻快到的通知時，他會很快趕來。

護理師或助產師可能會做以下任何一件或所有事：

- 檢查子宮頸，確認分娩進度。
- 如果子宮頸還沒全開，他會請分娩者不要用力或只要輕輕用力，稍微發出一點哼聲就好。
- 要分娩者放心，一切安然無事，產程迅速。
- 協助你扮演生產隊友的角色，向你保證分娩者沒事，舉止正常。
- 開始打理產房，推來生產設備，裝好新生兒保溫箱（見第365頁）。

　　這是令人興奮的一刻，每個人都會開始準備迎接新生兒。最後，就連醫護人員也會表現得像寶寶真的快來了。

你會有什麼感受？

你也許會覺得自己忙得團團轉，心中澎湃不已。你可能會：

- 又驚訝又興奮，因為分娩者的子宮頸終於全開了。
- 覺得疲憊，尤其是分娩持續整夜的時候。
- 分娩者痛苦萬分，希望你設法緩解時，你可能會覺得無助。
- 如果分娩者似乎對你百般挑剔，你可能會覺得挫折或受傷。
- 想要休息一下（但他告訴你：「別走開！我需要你！」）
- 擔心分娩壓力這麼大算不算正常。

你能幫哪些忙？

你在轉移期的角色無比重要。如果你知道自己要做哪些事，就能實際減輕分娩者的負擔：

- 協助分娩者保持或重拾儀式節奏（見第150頁）。儘管有種種挑戰，如果分娩者先前已經自動培養出一套節奏性儀式來因應分娩（見第

106頁），轉移期就會容易應付得多，知道這點對你有幫助，因為你可以協助分娩者重返儀式。

- 停止擔心宮縮時分娩者能不能放鬆。期望分娩者在激烈分娩時放鬆是不切實際的。

- 保持冷靜。保持你的手穩定有自信，語氣冷靜而鼓舞人心。臉上要保持有信心的表情（不是擔憂或憐憫）。

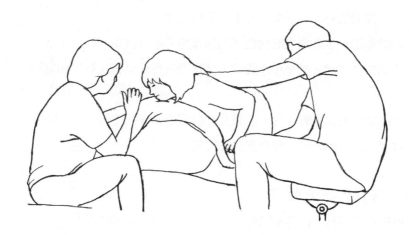

- 待在分娩者身邊，你的臉靠近他的臉。

- 如果分娩者驚慌害怕，請採用主導程序（見第200頁）。這也許是你最能幫上忙的地方。

- 提醒他這段艱難的時期很短，生產階段就快到了。幫助他逐一度過每次宮縮。

- 提醒自己轉移期這麼辛苦是正常的，等子宮頸全開後，分娩者的心情就會好轉了，一點也不需要擔心。他的舉動不是失常，這時的疼痛並沒有比預期中的更厲害。

- 如果分娩者不希望使用止痛劑（見「止痛劑的偏好量表」，第322–323頁），就不要提起這件事。相反的，儘管辛苦，請協助分娩者不用止痛劑來度過這個階段。然而，如果你和其他人都盡了全力幫忙，他還是

掌握不住任何節奏，有驚慌失措的樣子，護理師或助產師也說離胎兒出生還有一段時間，那這也許是考慮用止痛劑的好時機，或是提醒他使用代號（見第324頁）。如果他沒有說出代號，請繼續幫他應付疼痛，但不使用止痛劑。

- 如果分娩者出現用力的衝動，但護理師或照護者不在產房，請立刻找人來幫忙（見第112頁）。照護者會觀察分娩者的行為或檢查子宮頸來判定這時適不適合用力。

- 如果照護者說用力的時機還沒到（因為子宮頸還未全開），請協助分娩者避免用力，或只要悶聲用力（見第113頁）。

- 如果分娩者批評你或叫你不要做某件你覺得有效的事，請不要太在意。只要說「抱歉」，然後停止就好。別試著解釋你那麼做的原因，或是露出挫敗的樣子。他只是要告訴你，這時分娩已經辛苦到什麼都幫不上忙。你是他最能放心大發脾氣的對象。事後他很可能會道歉。

導樂能幫哪些忙？

轉移期是導樂對你們兩人特別有用的時期。他有訓練也有歷練，了解隨著轉移期而來的磨難是正常的。他會在現場安撫並指導產者度過難關，他對你們兩人都非常有用，因為他會解釋發生了什麼事，給你們如何因應的建議。

- 如果你很疲累或焦慮，或是你沒有自信能讓分娩者冷靜下來，導樂可以暫時替代你的角色，或示範給你看要怎麼做。

- 導樂可以向你和分娩者再三保證，激烈的反應不是危險的徵兆，而是表示進展良好，這個階段也不會永無止境。

- 如果分娩者需要兩個人幫他撐過宮縮，一個人抱著他或在他背痛時壓他的背，另一個人在他面前看著他的眼睛，幫他保持節奏，這時導樂也能協助。

- 導樂示範採用主導程序或在子宮收縮的空檔要如何保持冷靜與自信（第200頁）。

分娩者有時對訓練有素的導樂比對你有反應，尤其是當你疲累、沒把握、焦慮或挫折，需要休息一下的時候。

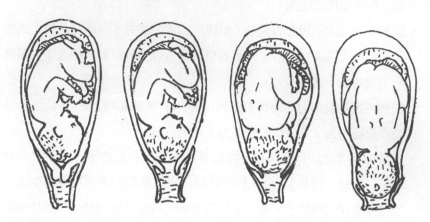

前分娩與子宮頸擴張（第一）階段
子宮頸薄化（變薄）、擴張；胎兒旋轉。

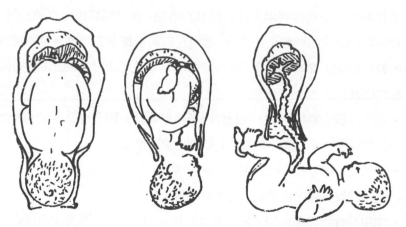

生產（第二）階段
胎頭進入陰道；子宮縮緊包住胎兒身體時，可能會有一段「休止」期；胎兒下降、旋轉，接著出生。

第二階段：生產

這個階段從子宮頸全開開始，到寶寶出生時結束。在這個階段，胎兒會旋轉、下降通過陰道（陰道）出生。醫療專家稱之為「第二階段」。

在生產階段，產者會非常使勁地向下用力，也就是積極地用力推，在每次宮縮出現數次用力的衝動時屏息出力，或是大聲用力呼氣。他會以這種方式與子宮合力把胎兒向下壓並產出。

生產階段有三個鮮明的時期：休止期、下降期、著冠與生產期。每個時期都各有不同的生理進展，都各需要分娩者調整情緒因應。

不同的照護者，對生產（第二）階段的產者與胎兒的照護也不同。有些人耐心至上，會評估產者和胎兒的健康來決定。這些照護者覺得讓生產過程自動展開最好，如果產者和胎兒表現良好，就不要干預。他們不會催促產者用力，而是等他出現用力的衝動。照護者可能會鼓勵他調整呼吸來因應宮縮，用力的衝動出現時再向下推（見113頁）。如果休息期持續很長一段時間，他們可能會鼓勵產者改變姿勢。

其他照護者也許不會這麼有耐心。他們想盡量讓胎兒早點下降，所以會在子宮收縮時指示產者用力（屏息用力），等他們數到十再放鬆。接著，他們會要他很快再度屏息用力，等數到十再放鬆，一直重複這個模式直到宮縮結束。這些照護者傾向為第二階段設下時間限制（初產者通常是兩小時以下，經產者通常是一小時），用藥物、儀器或會陰切開術來達到目標。

生產階段會持續多久？

正常的生產階段短則15分鐘（三到五次宮縮），長則三小時以上。對大多數的初產者來說，生產階段會長達三小時才落幕；對大多數經產者來說，不到一小時就結束了。生產階段漫長的原因可能和胎頭在骨盆中的位置有關。硬膜外止痛的一個可能的副作用，就是此時胎頭角度沒有剛好卡進骨盆的機率比較高（見第314頁）。此外，有些胎兒也需要時間讓

頭逐漸變形或收緊下頷，擺動或旋轉到最合宜的位置。造成產程延長的其他原因，請見第282頁的描述。

休止期

休止期是指分娩明顯停頓下來。雖然不是所有分娩者都會體驗到這段時期，但你和分娩者還是應該有所準備。

休止期是子宮「趕進度的空檔」，發生在子宮頸全開、胎頭也通過子宮頸進入陰道的時候。胎頭露出之前，子宮會緊緊繃住胎兒身體。但胎頭露出後，由於突然只剩身體還在子宮內，子宮在胎兒周圍會變得比較鬆，需要時間收緊包住胎兒的身體（見第118頁插圖）。

在這個時期，子宮的肌肉纖維會變短，子宮因而變小，產者不會明顯感覺到宮縮，也沒有用力的衝動。在轉移期的驚濤駭浪之後，休止期的空檔令人欣慰。前幾年過世的雪拉・季辛吉（Sheila Kitzinger）是一位著名的生產教師與著作豐富的作者，她將這稱作「休止與感恩期」。產者歷經轉移期的折騰，此時會提高警覺，思路清晰。潘妮服務過的一位女士在這個階段抬頭問他先生：「你餵貓了嗎？」才不過10分鐘前，她還在呻吟，繃緊全身應付宮縮（順帶一提，他餵了貓）。

休止期會持續多久？

休止期通常會持續10到30分鐘。如果超過30分鐘，照護者可能會請產者改變姿勢或用力推（向下用力），希望能刺激子宮收縮強烈一點，或是促進用力的衝動，加速產程。這時如果胎兒表現良好，心跳率顯示為正常，有些照護者會比較有耐心，有些照護者則不希望分娩在這時慢下來。

分娩者會有什麼感受？

生產階段的開始永遠是一大里程碑。產者可能會歡迎這段休止期，尤其是在轉移期的折騰後。他能夠重新振作。如果先前他感覺一片混亂，這時他的腦袋會變得清晰。如果先前他很氣餒，這時會變得樂觀。如果先

前他很退縮，這時會變得和善，能意識到周圍環境。如果休止期似乎持續太久，或是他還沒有感覺到衝動，生產團隊就拜託他用力，有時產者會覺得焦慮。如果大家都在指揮他用力，產者也可能會覺得使不上力或歉疚——彷彿他沒有正確出力或不夠努力。事實上，如果沒有感覺到衝動，別人不應該期望他用力。他應該要休息。

即使是沒有體驗到宮縮休止期的人，也會在生產階段開始時覺得心情變好，人也變機敏了。

照護者會做哪些事？

在休止期：

- 助產師或護理師會一直待在旁邊，提供鼓勵、讚美和正面建議。
- 護理師可能會打電話請醫師早點來。如果產者生過孩子，醫師會在開始用力推的時候早點抵達。如果是初產，醫師可能不會急著趕來。
- 助產師或護理師可能會變得比較強勢，告訴產者要試哪種姿勢，或是指導他怎麼用力、什麼時候用力。
- 助產師或護理師會時時聽胎兒的心跳，也持續評估產者的健康。
- 助產師或護理師可能會做陰道檢查，評估胎兒下降的進度。
- 助產師或護理師可能會熱敷會陰部，以協助產者放鬆骨盆底肌肉，讓他更懂得如何用力、從哪裡用力。助產師也會倒一些油在會陰上潤滑陰道口。

你會有什麼感受？

- 產者進入生產期時，心情會振奮起來，你也可能因此感到興奮，他似乎回到平時的自我也會讓你鬆一口氣。
- 你可能會不解分娩怎麼突然中止了。別擔心。中止是暫時的，產者可藉機恢復精力。
- 意會到你即將見證奇蹟，也就是你摯愛的寶寶要誕生、你要為人父母了，你可能會不知所措。

你能幫哪些忙？

生產階段是很令人興奮的時期。但就算你本人對生產有強烈的情感反應，如果你是產者主要的支持者，就必須保持冷靜，繼續鼓勵和協助他。以下是一些行動方針：

- 在休止期保持耐心。不要一直催促產者或要他太早出力。
- 如果子宮沒有收縮，也沒有出現用力的衝動，護理師或照護者卻要產者用力，請詢問他們能不能等他感覺到衝動時再用力。
- 請配合產者的心情。他把轉移期的感受拋諸腦後時，請你也這樣做。
- 如果你覺得困惑不解，請詢問助產師、護理師或導樂發生了什麼事。

導樂能幫哪些忙？

在這段休止期，導樂會鼓勵產者好好利用這段空檔。導樂會幫這些忙：

- 如果分娩中止令你們困惑，他會提醒你們這是休止期。
- 指出這段休止期很短，協助你們準備好面對下一步，也就是用力把寶寶向下推出陰道。
- 耐心等候下一步時，導樂會建議你要提醒護理師留意生產計畫中與生產階段有關的項目，例如產者要如何向下用力、希望用哪種姿勢，還有他對會陰切開術的感受。
- 如果休止期持續很長一段時間，導樂可能會建議產者改變姿勢，看能不能帶來用力的衝動。

下降期

這是生產階段三個時期中最長的一個時期。在下降期，子宮會重新強烈收縮，產者通常會覺得用力的衝動愈來愈強。此時胎兒會下降通過陰道，直到從陰道口可以清楚看到他的頭。宮縮時產者會時而用力，時而淺呼吸，宮縮空檔則休息。

「用力推」的意思是指，產者吸一口氣，一次用力（向下用力）5、

6秒。向下用力時，他會一直屏住呼吸，或是以呻吟或大吼的方式呼氣。他可能是接受指示用力，也就是不管有沒有用力的衝動，他主要依指示用力；這種方法是用在施以硬膜外止痛的人身上，因為他通常感覺不到用力的衝動。另一種情況是，用力的衝動會自然而然發生，也就是產者會依用力的衝動，反射性地向下用力。到這時，要維持節奏性儀式已經不可能或不管用了，因為產者的行為是受反射性的用力衝動支配，這種衝動會在每次宮縮達到高峰時出現三、四次，每次持續5、6秒左右，兩次之間相隔3到5秒。

多數產者告訴我們，「用力推的衝動」這個詞一點也說明不了那種感受。一位女士在這個階段大聲哭喊：「這就像往身體裡嘔吐！」雖然是很露骨的說法，但這個形容傳神多了。用力推的衝動有可能像嘔吐一樣不由自主也不聽使喚，唯一的不同是所有的力量都會往下，不是往上（成果會豐碩得多！）。

有時候，尤其是下降期一開始，用力推的衝動會輕微得多，就像呼吸一時不順，喉嚨想發出哼聲。沒有施以硬膜外止痛的人偶爾也感受不到用力的衝動。他只有很長的休止期；變換姿勢並拿出耐性，通常就會等到用力的衝動出現。也有可能是因為宮縮的強度不夠，激不出用力的衝動，這時可能就需要用合成催產素。如果產者宮縮了好一陣子，卻沒有出現用力的衝動，照護者會指示他何時用力。

胎頭要明顯露出陰道口，可能要用力幾分鐘到一兩個小時。胎頭明顯露出之前，會有旋轉、變形，稍微下降的進展，但從外界是看不出這些變化的。看起來像什麼事也沒有發生，但你的工作是保持樂觀，隨時支援，因為你知道產者的體內發生了一些變化。

然後，產者的會陰會因為向下用力而腫脹。不久之後，陰唇打開，陰道口逐漸由小變大，因為胎兒向下移動了。接著，胎頭開始露出，雖然起初看起來比較像皺巴巴的核桃。隨著每次向下用力，核桃似乎愈變愈大。但胎兒並不是穩定地向下移，而是產者每次向下用力就向下移，用力的空檔就縮回去。如果你見到這段不可思議的過程，你會目瞪口

呆，完全著迷其中。胎兒每次縮回去時，你幾乎不忍去看，因為你太渴望看到他誕生了。你必須記得，這段過程是有目的的，比起不斷給胎頭施壓、拉扯陰道，逐步伸縮對胎兒和產者來說比較容易。

　　產者可以在下降期變換幾次姿勢。最常見的姿勢是半躺、平躺、側躺、跪撐、深蹲。有時也會使用扶蹲、攀腿蹲、懸擺、坐馬桶等姿勢。請見第168–175頁的「分娩與生產的姿勢與動作」，其中有每種姿勢的插圖及對其好處的描述。

下降期會持續多久？

下降期通常會占去整個生產階段的大多數時間——從幾分鐘到長達四小時。平均長度是一個半小時左右。

產者會有什麼感受？

產者的腎上腺素會在這時激增，特別是沒有做硬膜外止痛的產者，如此才能重振他在下降期的力氣與毅力，儘管先前的分娩時間很長。胎兒出生的時刻迫近會讓他精神一振，他會更能接納建言與讚美。產者往往會說，這個時期他的感覺會好轉，因為他可以主動協助胎兒出生——非常賣力。

　　產者還可能有其他感受：

• 特別是在下降期一開始，產者可能會沒有把握要做哪些事、怎麼做。他會詢問要如何出力，也需要有人讓他知道自己的感受是正常的、每個人都表現良好。幾次宮縮後他的感受便會好轉，因為他已經在導樂或照護者的指導下，抓到了用力的訣竅。

• 很多人會縮緊骨盆底，深怕放鬆。對有些人來說，胎兒下降和他的大頭撐開陰道的感受可能會讓他滿足，但也可能很驚恐，覺得疼痛難當。讓胎兒來臨很可怕，因為很痛。陰道的壓力讓他恐慌，所以他會本能地「踩煞車」，也就是縮緊骨盆底，阻止胎兒向下移動。幾次宮縮後他才會放棄縮緊陰道。好消息是，他一放手，用力推的感受就好

多了。如果懷孕時他做過會陰按摩（見第46頁），往往比較容易放鬆感受生產的撐拉。

- 如果胎兒很快下降，令人措手不及，產者可能會驚嚇不已，因為疼痛非常劇烈，他不再能掌控自己的身體，而且突然之間一切就告終，寶寶出生了。
- 如果胎兒下降得很慢，產者可能會喪氣。下降很慢可能是因為胎頭正為了適應骨盆而逐漸變形或旋轉。這可能是人一生中最嚴苛的任務，產者需要很多鼓勵與保證，才能感覺這時是有進度的。

照護者會做哪些事？

在下降期：

- 助產師或護理師和之前一樣繼續鼓勵產者加油，並要他放心。他們可能會指導產者在宮縮期間淺呼吸，等用力推的衝動變得強烈，再教他屏息使勁。
- 醫師通常會在這個時期來到產房，有時這能讓每個人都鬆一口氣。
- 醫師、助產師或護理師偶爾會檢查陰道，確認胎兒通過陰道的進度。他們會檢查胎兒的心跳率，也會定期檢查產者的生命徵象。
- 胎兒快出生時，他們會把手徹底洗乾淨，戴上手術用手套、特別的醫用裝束和面罩。
- 他們可能會在分娩者的身體下鋪墊布，清洗陰道四周，按摩或熱敷會陰。
- 多數照護者，包括大多數助產師，都希望產者採用很多姿勢：側躺、跪撐、半躺等（分娩與生產的姿勢插圖，請見第168–175頁）。然而，有些照護者偏好請產者躺著，腿放在馬鐙型腿架上用力和／或生產。如果是這樣，護理師、醫師或助產師會鋪床接生，移開手術床腳部，支起產者的腿架接到床兩側。然後他們會坐近觀察產者的會陰。如果生產需要醫療協助（要用產鉗、真空吸引器和／或要進行會陰切開術），那這種安排是有幫助的，但多數醫師會希望一律

採用這種做法。對大多數孕者來說，這很令人不舒服，也綁手綁腳的，如果產者希望除非必要，否則不採取這種姿勢，請在生產計畫中述明。

- 醫師或助產師會用手操控露出的胎頭。

你會有什麼感受？

你可能會有各種不同的反應：

- 你的疲勞可能會一掃而空，可能會很亢奮，隨時待命。
- 你可能會既想待在產者的頭旁邊支持他，也想觀看生產過程（甚至在助產師或醫師協助下接住寶寶）。
- 你可能會發現自己不由自主地跟著產者屏住呼吸！
- 撐住產者的上半身或腿時，你可能會發現自己姿勢不雅、你的雙臂或背部會疲累（這是產前要增進體能的一個原因，見第46頁）。
- 如果進度好像很慢，你可能會從一開始的興奮逐漸變成垂頭喪氣。

你能幫哪些忙？

如果下降期四周會出現比較多人，你可能會覺得對產者來說，自己變得比之前不重要。他這時確實會接受專業人員的許多指示與稱讚。這能讓你鬆一口氣，更全神貫注在你自己對生產的體驗上。然而，你仍舊是生產隊友，仍然是看著產者度過這一切的人，不論其他人給他多少關懷，他還是需要你的臂膀。

建議你考慮以下各點：

- 如果你想看寶寶出生，不要在這時離開。事情可能變化得很快。
- 請待在產者身邊，讓他能看見、感受到你，聽見你的聲音。你可以從他背後或身邊支持他。
- 這時請不要請他保持節奏，因為用力推的衝動已經掌控全局，他必須做出回應。
- 稱讚他表現得很好——每次宮縮後都這樣稱讚他。

- 用冷毛巾擦他的額頭和脖子。用力是很辛苦，令人滿身大汗的工作！
- 保持冷靜。維持語氣穩定而令人安心，觸摸有自信而堅定（不要因為亢奮而揉擠得太大力）。
- 請不要叫產者更用力推，你只會讓他覺得自己做得不夠好。請改給他鼓勵，例如「就是這樣！來吧，寶貝。」
- 幫助產者換一個姿勢用力，例如深蹲或跪撐，或是比較不常見的懸擺或攀腿蹲（見第174和173頁）。如果他側躺或半坐，請舉起他的一隻腳（必須有另一個人扶起他的另一隻腳，見第172頁）。
- 如果進展緩慢，請拿出耐心；建議產者換姿勢，幫他每30分鐘就換下一個姿勢，如果有必要就更常更換。請隨時支援他變換姿勢。
- 不管是什麼建議，只要有用就做，提醒他放鬆會陰：「放手」、「放鬆你的臀部」、「讓寶寶出來」。提醒他，可以和他先前做會陰按摩的時候一樣放鬆（見第46頁）。
- 要求熱敷產者的會陰。
- 提醒產者寶寶差不多要出來了！不論你相不相信，有時他幾乎會忘記這一切都是為了寶寶。
- 請記得，從陰道口可以看見胎頭的最早幾次宮縮期間，胎頭看起來可能會皺皺軟軟的。一位生產隊友還以為自己看見了沒有腦殼或頭皮的大腦！直到胎頭更往下移以前，陰道壁給胎頭的壓力會擠壓頭頂附近的皮膚。在那之後，胎頭看起來就會是你期望中的樣子了——堅硬光滑，呈藍灰色，可能有或沒有頭髮。
- 如果下降期似乎進展緩慢，請記得胎頭要變形或進入產者骨盆的最佳位置，有時需要更多時間。如果你很灰心，請別讓產者知道。

導樂能幫哪些忙？

如果你和產者有這類希望，可以請導樂在你觀看、甚至協助接生，或是拍照、覺得很累，或是想吐所以要休息一下的時候，待在產者的頭旁邊給他鼓勵。有時隊友會擔心自己因為情緒起伏太大，看見的景象、聽到

的聲音、聞到的氣味都太強烈，所以容易頭暈或反胃。兩個人都希望產者需要支持的時候，能自在地參與並滿足他的需求。大多數時候，隊友會因為當下情緒高昂而感覺良好，但有些人則必須坐下來，把頭放到兩膝間，或是偶爾休息片刻。參與生產是很嚴苛、壓力很大的事。如果你擔心任何這些事，請考慮請導樂，這樣你才能照顧自己。導樂能幫的忙如下：

- 導樂會在產者每次宮縮時鼓勵產者，協助他在宮縮空檔覺得舒服一些。
- 導樂可以在需要的時候協助你扮演你的角色，例如引導你變換姿勢、拿冷毛巾、為你們兩人拍照。
- 導樂會幫護理師或助產師拿毛毯給產者，取熱水和敷會陰的熱敷墊，還有做一切準備接生的必要事宜。

很少人抵擋得住生產當下的威力：產者超人般的力氣、發出的聲音、陰道的腫脹，在產者用力推擠下向下移、露出的又濕又皺的胎兒頭皮，還有產房裡人人都在期待生產的那種情緒高漲的氣氛。你在等待寶寶出生的當下感受到的那種驚心動魄、激昂緊張，幾乎是難以言喻的。

著冠與出生期

著冠與出生期是指寶寶實際出生的那個時期，從胎頭著冠算起，寶寶出生便是出生期的結束。著冠是指胎頭露出陰道口，即使在每次宮縮的空檔也看得見，不再於每次向下用力後縮回去。

在著冠與出生期，胎頭會撐大陰道與會陰，造成燒灼與刺痛感。因為這時陰道與會陰組織可能會撕裂，保護會陰就成為照護者的主要焦點。

到這時為止，露出的胎頭還是又皺又濕。胎頭著冠後，頭皮的皮膚便會變得平滑。胎頭似乎會向前跟蹌幾次，然後露出——先是頭頂，然後是額頭和耳朵，接著是臉。頭會旋轉到一側；一邊的肩膀出現；最後身體其他部分會隨著大量湧出的羊水滑出。

寶寶可能會立刻大哭，顯得很有活力，也可能一開始身體呈青藍色，而且毫無生氣。在正常狀況下，寶寶會在幾秒內咳一聲開始呼吸，然後放聲大哭。他的膚色會立刻改變，很快就會變成正常膚色。

著冠與生產期會持續多久？

著冠與生產期只會經過幾次宮縮。

產者會有什麼感受？

產者的身體在著冠與生產期會釋放出各種混雜的信息：一方面，他知道寶寶快出生了，所以很渴望再用力一點，早點結束生產。另一方面，他感覺到陰道撐大，有燒灼感（「如一圈火舌」），是停止用力的信號。為了避免陰道或會陰撕裂，產者應該留意這種感受，聽照護者的話停止用力，讓胎兒順利出生。他不應該用力推。

雖然著冠與生產很快，其他人都歡天喜地，但這個階段會讓產者很痛，他必須全神貫注讓寶寶出生。胎頭快滑出來的時候，疼痛可能會消失，因為陰道持續撐大有時會讓感覺麻木。如果發生這種情況，產者可能會提高警覺，保持冷靜，專心一意地迎接寶寶。如果不是這樣，疼痛在寶寶出生的那一刻隨即消失時，他會很驚訝，也覺得解脫了。

有些產者會從鏡子中看生產過程，或是在寶寶出生時碰觸他的頭或身體。他臉上可能會出現喜悅的光輝，如果濕濕滑滑的寶寶溫暖的身子不像他期待的樣子，也有可能驚訝地縮手。

生產完後，產者可能要一會兒才能意會到分娩已經結束（或快要大功告成）了，然後才將注意力轉移到寶寶身上。有些人花的時間可能會比其他人長。有個女性在寶寶出生的那一刻大喊：「哦！結束了！我做到了！」接著說：「嗨，小寶貝！噢，寶貝，噢，小寶貝！」然後親吻寶寶和隊友；有些人則可能需要時間（數小時，甚至數天）去消化自己已經不再是產者的事實，才能專心面對寶寶。

照護者會做哪些事？

在著冠和生產期，照護者會：

- 撐住會陰，控制胎頭著冠的路徑。

- 胎頭露出時告訴產者停止用力，或他開始覺得有燒灼感、陰道撐大時，就更早請他停止用力。子宮還是會收縮，也還是會有用力的衝動。為了避免陰道撕裂，產者不應該繼續屏息並盡量使力。要做到這點，要請他抬起下巴，在宮縮期間輕輕呼氣（見「避免大量使力」，第163頁）。

- 可能會考慮做會陰切開術（關於這個不尋常的程序，請見第261頁的討論）。

- 在胎頭露出來時接住；照護者可能會鼓勵你們兩人觸碰寶寶的頭，甚至在實際生產時接住寶寶。

- 擦乾寶寶的皮膚，看照護者的例行程序、寶寶的狀況和你們的喜好而定，讓寶寶與產者的腹部肌膚接觸，或是放在旁邊的保溫嬰兒床裡。

護理師或醫師會迅速檢查寶寶，在他出生1分鐘後進行阿普伽新生兒評分（見第242頁），出生5分鐘後再做一次。他們要評估五項指標來判定寶寶需不需要額外的立即照護、仔細觀測，或是究竟需不需要特別注意。總分七分以上表示非常好。如果出生1分鐘時的評估分數低於七分，寶寶可能需要另外觀測和照護。到出生5分鐘時，動作遲緩、脈搏緩慢、呼吸不平順等問題，通常會在刺激或氧氣面罩的使用下回復正常。

你會有什麼感受？

胎頭愈來愈明顯地露出時，情況也愈來愈緊張：

- 你可能再也藏不住你的興奮
- 你對產者的愛與敬畏可能前所未有地多

- 你可能會因為情感澎湃而茫然若失、再也無法承受，甚至覺得噁心想吐——因為一下子發生了太多事。

你能幫哪些忙？

在著冠與生產期，你可以為產者提供這些協助：

- 待在他身邊。

- 幫他變換姿勢，扶住他的腿、抬起他的肩膀用力，或讓他以蹲姿靠在你身上；各種用力的姿勢及扶著用力的方式，請見第168–175頁的插圖。

- 如果助產師或醫師要產者停止用力，才不會因為生太快而傷到自己的身體或胎兒，產者可能會覺得很難做到。請幫助他避免用力，讓他遵循你的指示：「抬起下巴看著我，呼氣……呼氣……就是這樣……呼氣……」，諸如此類。

- 用你們兩人最自在的方式參與這個奇蹟。請待在床頭邊專注看著產者的臉，注意他有沒有需要你的地方，如果看寶寶出生容易讓你想吐，也請待在床頭邊。你也可以全程看著鏡子，或是移動到能仔細觀看的位置。請不要看得太過專心，以致忽略了產者！

- 請記住，雖然寶寶一開始出現時黑黝黝的（帶藍色），而且彷彿毫無生氣，幾秒內他就會改變，開始呼吸並哭泣。

導樂能幫哪些忙？

導樂會在現場輔助你的角色，在你和產者有生理和情緒需要時幫忙。

- 如果這時產者身邊圍著一群人，導樂會退到一邊，因為他知道讓你待在你想待的地方很重要，護理師與醫師或助產師也需要空間做他們的工作。

- 如果產者很疲倦，隨時要放棄，導樂會上前鼓勵他，讓他回到正軌。

- 如果你們有請他拍照或錄影，院方也答應，他會在這時拍照或錄影。

- 如果產者打算在寶寶出生時播放特定的樂曲，導樂會開始放音樂。

- 寶寶出生時，他會和你們一起興奮歡呼！

第三階段：胎盤

胎盤階段從寶寶出生算起，到胎盤或胞衣產出為止。

　　這個階段和嬰兒出生相比通常是反高潮，很多人幾乎不會注意到還有幾次宮縮，最後排出胎盤；有些人則會有強烈腹痛。產者通常不會察覺到胎盤階段的兩個時期，也就是胎盤剝離及胎盤排出。醫療專業人士將這稱為分娩的第三階段。

胎盤階段會持續多久？

胎盤階段是分娩最短的一個階段，通常持續15到30分鐘。

產者會有什麼感受？

產者在胎盤階段會有很深的感觸。分娩顯然已經結束了，新生兒到來，還有其他要完成的工作——全會在這時湧上心頭。

- 照護者告訴產者：「好了，現在用力把胎盤生出來」時，他可能會嚇一跳，因為他以為生產已經結束了。然而，用力生出胎盤和用力生出寶寶不可相提並論——胎盤可沒有骨頭！
- 他可能會一心想著寶寶和你，所以不太會注意到已經產出胎盤了。
- 有些人在產後的頭幾分鐘，還無法分神留意新生兒，因為他只能感覺到自己終於從試煉中解脫了：用力推、劇痛、宮縮都停止了。一旦他領悟到這點，就能專心面對寶寶了。
- 他可能詫異於自己的新體型和變柔軟的腹部。
- 他可能會全神貫注在寶寶身上，或是準備親餵。
- 他可能會開始全身打顫，覺得虛弱。

照護者會做哪些事？

在胎盤階段，照護者會：

- 拿產鉗夾住臍帶剪斷，或是請隊友剪斷。夾住臍帶剪斷之前，最好是

讓寶寶再等幾分鐘（見第361頁）。照護者會從臍帶取出一些血來分析寶寶的血型，或依家長的期望捐出臍帶血或存入私人臍帶血銀行（臍帶血是幹細胞的豐沛來源，可以用來治療孩童或成人的某些癌症或血液失調，做為骨髓移植的替代品。請諮詢你的照護者，了解這項程序的相關事宜，還有你居住的地區有哪些選項。也請參照「建議參考資源」，406頁。）

- 擦乾並檢查寶寶。
- 檢查產者的陰道，看是否需要縫合。
- 注意胎盤。當胎盤已經從子宮壁剝離（照護者摸一摸子宮，輕拉臍帶就會知道），他們會請產者輕輕使力產出胎盤。
- 仔細檢查胎盤，確定全都產出了。如果子宮內留有碎片，照護者必須以手清除（見第291頁）。
- 觸診腹部，感覺看看子宮是否結實。如果子宮「柔韌」（boggy），護理師或助產師會透過腹壁大力按摩子宮。產者會覺得不舒服，但這能有效收縮子宮，保護產者不會過度失血。護理師可以教產者自行按摩腹部（見第358頁）。

你會有什麼感受？

這個時候，你可能會全神貫注在寶寶和產者身上，釋放你的情緒——驕傲、喜悅、寬慰與愛。你會發現自己喜極而泣，放下心中一塊大石，不停親吻你的共同家長和寶寶。

你可以幫哪些忙？

在胎盤階段，你可做以下這些事：

- 你想要的話，可以剪臍帶；照護者也可能請你來剪。產者與寶寶分離的象徵性，吸引著許多新手家長和他們隊友。你可能會訝異臍帶非常結實又滑溜。剪臍帶時，請不要輕輕剪，請果斷地一刀剪下。
- 欣賞寶寶，也扶起剛成為家長的隊友看寶寶——你們就是這一刻的主

角。請確定你的隊友感覺舒適，看得到寶寶，身體也夠溫暖。

- 請確實給寶寶保暖。最能給寶寶溫暖，也最令他開心的地方，就是把他和產者包裹在厚毯裡，直接接觸產者的肌膚。不幸的是，多數醫院的慣例是把寶寶放進保溫設備，由護理師處理所有新生兒的程序（見第360頁）。然後，寶寶會裹好包巾，戴上帽子。如果寶寶帶給新手家長的時候已經裹好全身，請詢問能不能讓寶寶裸身接觸產者的肌膚，用厚毯把兩人裹起來。抱著寶寶再裹好的方式可以充分保暖。不可以不讓寶寶蓋毯子或拿掉帽子，除非產房非常溫暖。如果新生兒冷得打顫，要回到正常體溫可能要花很長時間（通常會從雙親身邊帶到育嬰室）。

- 如果寶寶必須挪到育嬰室（因為有健康問題，或是醫院方針使然），除非產者需要你待在他身邊，不然就跟著去。你可以安撫寶寶，和他說話並唱他的歌給他聽（見第51頁）。

- 輪到你抱寶寶時，不要遲疑。如果你的隊友與寶寶都很健康，先讓他們兩人碰觸彼此肌膚，你到第四階段再和寶寶團聚（見下文說明）也是好主意。請對寶寶講話或唱歌，開始熟悉彼此。寶寶已經認識並愛上你的聲音了（見第51頁、346頁、355頁）。

- 恭喜自己大功告成，在你的隊友及寶寶進行產後護理（見第360頁）時，開始打電話報喜。

導樂能幫哪些忙？

寶寶一出生，導樂就會：

- 支援產者娩出胎盤，協助照護者按摩子宮並檢查陰道，因為可能會痛。導樂的協助讓你能專心在寶寶身上。

- 如果護理師把寶寶放進保溫箱，導樂會提醒你請護理師把寶寶帶來給你的伴侶。

- 提醒你們兩人對寶寶說話或唱歌，讓你的隊友（或你）貼近寶寶的肌膚保暖，讓寶寶戴好帽子，拿毯子裹住他們兩人。

- 如果你的隊友沒辦法抱寶寶，導樂會待在他身邊抱著寶寶。如果寶寶必須挪到育嬰室，你可以跟著去，因為你知道導樂會待在他身邊。
- 協助你的隊友進行初乳哺育，特別是護理師或助產師太忙於其他工作，無法協助時（見第十一章）。
- 拍攝寶寶人生和新家庭最早的珍貴片刻。
- 指出寶寶的一些本領：發出喝奶信號、注意到雙親熟悉的聲音、警覺狀態等。

第四階段：復元及親子連結

對產者來說，第四階段是指產後最初幾個小時，產者的狀況會在這時穩定下來。

如果生產時沒有使用任何藥物或醫療介入手法，產者在胎兒通過陰道時升高的催產素，如今濃度依舊很高；內啡肽也還在奔流，合起來便會讓產者精神高昂，充滿愛與感恩。這些荷爾蒙也有助於克服先前感受到的疲憊、疼痛與沮喪。硬膜外止痛會減少催產素和內啡肽的分泌，因而節制了這些正面的感受。

寶寶在人生最初這幾個小時會歷經巨大的生理轉變，從依賴孕者和胎盤維生並成長，變成要靠自己發揮基本的生存功能，例如呼吸、攝取食物、調節體溫、適應新環境等。出生前，肺部對寶寶並不重要，因此寶寶的血液大多會繞過肺部。然而寶寶一出生，他的心臟結構就會改變，所有的血液都會改道，通過肺部來取得氧氣，再流到需要的地方。才不到幾分鐘，產者就已經不再為寶寶供氧，現在他已經能呼吸，自行取得氧氣了。如果生產時你在現場，就會見證到寶寶身上這些深刻的變化！

復元與親子連結階段會持續多久？

這個階段通常會持續二到四小時。

產者有什麼感受？

看生產經驗本身、接受到的照護、產者與寶寶的健康與安危如何而定，他心裡可能會百感交集。筋疲力盡、欣快、充滿愛、多話、亢奮、擔心、好奇，都是常見的感受，其實各種感受都可能會有。這是人一生中最強烈、最有意義的片刻。心懷敬意和善意來向這一刻致敬是很重要的。

照護者會做哪些事？

照護者會檢查產者的生命徵象（脈搏、血壓、體溫、呼吸率），檢查子宮結不結實，以確定子宮還在收縮狀態（能將失血減到最少）。如果子宮「柔韌」或柔軟，照護者會按摩讓子宮收縮。這可能不太舒服，但很重要，可以避免過度失血。你可以請照護者為產者示範如何按摩。他們也許可以不必太用力按摩，就有良好成效。

照護者也會檢查會陰，看生產時的拉扯有沒有造成必須縫合的傷口。如果有，他們會逕自縫合（如果先前你的隊友沒有採用硬膜外或其他麻醉手法，這時會局部麻醉）。照護者也會協助你們餵奶，將寶寶放在產者胸前，讓他們肌膚接觸。照護者也會檢視寶寶的阿普伽新生兒評分（見第242頁），這項檢查會評估五種顯示寶寶狀況的生命徵象，判定他是否需要額外的醫療照護。

你會有什麼感受？

你已經有了自己獨特的經驗，和你的隊友大相逕庭的經驗。任何感受都有可能出現：驕傲、興奮、難以言喻的喜悅、對隊友與寶寶的愛、寬慰、感激、筋疲力竭、震驚、渺小、孤單、恐懼、創傷。你可能會有任何一種感受，或是百感交集，但隊友們往往很少提起這些感受；你可能會覺得事情的重點不是你，而是產者和寶寶。如果你真想談論你在生產時的體驗，說出來可能非常有益。請和一位你信任的朋友、家人、導樂、顧問或助產師分享你的感受，讓你能分享喜悅，同時也幫助你寬心，紓解苦惱的感受。

你可以幫哪些忙？

產後的最初幾個小時，只要產者和寶寶均安，就讓他們肌膚接觸，這能讓新家庭有美好的開始。你的隊友提供了寶寶一切所需：溫暖、初乳、熟悉的心跳與聲音、觸摸的刺激、氣味等等，不僅如此，寶寶也做出回應，給你的隊友一些刺激，進而促進其子宮收縮，成功哺乳，建立親子連結。

寶寶在你的隊友腹部裡蠕動、依偎在胸前吸乳，會促使他分泌催產素，進而刺激子宮收縮。寶寶的舉動也會刺激產者的腦下垂體分泌催乳素，這是產生乳汁與利他行為（也就是優先滿足嬰兒的需要，然後才想到自己）的關鍵，這是寶寶生存的基本要件。不急也沒有人打擾的時候，你們兩人可以更認識你們的孩子，用自己的步調發現寶寶的小怪癖和聲音。

導樂能幫哪些忙？

導樂可以回答你們的一些問題，提供哺乳的訣竅，幫助你們辨認寶寶的一些暗示。等你們三人要私下團聚的時候，導樂就會退出。導樂通常會希望與新家庭聚在一起回顧生產過程，欣賞寶寶，必要的時候指點一些迷津。你可以給他回饋，提出問題，為你們的關係畫下句點。產後會面對你們兩人和導樂來說是一段特殊時光；你們一同分享了人生中最有壓力，也最有意義的體驗。

正常分娩簡述

下表總結正常分娩會發生的事件，以及你能提供的協助。你會發現這張表能有效協助你在分娩期間迅速找到參考資料。

發生哪些事	你和導樂能幫哪些忙

前分娩

斷斷續續或持續出現非漸進式的宮縮，長達數個小時或數天。

• 子宮頸變得又軟又薄，並向前移動。	• 鼓勵孕者白天從事正常活動，但不要太激烈；如果可能，夜裡請休息。
• 孕者有一些可能或初期的產兆（見第74頁），或兩者皆有。	• 不妨進行分散注意力的活動。
• 如果持續很久，孕者可能會得焦慮、沮喪或疲倦。	• 孕者有需要時便進食。
• 你們兩人可能會過度反應，每次宮縮都全神貫注。	• 斷斷續續地計算宮縮時間。請用「分娩早期紀錄」（第85頁）或你的智慧型手機APP。
	• 保持耐性；對於宮縮，不要太亢奮或太全神貫注。
	• 孕者可以用音樂、按摩或淋浴來放鬆。
	• 如果你需要因應的建議，請參閱第四、五章，或是打電話給導樂。

第一階段：子宮頸擴張(二到二十四小時)

分娩早期（從幾小時到二十小時，子宮頸開三公分左右）

• 子宮頸持續熟化、薄化，開三公分(一英寸)左右。	• 如果有效，請找事情讓他分心。
• 宮縮的頻率、強度和／或持續時間增加。	• 如果宮縮時孕者無法持續走動或說話，請採用規劃好的儀式：放慢呼吸、放鬆、專心觀想、計算呼吸次數等，呼氣時把壓力釋放到體外。
• 孕者有一項明確的產兆，或兩項都有(見第74頁)。	• 應該請導樂來會合。
• 子宮頸擴張一開始通常很慢。	• 如果羊水破了，請採取防備措施(見第77頁)；打電話給照護者。
• 孕者頭腦清晰，可能會很興奮，信心滿滿，也有可能憂心忡忡，煩惱不已。	• 協助分娩者冷靜下來；提醒他可以採用哪些因應技巧。
	• 說明這個階段進展往往很慢；以身作則地展現耐心與樂觀。
	• 提供有用的回饋，提醒他放鬆(見第97頁)。

發生哪些事	你和導樂能幫哪些忙

接近分娩活躍期（子宮頸開三到六公分）

產者「真相大白的時刻」，因為他們領悟到自己控制不了分娩（見第100頁）。

- 這個時期發展到最後，宮縮會相距甚短，也變得強烈。宮縮強度與子宮頸擴張進度往往會暫時有落差。
- 分娩者會變得更依賴本能，話變少。
- 他看起來可能很氣餒，會哭泣，或覺得分娩永無止境。
- 他可能會努力保持自己「在掌控中」。
- 他可能會想用止痛劑。
- 他可能會「放棄」（「我做不到；交給身體去應付吧」）──放手不再掌控是好跡象。

- 用安撫、冷靜的語氣說話。
- 待在分娩者身邊，持續鼓勵他。
- 配合他的心情。如果他嚴肅又安靜，請你也保持冷靜與安靜。
- 給他回饋，以3R原則協助他建立節奏性儀式（見第146頁）。
- 導樂可以告訴分娩者第一階段的潛在長度，協助你們兩人專心於眼前的事，不要操心幾小時後的事。
- 不要在宮縮時發問。
- 採用4-1-1或5-1-1原則（第98頁），打電話給醫院或助產師通報產者的症狀與宮縮模式，或直接去醫院。
- 鼓勵產者起身活動，找到舒適的姿勢。
- 不要出聲批評；請用正面語言。
- 提醒自己產者的用藥偏好（見第322–323頁），並配合他的偏好用藥。

分娩活躍期（30分鐘到六小時）

- 子宮頸從五公分（兩英寸）擴張到八公分（三英寸）。
- 宮縮變得強烈或疼痛，持續60秒或以上，且間隔愈來愈短──只相隔4分鐘，或不到4分鐘。
- 進展加快。
- 分娩者變得安靜、嚴肅，專心在分娩上。
- 他可能會自行發展出一套蘊含3R原則的儀式（見第146頁）。
- 宮縮的疼痛會在子宮頸開八公分時達到巔峰。

- 抵達產房時把生產計畫拿給護理師或助產師（見第52頁）。
- 把全部注意力都放在分娩者身上，每次宮縮都心無旁騖。
- 配合他安靜、嚴肅、專心的情緒。
- 鼓勵他培養儀式。為他指出進展加快了。
- 運用安撫手法（見第143頁）。要應付背痛，請冰敷或熱敷、反向施壓，變換姿勢（見第197頁）。如果有必要，請採用主導程序（見第200頁）協助維持節奏。建議他泡久一點溫水澡。
- 如果你擔心或沒把握，就請導樂、生產團隊或照護者協助，或是請他們說明，再三確認。
- 如果你疲憊不堪或饑餓，就請導樂讓你小睡一下或吃東西。
- 提醒分娩者每一到兩小時要小便。
- 每次宮縮結束後都給他飲料，但如果他不想喝，也不要勉強。

發生哪些事	你和導樂能幫哪些忙

轉移期 (10到60分鐘)

- 子宮頸從開八公分左右(三英寸)變成全開(十公分或四英寸)。這通常會需要五到二十次宮縮,但如果出現子宮頸腫脹(見第113頁),可能會延緩這個階段。

- 宮縮又長又痛,間隔很短。

- 胎兒開始下降,造成分娩者直腸的壓力,可能會引起用力推的衝動。

- 他可能很高興有進展了,但也會焦躁不安、緊張,覺得不堪負荷、易怒,陷入沮喪。他可能會啜泣或哭出聲,想要放棄,或是抗拒宮縮。在宮縮的幾秒鐘空檔,他有可能打盹。

- 分娩者可能會顫抖、嘔吐;摩擦皮膚會痛;可能會覺得忽冷忽熱。

- 好消息是,他們已經接近用力與生產階段了!

- 持續進行分娩活躍期的相同儀式。

- 待在產者身邊。

- 一次專心應付一回宮縮。

- 宮縮空檔就讓他打盹或放鬆。如果他無法在空檔放鬆也無妨。

- 提醒他轉移期很短,他差不多已經準備好要開始用力推胎兒出生了。

- 他需要幫助。如果有必要,請採用主導程序(見第200頁);在宮縮期間說話。請記住:節奏就是一切。

- 堅定的碰觸通常有幫助;揉或摸可能會惹惱他。

- 如果他開始用力了,請呼喚護理師或照護者。

- 依據照護者或護理師的建議,協助他用力或不要用力(見第130頁)。

第二階段:生產 (15分鐘到三小時以上)

休止期 (10到30分鐘)

- 胎頭可能已經進入陰道。

- 子宮頸已經全開。產者頭腦變得清晰、樂觀、果斷。

- 宮縮可能會消失或似乎停下,長達30分鐘。

- 子宮「趕上」胎兒的進度。

- 如果胎兒位置非常低,休止期可能不會發生。

- 產者重新振作,可能會問問題,變得比較像「平常的自己」。

- 儘管沒有宮縮,生產團隊可能會要分娩者開始用力推。

- 保持耐心;提醒他休止期會暫停片刻。

- 如果沒有出現用力推的衝動,生產團隊就要他出力,詢問能不能等衝動出現再用力。

- 鼓勵產者放鬆,利用這段時間休息。

- 如果20分鐘過去了,仍然沒有出現宮縮,建議他換個姿勢。

- 試試跪撐、深蹲、扶蹲或站立等姿勢(見第168–175頁)。

- 分享他高昂的情緒。溫習休止期後會發生什麼事。

- 詢問生產團隊能不能讓產者休息,等他開始出聲或反射性地屏息(用力推)。

發生哪些事	你和導樂能幫哪些忙

下降期 (30分鐘到三小時)

- 子宮開始重新強烈收縮。
- 胎兒下移到陰道。
- 用力的衝動隨著每次宮縮變得愈來愈強烈而頻繁。
- 產者不得不用力,因為那股衝動很強烈、不由自主;用力的衝動來自體內。他無法令那股反射性衝動發生,雖然沒有那股衝動還是能用力。
- 胎頭落到陰道的感覺,可能會讓產者驚慌。他可能會「踩煞車」,也就是縮緊骨盆底。
- 胎兒每次用力便往下移,空檔又縮回去。

- 提醒產者放鬆骨盆底。比如你可以說:「打開」,或「讓寶寶下來」。
- 鼓勵他感受到衝動時向下用力推。
- 如果他似乎想踩煞車,建議他有幾次宮縮坐在馬桶上。
- 感受到衝動時再用力,空檔便喘一口氣,多數人覺得這樣很好。
- 加強他的信心。告訴他,他做得很好。
- 熱敷有助放鬆會陰。
- 建議他碰觸胎兒的頭(他可能想這麼做,也可能不想)。
- 胎頭露出時是皺巴巴的,請不要驚慌。
- 有必要的話,協助他變換姿勢 (見第168頁)。

著冠與生產期(2到20分鐘)

- 胎頭不再於用力的空檔縮回。
- 胎頭即將露出 (幾次宮縮之後就會出現)。
- 產者的陰道有強烈的燒灼或刺痛感(「如一圈火舌」)。他們可能會暈頭轉向,想要用力馬上產出胎兒,又覺得再用力身體會裂開。
- 胎頭露出並旋轉;肩膀和身體其餘部位會接著產出。

- 別催促產者;提醒他停止用力,「用平常的呼吸生寶寶」,或是(抬起下巴)喘氣,以避免用力(見第163頁)。
- 協助他理解照護者的指示。
- 熱敷。
- 幫助你的隊友抱好寶寶,盡量肌膚接觸。
- 為寶寶保暖,用毯子包裹產者和寶寶。

發生哪些事	你和導樂能幫哪些忙

第三階段：胎盤 (5到30分鐘)

- 可能會渾身顫抖、疲倦，但又好奇，沉浸在寶寶出生的驚奇中。
- 產者排出胎盤時，可能會覺得有些微腹痛。
- 照護者按摩產者的腹部，造成子宮收縮，避免失血過度。可能會蠻不舒服。所幸不會按摩太久。
- 胎盤從子宮壁剝離。
- 臍帶被夾住剪斷。

- 唱歌或說話給寶寶聽——懷孕期間時常唱的歌。看寶寶有什麼反應！
- 主導程序（見第200頁）來協助他忍痛。
- 請護理師示範給分娩者看如何按摩腹部，頭幾天應該時時按摩。
- 確保產者和寶寶兩人都夠溫暖、夠舒適。
- 如果你想剪臍帶，可以先等幾分鐘，待胎盤中的血透過臍帶傳給寶寶後再剪掉臍帶。
- 如果你的隊友還沒有準備好，或是縫合過程疼痛，請抱著寶寶。

第四階段：復元與親子連結 (二到四小時)

- 子宮開始縮小。
- 護理師或助產師檢查你的隊友和寶寶的生命徵象。
- 開始哺乳——盡量慢慢來，讓寶寶主導步調。
- 肌膚接觸能刺激荷爾蒙的分泌，促進親子連結與乳汁生產。

- 待在他們身邊，欣賞這些獨一無二的特別時刻。
- 迎接訪客，但也要注意你的隊友的生理與情緒狀態，還有他是否疲憊。
- 打電話給親友們。
- 如果想要就拍照或錄影。
- 為你們兩人安排美味餐點。

分娩時的安撫手法

我告訴你，在課堂上練習主導程序時，我心想：「潘妮是想讓我們顯得愚蠢嗎?」看起來假得不得了——要「帶領」琳恩如何呼吸⋯⋯好了，到分娩的時候，我卻老是在用這招。這有助於琳恩保持節奏不脫軌。

——傑夫，新手父親

那節奏太棒了！

——葛雷格，新手父親

分娩的疼痛有很多生理肇因。在第一階段，疼痛是來自：

- 子宮收縮：子宮是人體內最強壯的肌肉，而宮縮會在分娩的第一階段達到最高強度（試著在一分鐘內做幾下引體向上，你的手臂疼痛的程度，就類似宮縮引起的疼痛，但沒有那麼強烈）。
- 子宮頸張開時的拉扯（試試看坐在地上腿伸直，盡量往前伸手抓住小腿。這能讓你大致領略到子宮頸撐拉造成的是哪種疼痛感）。
- 胎頭帶給骨盆的壓力會拉扯骨盆韌帶，導致輕微到劇烈的背痛。有四分之一到三分之一的分娩者在分娩時出現背痛。

在生產階段，疼痛是由子宮收縮、骨盆壓力導致，骨盆底肌肉、陰道與陰道口皮膚的撐拉也會造成疼痛。

產痛也會因為恐懼、擔憂、羞恥、疲憊而增加。這些情緒對分娩者的影響和生理肇因一樣強烈，有可能讓產痛變成折磨。

「疼痛」與「折磨」的差異

雖然疼痛與折磨這兩個詞經常交替使用，但兩者有巨大的區別。分娩儘管費時又疼痛，卻未必會導致折磨。疼痛是一種令人不快的生理感受，和折磨可能有關，也可能無關。舉例來說，在健身房或慢跑上波時感到的疼痛不是一場折磨。請想想這句箴言：「沒有痛苦，就沒有收穫。」折磨是一種煎熬的心理狀態，可能包括無助、沉痛、悔恨、恐懼、恐慌、失去掌控力等感受，可能和疼痛有關，也可能無關。比方說，被愛人拋棄或受到情感暴力（被冷落、侮辱或羞辱），或是見到他人身心受傷，都可能令人飽受煎熬，雖然生理上沒有感覺到疼痛。

很多人告訴我們，他們對產痛最擔心的是自己會承受不住，覺得無助又不聽使喚。他們擔心疼痛會超出忍耐極限，讓他們出醜。這是一種對折磨的恐懼。如果他們帶著這種恐懼分娩，恐懼會擴大疼痛，他們就可能會向自己害怕的那樣備受煎熬。這些孕者沒有自信能駕馭產痛，不明白產痛未必會導致折磨。

當孕者體認到產痛其實是正常過程的副作用，不是損傷或傷害的徵象，恐懼就不會加強疼痛。我們感受到自己不了解的疼痛時，大多會驚慌失措。例如，有一次我（潘妮）扭到腳踝，聽到可怕的喀嚓聲時，我嚇壞了，以為自己骨折。我忍著劇痛奔到急診室，但得知沒有骨折，只是扭傷得很嚴重，只要穿固定支具幾個禮拜就沒事的時候，我立刻感到好多了，也能自己走（或說跛著腳走）出醫院，進急診室時我可是坐著輪椅。一旦知識取代恐懼，我的疼痛就減少了。

有些分娩者筋疲力盡時，會把疼痛變成折磨，也可能是因為他們遇到干擾，所以失去了應對的自信，例如頻頻有人打擾，醫院的例行程序太僵化，有人口無遮攔或講喪氣話、不懂得關懷，或是有臨床併發症。如果分娩者明白為什麼子宮收縮會痛，能夠在平和安全的環境中，持續受到有人情味、有愛心也有自信的人照顧與鼓勵；如果他們能自由活動，讓自己更加舒適；如果他們知道如何有效應付宮縮，那熟練、自

信、安康的感受便會取代恐懼。就算宮縮變得非常強烈，孕者也不會備受折磨——他們會從容應對。

我們開生產課程時也會討論疼痛與折磨的區別。生產完後，一個學生說，當初考慮要不要用硬膜外止痛時，她問自己：「我有備受折磨嗎？」接著她回答：「我疼痛萬分，但沒有備受折磨。」因此她決定自己應付疼痛，不使用硬膜外止痛，她也沒有因此受折磨。

如何減輕疼痛，預防分娩的折磨

你和分娩者可以用很多方式減輕產痛。透過生產教育（課程、本書、影片、媒體、網路資源），你可以了解生產過程、自助安撫手法、緩解產痛的其他許多手法，還有分娩中的產者護理等其他相關選項。分娩者可以採用放鬆技巧，培養呼吸或呻吟節奏，集中注意力，做出某些動作和姿勢來緩解疼痛。你的協助還包括絕對不要留他孤軍奮戰，照顧他的情感需要，用按摩、握手、冷熱敷來撫慰，建議他淋浴或泡澡，還有協助他採用本書討論的其他自助安撫手法。

本章會更具體告訴你，可以做哪些事來緩解分娩者的疼痛。這些琳瑯滿目的技巧不會將疼痛一掃而空，但結合有愛心、有技巧的分娩支援，便能使許多分娩中的人成功應付疼痛。有些分娩者會結合止痛藥來使用這些技巧，其他人則僅採用這些技巧。

分娩開始前，請確定你知道也尊重孕者關於止痛劑的喜好。請用第322-323頁的「止痛劑偏好量表」來協助描述他的感受，也看看你的感受是否不同。這樣當他接近忍痛極限，你就知道要如何反應了。你會要求開止痛劑（第八章），或是更盡力鼓勵、引導、協助分娩者繼續應付疼痛。如果是後者，本書描述的安撫手法多半十分有效。

本章描述的技巧能發揮各種不同的功用：
• 去除或減少造成疼痛的因素。
• 增加其他愉悅或中性的感受，抑制對疼痛的意識。
• 讓分娩者從事能專心其中的活動，分散他對疼痛的注意力。

- 讓分娩者知道有人照顧他、尊重他，聆聽他的需要。

　　運用各種不同技巧，似乎比整段分娩都只做同一件事更有幫助。

　　在分娩前學好以下技巧，就能適時提出建議，協助分娩者使用。結合第一章的列表和本章資訊能幫助你選擇要帶哪些安慰物品到醫院去（或在家生產前準備好），供分娩時使用。

　　學到這些技巧與姿勢後，請謹記還有其他方法能協助他撐過分娩。有時只要你在場，在分娩者想從體內找出最佳應對之道時，靜靜站在一旁陪著他，就是最好的方法。如果他不想接觸外界也沉默不語，不要擔心。你不需要請他開口商量，就讓他自行發現他需要你幫什麼忙。請在此時順他的意，不要事先全規劃好。

3R：放鬆、節奏、儀式

要善加應付疼痛與長度未知的產程，需要用到3R：放鬆（relaxation）、節奏（rhythm）、儀式（ritual）。3R概念是來自我（潘妮）當導樂時對數百位分娩女性的觀察。我體認到有些人善於應付分娩的疼痛與壓力，有人則覺得承受不住。我注意到，善於應付的人，對子宮收縮大多有三種反應：

- 能夠在子宮收縮期間或空檔（或兩種時候）**放鬆**。放鬆往往意味著保持不動，四肢放軟（被動放鬆），同時緩慢而充分地呼吸。如果分娩者能釋放緊張，保持不動，全身放軟，確實能協助他減輕不適。反過來，跟著節奏搖擺、晃動、呻吟、吟誦、唱歌，也能帶來安撫與放鬆的效果。這叫做「主動放鬆」，在分娩後期宮縮強烈或被動放鬆不再可行時特別有用。在宮縮的空檔，分娩者則休息或重拾正常活動，等待下次宮縮來臨。
- 用**節奏**來應對。
- 發現與運用**儀式**，也就是具有個人意義、有節奏的活動，每次宮縮來時都重複一遍。

在分娩時運用儀式

在前分娩和分娩初期，因應良好的分娩者會用各種活動讓自己分心，等宮縮強烈到他無法持續走動或說話為止。每次宮縮來到巔峰，分娩者必須停下手邊一切30秒時，他就要停止分心，開始改用儀式。

分娩早期使用的儀式通常有事先練習，也許是在上生產課程時練習。如果他沒有事先學到如何運用儀式，護理師或導樂可能會當場教他。這種「規劃好的」儀式通常都包括嘆息（緩慢而有節奏地出聲呼吸）、每次呼氣都釋放肌肉壓力、專心用正面態度應對（例如，想著每次都能釋放掉肌群的一點壓力：額頭、肩膀、手臂、臀部、雙腿，或是在每次宮縮期間計算呼吸次數）。

分娩愈來愈強時，分娩者再採用另一種規劃好的儀式。他可以改採較輕快的節奏呼吸（每10秒鐘做四到六次淺呼吸），有節奏的活動（搖擺、晃動、和身為隊友的你慢舞〔見第168頁〕，或是輕拍或撫摸自己、你、枕頭或其他物品），同時盯著你的臉、計算呼吸次數、運用意象，或是吟誦、唱歌、呻吟、自言自語來集中注意力，發不發出聲音都無妨。

然而，到分娩的這個階段（子宮頸開五公分左右），很多分娩者已經停止思考，偏向依賴本能，因為他們已經放棄掌控分娩了。他們自然而然地發展出一些自己的儀式，取代了原先規劃好的儀式。這成為他們因應每次宮縮十分有效的助力。一旦分娩者發現這些儀式，他就會在多次宮縮中重複運用。等分娩模式改變時，可能會再度自動改變儀式。

分娩者接近本能狀態，甚至發怔出神，是個好徵兆。這表示他們大腦思考的部位，也就是大腦皮質，已經冷靜下來；這使得大腦更原始的部位，也就是中腦與腦幹，得以全面主導所有基本身體功能。法國產科醫師米歇爾・奧登（Michel Odent）解釋，避免刺激分娩者的大腦皮質是有必要的。在出神狀態中，問問題或出乎意料的碰觸、投射強烈的光線，或是一直有人進進出出，都會打擾分娩者，容易啟動大腦皮質，遏止原始大腦的活動。分娩者自然而然發現一套儀式時，也就找到了因應

宮縮疼痛的方法。如果有人干擾儀式，他就比較容易意識到疼痛，要再花一點時間才能重建儀式。

當然，干擾在現代醫院很常見。有些分娩者能長時間抵擋打岔與干擾，彷彿沒有注意到四周的嘈雜，這種本領往往令我們嘖嘖稱奇。

分娩儀式的共同點是什麼？如前所述，這些儀式似乎一定包含某種節奏。事實上，節奏是3R中最基本的要件。有時節奏是來自某人或某物，表現為低語、有節奏的撫摸或施壓、倒水在宮縮的腹部上，或是一起呻吟或搖擺。

內在與外在儀式

有些分娩者子宮收縮時會閉上眼睛一點也不動，或是搖晃、輕拍、搖擺或呻吟。他們的儀式是內在的，涵蓋放鬆、節奏性的呼吸或呻吟，還有某種心理活動。這些人似乎很少意識到周遭的世界。

其他分娩者會睜大眼睛，集中注意力，活動身體，發出有節奏的聲音，同時依賴別人成為儀式的一部分。這些人採用的是外在儀式，也就是分娩者接受外界的協助。

分娩者在分娩早期採用內在儀式，後來改採外在儀式，或是次序相反，這種情形很常見。

如何協助進行分娩儀式？

身為生產隊友，你可以幫助分娩者培養或延續他的儀式。首先，請觀察他在子宮收縮時的行為。他是保持不動，肌肉放鬆？還是跟著節奏活動或出聲？無論是哪一種儀式，就算他大聲呻吟或用力搖晃，都表示他應付得很好。如果他的節奏亂了，你（或導樂）的工作是幫助他找回或重拾節奏（見第200頁的「主導程序」和第110頁的「你能幫哪些忙？」）。不要發問或建議其他方法，打斷產者在子宮收縮時採用的儀式。

使用外在儀式而非內在儀式時，你才需要提供比較積極的協助。例如，運用外在儀式時，你可以：

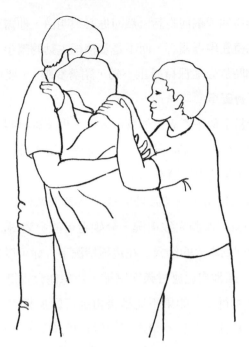

這個人的儀式是把臉埋進隊友胸口，導樂揉他的肩膀，三個人一起搖擺。

- 兩人互看。
- 擺動你的頭或雙手、撫摸，或跟著他們呼吸或呻吟的節奏低聲撫慰他，以協助他保持節奏。
- 穩穩握住他的上臂、雙手、大腿或腳來穩住他的重心。
- 按壓他的臀部或腰部（見「對背痛反向施壓」，第192頁）。
- 抱住他，和他一起走動、搖擺或慢舞。

　　如果他運用的是內在儀式，你可以：
- 一直待在他身邊，不說話，靜靜握住他的手。
- 宮縮時不要打擾他，也請別人不要打擾他。

　　如果你已經準備好扮演非常主動的支援角色，但分娩者運用的是內在儀式，你可能會覺得自己無用武之地。你可能會想多幫一點忙，讓他

看著你或讓你撫摸他或跟他說話。然而你必須明白，他需要你，但主要是希望你冷靜地待在現場關心，而不是當積極主動的幫手。如果他應付得來（能在宮縮時放鬆並保持靜止不動，閉著雙眼），要他看著你或跟著你的節奏反而會礙事。

就算分娩者當下似乎不需要你幫很多忙，也請繼續觀察，在宮縮期間跟上他的節奏。如果他開始畏縮、變得緊張、發出聲音或節奏亂了，請引起他的注意，幫他重拾節奏。

如果不時有人打岔，例如護理師或照護者來做檢驗、量脈搏、量體溫或血壓、抽血、監測大致情況，分娩者可能會變得心神不寧，沒辦法保持節奏或回到本來的儀式。在這種情況下，你可以告訴護理師：「如果不打擾他，讓他自己應付幾次宮縮，我想他會覺得比較能掌控情況。你覺得可不可行？」如果不能稍後再進行醫療程序，你可能需要扮演較主動的「教練」角色。請進行主導程序（第200頁），告訴分娩者：「這次宮縮唯一重要的事是保持你的節奏。我來幫你度過難關。」請協助他培養節奏，讓他有一段安靜不受打擾的時間，可以重拾或發展出另一個儀式。

一旦子宮頸全開，分娩者進入生產階段，他就會變得更有警覺、更專注。這時他不太可能會再採用同樣的儀式，節奏也被用力推的強烈衝動取代。宮縮會主宰著他要不要、什麼時候、如何用力，他會在情緒高昂、亢奮與激動的高潮中臨盆。在生產階段，與其協助他維持儀式，不如幫他保持良好的生產姿勢，鼓勵他在用力時放鬆會陰（見「生產階段」，第119頁）。

自發性儀式的例子

以下的例子顯示分娩時產者及其生產隊友培養出來的一些自發性儀式。你可以看出人是如何以自己的作風將安撫手法發揮到極致。

有一對夫妻發現他們處理宮縮的方式是，每次宮縮時，生產隊友就會抓分娩者的背，分娩者則跪在地上向前靠著他的大腿。她一向喜歡別

人抓自己的背，她發現宮縮的時候，請他輕輕抓她的背真的有幫助，他會從左臀逐漸往上移到左肩，繞到右肩再往下到右臀。他跟著她的呼吸變化掌握抓背時機，所以抓到右肩時，宮縮正達到巔峰，抓到右臀時，宮縮就結束了。抓背對分娩者來說是有用的焦點，從生產隊友抓背的進度，她就可以得知宮縮已經進展到哪裡了！事後她說：「他把我的宮縮時間一分為二！我知道他抓到我的右肩以前，我都必須應付宮縮。過了右肩以後，我就知道宮縮快結束了。」

也有的生產隊友協助產者明白宮縮已經過去一半的方式是計算呼吸次數。一旦你知道產者度過宮縮要呼吸幾次，就能判定何時進展已經過了一半，「開始走下坡」。在分娩活躍期，如果你仔細聆聽產者的呼吸或呻吟節奏，會察覺到最高點時他會繃得很緊，過了最高點之後便會放鬆，聽起來比較緩和。這時你可以說：「到巔峰了。」當你確定宮縮已經過了巔峰後，再告訴他：「走下坡了」或是「快走出來了。做得好。」

另一個例子是以梳頭髮來進行儀式。一位女士有一頭絲滑的長直髮，她發現宮縮時只要母親有節奏地梳她的頭髮，她就能應付陣痛。如果母親停手，痛楚就會比較強烈。原來她母親在她孩童和青少女時期時常梳她的頭髮，在那些時刻彼此非常親密。女兒覺得安全而心滿意足，同樣的感受也在她分娩時浮現。

有一個例子可以顯現出細節的重要性：一位分娩者發現每次宮縮時，她都會盯著隊友T恤上的一個洞瞧，同時反覆告訴自己：「爆開那個洞，你就能掌控好自己。爆開那個洞，你就能掌控好自己。」宮縮時如果她的隊友轉身拿水喝，她就會崩潰。她說：「你不能那麼做！」他以為她是指他不能拿水喝：「我很渴啊！我得喝點東西！」她回道：「我需要你的洞！」他並不知道自己T恤上的洞對她保持專注有多麼重要。

還有一個是暖人心扉的儀式。一位分娩者和隊友在宮縮空檔慢慢踱步。宮縮開始時，他們就面對面跳慢舞（見第168頁），一起靜靜搖擺。宮縮結束時，他們再回頭踱步。後來參加生產課同學會時，他噙著淚描述這個儀式：「我這輩子從來沒有這麼有男子氣概過。抱著她，我可以

從她貼著我的身子，感覺到每次宮縮。」

最後這個儀式顯示放鬆可以轉化為節奏：有個產婦急產很痛。躺浴缸時她發現，用手掌順著她呻吟的節奏拍牆確實有幫助。於是她拍！拍！拍！拍到導樂擔心她會傷到自己的手，但也知道不要阻止她比較好。不久，拍打開始讓浴室的燈跟著忽暗忽明。就這樣持續了一個小時。房裡的電力系統顯然接錯了線。事後，護理師告訴導樂：「我還以為你們是刻意的——進行某種新奇的儀式！」（順帶一提，那位女性沒有傷到手。我們猜醫院後來也修好了燈。）

培養節奏性儀式確實是分娩的創意面，雖然照護者和生產教師及書籍作者大多沒有體認到這點。減輕疼痛的不是原本的安撫手法，而是分娩者將這些手法做了獨一無二的改編，以因應自己的個性和當時的需要。

自助安撫手法

自助安撫手法是指孕者在分娩前先練熟的一套協助他應付疼痛、促進產程的技巧。很多生產課程都會提供聲音或影像媒體教學，YouTube等線上串流網站或書本也有資料。請計畫學習並運用這些技巧。安撫手法可以帶來差異，會讓人從痛到不能忍耐轉變成正面應對。本節涵蓋許多自助的安撫手法。請一起練習並改編成對孕者最有效的做法。

放鬆

放鬆、有節奏的呼吸、集中注意力，長久以來一直是生產準備工作的基石。放鬆是大多數安撫手法的目標。如果分娩者能在子宮收縮時放軟身體（被動放鬆），或是有節奏地搖擺、晃動、呻吟、低語（主動放鬆），他們的痛楚便會減少，比較不覺得那麼不堪承受。分娩者放鬆的意圖就算不完全成功，也還是有幫助，因為可以成為正面的焦點，促使分娩者分散對疼痛的注意力。

要在分娩活躍期宮縮時被動放鬆，可能比在分娩早期困難；分娩者可能需要一直保持有節奏的活動。這個時期的目標是在宮縮空檔被動放鬆，宮縮期間則主動採取儀式（見第148頁）。

在懷孕的最後幾週，請協助孕者學習辨認並釋放身體所有部位的壓力。和他們一起練習，你會發現可以用哪種語調、哪些話、哪種碰觸協助他們放鬆。請試試下列做法：

- 孕者躺著不動，緩慢地深呼吸時，請指出要他專心放鬆身體哪個部位。請從腳趾開始，逐步擴散到身體其他部位，最後到頭部。

- 請協助孕者辨認他的「緊張點」，並以意志釋放那股壓力。緊張點是受到壓力就會緊縮的身體部位。這些部位可能正是分娩時會特別緊張的地方。緊張點可能是在肩膀、脖子、額頭、下巴、腰部或臀部。請協助他釋放壓力，用整隻手撫摸那個緊張點，或是說類似「放鬆你的右肩」、「這裡放鬆」等話。如果孕者很難放鬆，還是可以學著讓特定的身體部位放軟，方法是先繃緊（例如盡量繃緊手臂或腿），再放鬆。請你們兩人反覆練習，可以訓練你們在他身體部位變得緊張時辨認出來的能力，也訓練孕者放鬆。

- 請試著幫他的手臂或腿懸空。讓孕者舒服地坐或躺著，你以一隻手抓著他的腕關節上方輕輕抬起，另一隻手抓著略高於手肘的部位。輕輕地上下活動手臂，轉幾個圈。鼓勵他「放手」，不要加強也不要抵抗你的動作。他可以試著想像自己是個軟綿綿、鬆垮垮的布娃娃。這項練習可以教你們信任彼此，也讓你們懂得分辨緊張與放鬆的不同。

良好的生產準備課程會著重於訓練被動與主動放鬆技巧。你也可以從DVD和YouTube影片練習生產時的放鬆技巧。請見「建議參考資源」（406頁），了解有哪些有效的放鬆輔具。

分娩時，你可以協助分娩者以下列方式放鬆：

- 他感覺到子宮開始收縮時，請提醒他立刻採用他的儀式（如果儀式沒

有自動出現），以節奏性呼氣來釋放壓力。提醒他每次呼氣都是一次放鬆的呼吸。

- 如果你察覺到宮縮變強時，他縮緊了身體的某個部位，請用安撫的話語或觸摸（或兩者）幫助他舒緩那些部位的緊張狀態。別只說「放鬆」。請具體一點說「這裡放鬆」，同時摸他的手、額頭、肩膀等部位。你的觸摸應該帶有安撫意味，不要緊張也不要猶豫。他釋放壓力時，請說「很好」或「就是這樣」。

- 如果你們練習放鬆時有效，請試著在宮縮的空檔「浮抬」他的一隻手臂或腿。

- 請運用本章的安撫手法與口頭提醒，協助分娩者在宮縮期間與空檔放鬆。反覆試驗便能得知哪種方法最有效。一旦你發現有用的方法，請持續運用。

- 如果產程變得太激烈，不論你如何努力也沒辦法讓分娩者在宮縮時放鬆，請協助他在宮縮空檔放鬆、休息，同時在宮縮時保持節奏。請用安慰的話語、碰觸與其他安撫手法。

催眠

多數分娩者可以達到一種出神狀態，保持深度放鬆，降低對疼痛的意識。在分娩時進行自我催眠需要事先進行妥善的訓練與練習。分娩時的催眠出神狀態，可以由分娩者或受過訓練的生產隊友或導樂引發（催眠治療師不會陪產家分娩，不過受過訓練的「催眠導樂」可以協助催眠）。

催眠課與DVD是傳統生產教育的熱門輔具。領有執照的催眠治療師或接受過額外訓練的生產教師會與孕者及其隊友密切合作，以催眠來降低恐懼與焦慮，建立信心，讓孕者熟諳止痛技巧（見「建議參考資源」，406頁）。近年針對分娩時進行自我催眠與採用傳統安撫技巧的比較研究發現，進行自我催眠的女性對止痛劑的需求較少。缺點是對有些人來說，要熟悉這項技巧需要密集的練習時間，才能成功用在分娩中。

集中注意力

這項技巧能轉移分娩者的心思，讓他把注意力放在其他事上，不要想著產痛。在宮縮期間，可以用幾種方式重新調整注意力焦點：

- 分娩者可以看著你，或是看著一張有意義的圖畫、小雕像、花朵或另一樣物品。一位女士掛了一套嬰兒服在牆上，她專心看著嬰兒服，想著自己不久就會生出能穿那套衣服的寶寶。另一個人作了一幅啟發人心的拼貼作品，掛在產房牆上，作品中有一片美景，還有強健有力的人從事令人印象深刻的身體與藝術技藝的圖像。還有一個人張貼她的大孩子的圖畫作品。另一個人掛的是她的多隻寵物的圖片：一匹馬、三條狗和一隻貓。如同專心看著隊友T恤上的洞的那個人（見第151頁），所有這些產婦都用物品給自己後盾或啟發。集中注意力在一件物品上，可以成為分娩者儀式中至關緊要的一環。

- 分娩者可以聽你的聲音、聽音樂，或是聽另一個撫慰人心的聲音（見第194頁）。多數人喜歡在子宮收縮時聽有節奏的細語聲。

- 他可以專心感受你的碰觸、你的按摩或你的愛撫。撫摸他時請配合他的節奏。

- 每次子宮收縮時，他可以專心唸一段口訣，或在心裡進行計算呼吸次數、重複唸一段字句的儀式。比如他可以吟誦：「張開……張開……張開……」，或說：「我想我做得到……我想我做得到……我就知道我做得到……我就知道我做得到……」（來自童話〈小火車做到了〉）；他也可以反覆說：「保持不動如山，流動如水。」一位分娩者甚至會在宮縮時一面搖擺一面大聲反覆唸「硬膜外止痛」這個詞。導樂問他需不需要做硬膜外止痛時，他卻回道：「不，只要我唸得出來，就不需要做！」這些儀式通常沒有事先規劃，而是自然而然出現的。他大聲數數兒、吟誦或呻吟時，你可以加入他們。當然，無論你怎麼做，都不要打斷他的節奏。請協助他保持節奏。

完美的家長：放鬆練習
被動放鬆的腳本

請平靜、慢慢地讀這部腳本給孕者聽，讓他們呼吸兩三次來釋放每個焦點部位的壓力，讓緊張有時間逐漸消失。

1. 打呵欠或呼出所有的氣。

2. 專心想著你的腳趾和腳。想像你每次呼吸，緊張感就少一點。感受全身是溫暖而放鬆的。

3. 現在，專心想著你的腳踝。想像你的腳踝軟綿綿的，呈放鬆舒適的狀態。

4. 接著，專心想著你的小腿。讓小腿肌肉放鬆、放軟。很好。

5. 再來，專心想著你的膝蓋。你的膝蓋有依靠，很放鬆──不需要讓腿維持某個姿勢。動一動，看看你的腿有多放鬆。

6. 想著你的大腿。大腿結實的肌肉很軟、很放鬆，因爲現在不用使力，大腿也有安全的後盾。很好。

7. 現在，想著你的臀部和會陰部。這個部位在分娩和生產時特別需要放鬆，所以請讓這個部位變得柔軟乖順。一等對的時機到來，你的寶寶就會通過陰道，你的會陰肌肉組織會舒展，讓寶寶出生。你會放手，讓會陰放鬆，爲寶寶張開。

8. 專心想著你的腰部。想像有人用結實溫暖的雙手關愛地揉你的背部。感覺眞好。你的肌肉正在放鬆，腰部很舒服。你察覺到緊張感正從你的背部消失。

9. 讓思緒轉到腹部。讓腹部肌肉放鬆。讓肚子隨著吸氣、吐氣而起伏。很好。現在，我們把焦點移進腹部，想著你子宮中的寶寶，他在子宮溫暖的羊水中漂浮或擺動手腳、扭動身體──你的子宮是安全的地方，能滿足寶寶所有的需要，給他營養、氧氣、溫暖、動力與刺激。你的寶寶聽著你的心跳、你的聲音、我的聲音、音樂和其他有趣的聲響。你給寶寶的照護多無微不至啊。你是完美的家長──寶寶需要的，你統統能滿足！

10. 現在，專心想著你的胸部。吸氣的時候，胸部會輕鬆地隆起，讓空氣有空間進入。呼氣的時候，胸部會放鬆，幫助空氣流出。請輕鬆而緩慢地呼

吸，讓空氣流進流出，差不多就像你在睡覺一樣。很好。

11. 花一點時間再度專注在你的呼吸上，用鼻子吸氣，嘴巴呼氣，緩慢而輕鬆地讓空氣進出。吸滿氣的時候，請留意胸口會有點緊，只要呼氣就會放鬆。呼氣的時候聽聽看。你的呼吸聽起來很放鬆、很平靜，幾乎就像你睡著了一樣。每次呼氣都很放鬆。用呼氣來呼出所有壓力。很好。

12. 現在，專心想著你的肩膀和上背部。想像有人剛按摩過你的肩膀和上背部。以呼氣呼出所有壓力，壓力消失時會帶來溫暖與柔和的感受。

13. 專心想著你的手臂。呼氣並放軟雙臂，從肩膀一路放鬆到手臂、手腕、雙手、手指。讓雙臂變得沈重、柔軟、放鬆。

14. 接下來，專心想著你的脖子。你脖子的所有肌肉都很柔軟，因為不用撐住頭的任何姿勢。你的頭如果不是舒舒服服地呈平衡狀態，就是挺得好好的，所以讓脖子放鬆吧。很好。

15. 專心想著你的嘴唇和下巴。你的嘴唇和下巴很鬆弛，很放鬆。你沒有刻意讓嘴巴張開或闔上。這樣很舒服——一點也不緊張。

16. 再來，專心想著你的眼睛和眼皮。你沒有刻意張大或閉上雙眼。眼睛想怎麼樣就怎麼樣。你的雙眼沒有聚焦，保持靜止。你的眼皮放鬆而沉重。

17. 專心想著你的額頭和頭皮。這裡沒有什麼好煩惱的！想想你的額頭和頭皮有多溫暖、多放鬆。你臉上的表情平靜祥和，反映了內心平靜祥和。

18. 我們已經從腳趾頭一路來到頭頂。花幾分鐘享受這些平靜、安康的感受。

    你可以隨時用這種方式放鬆——就寢前、午休，或是安靜小歇的時候。分娩時你會希望有這種感受。

    當然，分娩時你不會一直躺著。你會走動、坐起來、淋浴、換姿勢。但只要子宮一開始收縮，你就讓自己放鬆所有不需要用來支撐某個姿勢的肌肉，你也會讓思緒放鬆，給自己有自信、平和的感受。這種感受會幫助你順著宮縮的來去，專心在呼吸上，從每次宮縮中找出讓自己舒服的方法。

19. 現在，到了結束練習的時候。慢慢張開你的眼睛，伸伸腿，融入你的周圍環境。慢慢來。不用著急。

觀想

分娩者可以把宮縮、焦點物或呼吸當成暗示，觀想一些正面、愉快或放鬆的事。比如他可以觀想自己的呼氣或你安撫的觸摸或按摩，正在帶走緊張和疼痛。他可以想像自己在一個特別、安全、舒適的地方，透過宮縮的暗示而放鬆，深深沉醉在那個地方的懷抱中。他可以用各種方式觀想每次宮縮：想像那是一道浪，而他乘著浪峰前進，或那是一座山，宮縮的反覆出現就是他在上下攀爬。他可以將宮縮的開始當成暗示，想像他像海鳥般翱翔在宮縮的海浪之上。我們有幾個生產課程的學員說，分娩時他們會觀想我們在課堂上用來展示子宮收縮和子宮頸擴張的菱形子宮編織道具，想像道具的子宮頸張開了。

有些觀想是事先規劃好的，其他觀想則是在分娩時自然而然出現的。自動出現的觀想通常非常有創意，對個人特別有效。

有時配偶們會在懷孕期間一起規劃如何觀想，這樣隊友才能引導分娩者度過分娩。我們建議你們回想一些兩人共同擁有或經歷過的正面或勵志經驗。以下是在兩段時期進行個人觀想的方針，分別用在分娩早期及分娩活躍期。

分娩早期的觀想規劃：

1. 請回想過去有哪個事件，讓兩人都很放鬆（例如某次出遊、某個美好的午後、某次會心的談話）。
2. 一起散步或享用大餐，盡量回想那次經驗的細節，愈多愈好。
3. 將細節編織成一段簡短的描述，有開頭、正文和結尾。子宮收縮時，你來唸這段想像，每次宮縮都變動一些細節。

例如，有一對配偶曾在某個寒冷多霧的早晨乘獨木舟出遊。河水平靜，霧正要散去，鳥兒在上空飛翔，遠處看得到一棟殘破的穀倉，一棵傾倒的樹阻斷了河水，諸如此類。分娩時，那位女士在一個大浴缸中，一位友人配合她呼吸的節奏倒水在她背上。每次宮縮時，她的隊友就說：「好，我們來乘獨木舟，滑過這次宮縮吧。鳥兒在頭上飛

翔。你看那個穀倉的屋頂都塌了。四周空無一人。一切都很安靜而美好。好，休息一下。」她的隊友會變動細節，但也時時反覆描述。事後那位女士說：「他把我帶回到那裡。我的呼吸化作槳的拍打。潑在背上的水聲變成了我舉槳時水滴落的聲音。」

分娩活躍期的觀想規劃：

1. 請孕者描述他在身體、心理或藝術上遭遇過的某回挑戰，還有他如何面對挑戰。
2. 將那個事件編成一段簡短的描述，在宮縮時描述給他聽，提醒他他具有迎向挑戰的能力。
3. 更動或加強描述，以因應分娩變強的需要。

　　舉例來說，有個人回想起他定期去騎單車的那條路，有一段非常長又陡峭的上坡路。有很長一段時間，他們不得不在半路停下來牽車，否則攻不上山頂。不過，經過鍥而不捨的努力，他們終於能騎上山頂，再從另一頭順坡下山。在分娩活躍期，他將每次宮縮都想成那段坡道，回想自己如何鍥而不捨，氣喘吁吁，肌肉痠痛地騎上山頂。他的口訣變成：「堅持下去，堅持下去。」他的隊友就這樣反覆唸這段口訣鼓勵分娩者，接著又說：「快到了，只要再一點路，這就對了。現在你已經過了山頂。可以順坡下山了。」事後分娩者說，每次宮縮變強，那段上坡路就變得更陡、更難爬，但成功攻頂的回憶幫助他撐過了每次宮縮。

有節奏的呼吸和呻吟

每種準備生產的方法都會以節奏性呼吸為主軸。這是使用最廣泛的生產安撫手法。在一項美國大型普查中，有作答的分娩者採用呼吸技巧的比例高達四成九。一項加拿大的大型普查也發現，七成四的分娩者會採用呼吸技巧。事實上，每種要求嚴苛的身體活動或運動，都需要人能意識到呼吸與節奏，觀想和減壓技巧也是如此。有節奏的呼吸或呻吟（其實

就是出聲呼吸），還有放鬆，都有非凡的價值，能提供獨一無二的鎮痛能力。

- 節奏穩定的呼吸或呻吟有助人放鬆，尤其是在他學到如何隨著每次呼氣釋放壓力之後。
- 節奏性呼吸或呻吟能使人平靜，特別是人覺得焦慮或不堪負荷的時候。
- 節奏性呼吸或呻吟能給人一些掌控力，讓他更能應付子宮收縮，儘管子宮是不由自主地全面收縮，完全不聽人的意識使喚。
- 醫院方針或分娩者的自身情況不允許採用泡澡或淋浴、按摩或活動等安撫手法時，永遠可以採用節奏性呼吸或呻吟（在分娩者無法下床、束著電子胎兒監視器皮帶、插著靜脈注射針，或是已經打了止痛劑等情況中，多數安撫手法無法使用；對這類情況的特定建議，請見「當產者必須臥床生產」，第222頁）。

如果能事先練熟技巧，分娩者就能在分娩時以最少的力氣，發揮呼吸節奏的最大效用。

在子宮頸擴張（第一）階段，有兩種基本的呼吸節奏：緩慢呼吸和淺呼吸。我們建議你和孕者把兩種都學起來，改成你們覺得最舒服的速度與節奏，用在分娩上。你們應該以分娩者的喜好與宮縮的性質為嚮導，決定如何、什麼時候運用這些節奏。

放慢呼吸或呻吟

我們建議開始的時候要放慢呼吸，不是快速地淺呼吸，因為放慢呼吸是兩種節奏中比較簡單的那一種。當分散注意力的活動不再能使分娩者舒服，就開始採用；也就是說，子宮收縮強烈到分娩者必須走走停停，沒辦法持續說話或做其他活動時，就要開始改變做法。從這時開始，他們應該放慢呼吸，直到能好好放鬆為止，也可以在每次呼氣時呻吟或出聲嘆息。

要讓緩慢呼吸帶來最大的放鬆與平靜效果，關鍵是分娩者要輕鬆而徹底地呼吸，不是刻意放慢：「慢慢吸氣，慢慢吐氣。」如果他們太用力，呼吸聽起來會很緊張、很緊繃，從身體也看得出他的緊張。

分娩時要放慢呼吸，請這麼做：

1. 宮縮開始時，請分娩者依第155頁的描述集中注意力。
2. 請他放鬆，長吁一口氣，釋放全身的緊張，如果他想要，也可以在呼氣時低聲呻吟。
3. 請他緩慢呼吸：理想的情況是（不是一定要這麼做）從鼻子吸氣，從嘴巴呼氣，每次呼氣都像一聲長嘆或呻吟。每次呼氣結束就停頓一會兒，不要急著吸氣。速度應該保持在每分鐘五到十二次呼吸。每次呼氣身體就放鬆，釋放全身的壓力，或是每次都從身體的不同部位釋放壓力（例如額頭、下巴、肩膀、右臂或左臂）。有些人覺得每次呼氣都發出「馬翻唇」的聲音很放鬆，馬有時用嘴呼氣時會讓嘴唇抖動，也叫做「馬嘶」。
4. 宮縮結束時，請恢復正常活動，你們也不要再去想呼吸的事。

只要有效，分娩者就應該放慢呼吸。有些人分娩時從頭到尾都只緩慢呼吸。然而對大部分人來說，宮縮變得太強烈、間隔也太短時，根本沒辦法放慢呼吸。如果是那樣，請改用淺呼吸。如果分娩者在分娩早期就改用淺呼吸，後來或許能回頭放慢呼吸。

淺呼吸

摸熟淺呼吸的節奏需要一些練習，就像學自由式也要花時間學會如何有節奏地呼吸。也正如要維持呼吸節奏才能游得好，淺呼吸節奏也讓分娩者更能應付疼痛（淺呼吸比游泳時呼吸容易得多）。只要學會了，淺呼吸就和放慢呼吸一樣簡單。分娩時運用淺呼吸的方法如下：

1. 宮縮開始時，請分娩者集中注意力。
2. 請他開始以嘴巴短促地淺呼吸，先默默吸氣，再出聲呼氣，每

次呼氣後就停頓一會兒。速度是每1到2秒鐘呼吸一次，或是每分鐘呼吸三十到六十次。每次呼氣時，都會放掉一點壓力。

3. 持續保持這種呼吸速度，直到宮縮逐漸平息。然後，如果分娩者想這麼做，就請他放慢呼吸速度，或是保持這種淺呼吸的速度，直到宮縮結束。

4. 宮縮結束時，他可以休息或回到宮縮開始前他在做的事。下一次宮縮來臨時，便重複進行淺呼吸。

鼓勵孕者練習這種節奏到分娩一開始便能運用的程度。只需要幾次練習就夠了。一開始做淺呼吸可能會覺得不舒服（嘴巴會乾，頭會暈，或是覺得呼吸的空氣不足）。然而，適應並順著節奏做就能放鬆下來，自在地淺呼吸了。淺呼吸或許會成為他分娩時最好的朋友（除了你之外）。

請孕者練習淺呼吸，直到他能以每分鐘呼吸三十到六十次的速度，進行一到兩分鐘，期間不中斷也不會覺得頭暈（因為過度換氣）為止。如果他覺得頭暈目眩，就稍微放緩步調，每次呼吸完後停頓久一點，或是微微呼吸（才不會讓空氣大量進出）。頭暈很惱人也很不舒服，但只要熟悉技巧就不會發生。如果孕者在分娩開始前就練熟了淺呼吸，分娩時就不太可能過度換氣了。

孕者練習培養呼吸節奏時，請留意他有沒有全身放鬆，尤其是肩膀和軀幹。如果他繃得很緊，那就比較可能過度換氣。請提醒他放鬆。如果你能「上他的火車」，順著他的節奏，那會很有用。如果你搖擺、上下點頭、數他呼吸多少次，或是順著他的呼吸節奏上下擺手，這樣似乎能協助他保持節奏穩定。指揮時請保持你的手和手腕放鬆下垂，記得在每次呼氣後停頓一會兒。你先放鬆，才會感染分娩者，幫助他也放鬆。

只要練熟淺呼吸，不過度換氣，分娩者就能在分娩時舒服自在地任意改變呼吸節奏。他可能會想結合緩慢呼吸與淺呼吸，比如宮縮開始和結束時都放慢呼吸，邁向高峰時改用淺呼吸。

然而請記得，分娩者能夠如魚得水地保持呼吸節奏，不要多想也不要緊張，才能淋漓發揮節奏性呼吸的好處。節奏性呼吸應該能讓人放鬆；孕者只要練熟這種技巧，就能變成一股專心的助力。

用力推（向下用力）的技巧

有四種技巧可以處理用力推的衝動：

- 其中一種技巧是用來幫助分娩者避免大量用力（或向下用力），以免效果不彰或帶來傷害。
- 其他技巧則是用在生產階段，也就是產者應該用力的階段；這些技巧是：**自發向下用力、自主用力、指示用力**。

避免大量使力

分娩時有三個場合，就算產者想這麼做，也不應該用力（屏息使力）：

1. 陰道檢查判定子宮頸還未全開之前，不適合用力。有時產者早在子宮頸開六公分時就會過早感受到用力的衝動，因為胎頭位置給陰道壁帶來了不正常的壓力。

2. 如果到了轉移期（子宮頸開八至十公分），子宮頸依舊腫脹厚實，邊緣很厚（見第113頁），也不適合用力。照護者做陰道檢查時會發現這點。

3. 生產階段胎頭著冠並露出時，也不應該用力。

在子宮頸擴張或轉移期大量用力，可能會增加胎兒給子宮頸的壓力，造成子宮頸腫大，因而延緩了分娩進度。如果早在子宮頸擴張前就有強烈的用力衝動，改採膝胸臥式或側躺姿勢可能有用（見第172頁）。子宮頸到轉移期仍然腫脹的話，分娩者也只要稍微用力，能抵銷那股衝動就好（見「轉移期」，第112頁）。

如果因為子宮頸腫脹，醫護人員要分娩者不要用力，「悶聲使力」可以幫助他避免太過用力。悶聲使力是指迅速但輕輕屏息，接著重重吐

氣，因而發出悶聲。你可以在每次宮縮時和他交談，協助他呼吸或悶聲使力。

在著冠和生產階段，大量用力可能會導致陰道因為拉扯太快而受傷，或是太快生產。分娩者可以在這時候避免屏息，只要一感覺到用力的衝動就抬起下巴輕輕吐氣或喘氣。有時說比做容易，因為那股衝動有可能非常強烈。你可以伸出援手，和他兩人互望，一起呼吸，交談度過這段時間，或是順著他的喘息節奏上下點頭。

別對這些技巧期望太高；這些技巧帶不走也減輕不了產者用力的衝動，頂多只能讓產者盡量不額外使力，因為身體已經在用力了。

自發向下用力

一旦產者有想用力的感覺，子宮頸也全開，照護者便會讓他放手用力。通常產者應該自然而然用力。自發向下用力是這樣進行的：

1. 子宮開始收縮時，請產者依第155頁的描述集中注意力。
2. 請產者採用任何一種似乎最理想的呼吸節奏，放慢呼吸或淺呼吸皆可，直到用力的衝動強烈到無法不向下用力為止。
3. 用力的衝動會一波波、一陣陣襲來，每次宮縮會出現三到六次。子宮的這些浪潮般的衝動會席捲產者，讓他不由自主地向下用力（屏息或發出悶聲、呻吟或使勁），長達5到7秒鐘。不用擔心他用力時會亂了節奏。在生產階段，產者的嚮導是用力的衝動，不是節奏。
4. 一陣用力的浪潮過去後，他會再次輕輕呼吸，等浪潮再度來襲。這種模式會持續到宮縮結束。
5. 宮縮結束時，請他休息到下次宮縮揭幕。

自主用力

請在產者的自發向下用力不奏效時才使用這種方式用力。他可能會緊緊閉著雙眼，也可能會退縮，弓著背抬起下巴，彷彿他在抗拒宮縮（我們有時會把這稱作「散漫用力」，因為產者用力不是為了讓胎兒向下移動到陰道）。

如果這樣用力有進展，那就不用擔心。然而，如果胎兒沒有往下移，請諮詢照護者並試試這麼做：

1. 在子宮收縮的空檔，請分娩者不要閉上眼睛，下次宮縮時看看胎兒會從哪裡出來。這樣有助於他專心向下用力。
2. 如果這樣似乎能改善進度，你可能需要提醒他張開眼睛。
3. 如果看得出進展的跡象，你可以拿鏡子讓產者看胎兒的進度（如果他不想看也不用驚訝。請留給他去選擇）。
4. 分娩者應該會自然而然地向下用力，同時看向胎兒會露出的地方。
5. 如果向下用力還是不奏效，建議他換個姿勢。改採任何一種姿勢也許都有助於他專心，更能有效用力。
6. 如果這些方法都不成功，請他試試自主用力。

指示用力

直到1980年代晚期，幾乎每間醫院都把指示用力當成指導產者向下用力的唯一方法。醫院會教產者屏住呼吸，盡量使力，等數到十再放鬆，接著再度屏氣重複這個模式，每次宮縮都這麼做。研究顯示，長時間用力屏息並使勁可能會使產者疲憊不堪，造成胎兒窘迫（因為屏息會減少給胎兒的氧氣），骨盆底肌肉與支撐膀胱及子宮的韌帶也會因為極度拉扯，導致日後的膀胱與腸胃問題。

今日，指示用力是到下列情況才使用：

- 胎兒在自發向下用力中下降得太慢，照護者考慮使用產鉗或真空吸引器（見第263-266頁）等器具或會陰切開術（第260頁）協助接生的時候。使用這些器具或手法前，產者應該先試試指示用力。

- 產者進行硬膜外止痛，無法充分感覺到用力的衝動，也因此無法採用自發向下用力的模式時。然而，在這種情況下，如果他改用下述改良後的指示用力形式，也許能消除一些副作用。

- 指示用力仍然是醫院的例行做法時。請事先詢問產者的照護者，生產團隊是支持自發向下用力還是指示用力。.

改良後的指示用力

只有在要避免使用器具時，才需要把指示用力法改良成近似自發向下用力的模式，以減少不良影響。

1. 子宮收縮開始。產者集中注意力。由你、護理師或導樂告訴產者怎麼做：「吸氣，吐氣，持續二到四次，讓子宮收縮的模式成立。現在，把下一次呼吸止住，然後使力，數一、二、三、四、五、六。好了，請為胎兒呼吸。迅速呼吸幾次，然後重複屏氣與使力。」

2. 產者繼續這麼做，直到宮縮逐漸平息。

3. 子宮停止收縮。產者休息，直到下一波宮縮開始。

變換動作與姿勢

可以自由活動和改變姿勢的時候，產者：

- 會覺得比較舒服，也許甚至能加速分娩。

- 可以找到感覺正確的姿勢或動作。

- 可以起身、走動、坐下、躺臥、蹲下、跪著、側躺、跪撐，或是靠著你、牆壁、生產球、床或床頭櫃（見第168頁的插圖）。

- 可以走動、搖晃或有節奏地搖擺。

如果產者心浮氣躁、覺得喪氣或疼痛難當，或是分娩進度慢了下來，可以鼓勵他換一個姿勢或動作。每30分鐘左右換一次姿勢或動作，也許能帶來正面的變化。生產階段也一樣，產者可以換幾個不同姿勢，這個階段耗費一小時以上的時候更要這麼做。

寶寶實際出生的前一刻，照護者可能會請產者換一個讓照護者相信更好「接住寶寶」的姿勢，例如半坐或平躺，雙腿縮向胸口。然而，也有些照護者認為產者用各種姿勢生產都無妨；請見第168–175頁的列表，認識各種有用的姿勢及其可能好處。

大多數醫院的產床都可以升降，也有可以移動和附加的部分，以支撐產者的各種姿勢，例如半坐、坐直、向前跪伏、扶著欄杆蹲下。這類產床大多有電子控制裝置。剛到醫院的時候，請你按按所有按鈕，測試產床運作得如何，也多試幾種可能採用的姿勢。

分娩與生產的姿勢與動作

姿勢／動作	獨特好處

站立

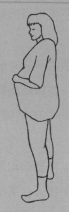

- 在宮縮期間與空檔利用地心引力
- 對有些分娩者來說，站立比坐或躺下舒服
- 縮短宮縮的時間，幫助他們生產更順利
- 協助胎兒移進骨盆
- 如果分娩者一直躺著，站起來可能會加速生產
- 可能會促使第二階段產生用力的衝動

走動

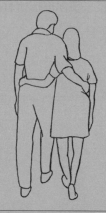

和站立相同，此外：

- 造成骨盆關節的些微改變，有利胎兒旋轉與下降

站著向前靠在隊友、床或生產球上 ***

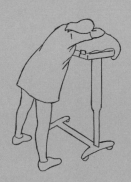

和站立相同，此外：

- 緩解背痛方便隊友或導樂揉背
- 可能比站直更能休息
- 可以搭配使用電子胎兒監視器（除非是使用無線監視器，否則分娩者必須站在產床旁）

---

* 這些姿勢特別有利產程緩慢或枕後位胎兒的生產

姿勢／動作	獨特好處

跳慢舞：分娩者靠著隊友，頭枕在隊友胸口或肩上。隊友的手臂環繞著分娩者，手指交握在他的腰部。分娩者可以把大拇指插進隊友的褲口或腰帶孔，比較舒服。請他搖擺並有節奏地呼吸，也許可以放音樂。＊

和站立相同，此外：

- 造成骨盆關節的變化，有利胎兒旋轉並下降
- 親密愛人的擁抱能提升分娩者的幸福感
- 節奏與音樂能增添舒適度
- 隊友雙手的壓力能緩解背痛

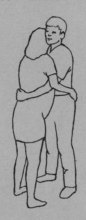

站姿弓步：分娩者面朝前站在椅子旁，屈膝將一隻腳放在椅子上，腳向外彎。子宮收縮時，彎著膝蓋與臀部的孕者向側邊反覆、緩慢、有節奏地「跨蹲」(朝比較舒服的那個方向蹲，或是有兩三次宮縮蹲右腿，兩三次宮縮蹲左腿)。他應該會感覺到大腿內側的拉伸。請扶好椅子，幫助分娩者平衡。＊

- 讓骨盆朝蹲拉的方向變寬
- 如果有必要的話，給胎兒改變姿勢的空間
- 也許能緩解幾次宮縮時的背痛

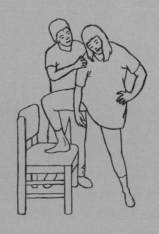

姿勢／動作	獨特好處

跪姿弓步：一開始請擺出姿勢(a)，接著慢慢抬起膝蓋和臀部，宮縮時如(b)圖所示，向側邊「跨蹲」，再回到(a)姿勢，如此反覆施行。可以向覺得舒服的那一側蹲，如果感覺差不多，可以有兩三宮縮向右蹲，兩三次宮縮向左蹲。他應該會覺得大腿內側有拉伸感。*

和站姿弓步相同

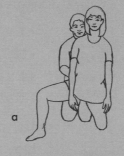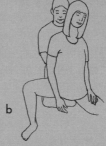

a   b

坐直

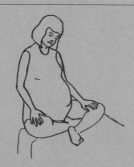

- 讓分娩者得以在宮縮空檔休息
- 利用地心引力幫助胎兒下降
- 可以搭配使用電子胎兒監視器

坐馬桶或便器**

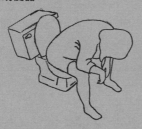

和坐直相同，此外：

- 也許能協助放鬆會陰，有效向下用力

半坐**

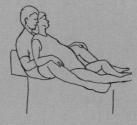

和坐直相同，此外：

- 方便陰道檢查
- 在床上或產台上容易擺出這個姿勢

*這些姿勢特別有利產程緩慢或枕後位胎兒的生產
**這些姿勢在生產階段也很有用

姿勢／動作	獨特好處

坐搖椅或坐生產球搖晃

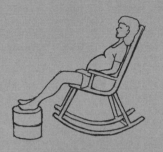
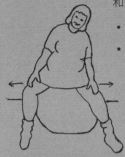

和坐直相同,此外:
- 可以加速分娩
- 協助放鬆軀幹及會陰

坐並向前靠著扶手*

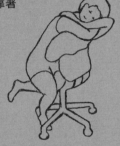

和坐直相同,此外:
- 緩解背痛
- 方便隊友揉背

雙手雙膝跪撐***

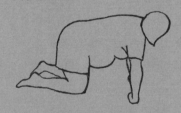

- 協助緩解背痛
- 協助枕後位的胎兒旋轉
- 方便搖晃骨盆和做其他身體動作
- 減輕痔瘡壓力

跪靠著椅面、升高的床頭、生產球或浴缸邊緣*

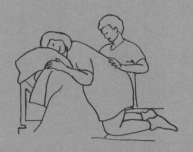
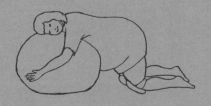

和跪撐相同,此外:
- 減輕手腕和雙手的壓力
- 在大浴缸中可以十分有效地緩解背痛

姿勢／動作	獨特好處
膝胸臥式：分娩者跪伏，放低胸部，展開手肘，把頭枕在手上。務必讓膝蓋向後挪到能把臀部抬到高過胸部的高度。你可以坐在椅子上扶他，雙腳張開25公分左右。他把頭放在你的兩腿間，肩膀抵住你的兩脛。*應該做30到45分鐘。	如果隊友的小腿覺得不舒服，可以折手巾墊著。 • 對前分娩或分娩早期可能有幫助 • 利用地心引力將胎頭(或臀部)移出骨盆，如果產者在分娩早期有背痛，或是胎兒在枕後位，這可能是理想姿勢 • 可以紓解子宮頸壓力，協助舒緩子宮頸的腫脹現象(對臍帶脫垂也有幫助，見第285頁)

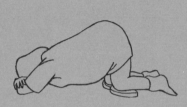
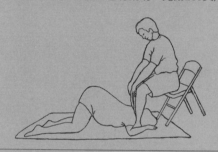

姿勢／動作	獨特好處
側躺或半俯臥：採側躺姿勢時，請分娩者雙膝彎曲側躺，兩膝間夾一個枕頭 (a)。如果是半俯臥姿勢，分娩者要打直小腿，稍微轉向前方，彎起上臀部和膝蓋，膝蓋頭墊在一兩個枕頭上 (b) 或花生形的球上 (c)。在生產階段，你可以在產者用力的時候抬起他的上腿部 (d)。**	• 給分娩者時間休息 • 方便施行醫療介入手法 • 有助於降低升高的血壓 • 如果要使用止痛劑，這個姿勢會比站或跪安全 • 交替採用這個姿勢和走動，可以促進產程 • 可以放慢進展非常迅速的第二階段 • 交替使用側躺和半俯臥姿勢，有助於改變胎位 • 採用硬膜外止痛時適用這個姿勢

a
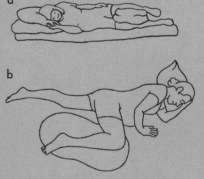

b

c
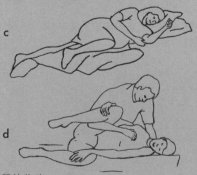

d

*這些姿勢特別有利產程緩慢或枕後位胎兒的生產
**這些姿勢在生產階段也很有用

姿勢／動作	獨特好處

深蹲：分娩者蹲在地上或床上，握牢你的手 (a)，或是抓著產床的橫杆或蹲杆 (b)。你也可以坐著張開大腿，讓他站在你的兩膝間（面朝外），放低身子蹲下，手臂撐在你的大腿上 (c)。**

- 可以緩解背痛
- 運用地心引力幫助胎兒下降
- 可以協助胎兒旋轉
- 拉寬骨盆口
- 提供力學優點，有利上半身施予子宮壓力
- 有助於促進用力的衝動
- 比較不需要那麼費勁向下用力
- 能依舒適度自由變換施重

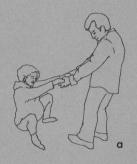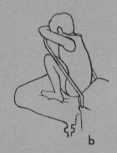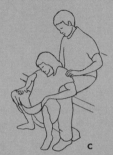

攀腿蹲：坐在沒有扶手的直椅上。讓分娩者面對著你，跨坐在你大腿上。擁抱彼此。子宮開始收縮時，張開你的大腿，讓他的臀部從大腿間下陷。請幫手或導樂站在你身後，握住分娩者的手以策安全。宮縮結束後，把你的腿收攏，再次把分娩者抬上大腿。**

注意：如果分娩者的體重超過你的負荷，就不能這麼做。

和深蹲相同，此外：

- 可以避免拉緊產者的膝蓋與腳踝
- 可以較不費力地支撐疲憊不堪的分娩者
- 加強他的幸福感，因為親密愛人抱著分娩者

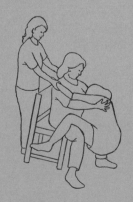

**這些姿勢在生產階段也很有用

姿勢／動作	獨特好處

隊友抱著懸擺：從腋下抱著分娩者，讓他在子宮收縮時背靠著你。讓他放低身子，由你支撐他全身重量。宮縮的空檔便讓他站起來。**

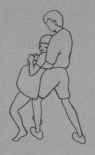

- 可以撐住分娩者的軀幹，讓胎兒更有空間挪進正確位置
- 加強骨盆關節活動力，讓胎兒能推擠髖骨，之後才能下降
- 利用地心引力協助胎兒下降

注意：這種姿勢需要隊友很有力氣。也請參考下方讓隊友坐著懸擺的方法。

懸擺：坐在高升的床或桌臺邊緣，兩隻腳分別踏在兩張椅子上，大腿張開。分娩者站進你的兩腿間，彎起手臂搭著你的大腿。在宮縮期間，你在他放低身體時用大腿夾著他的胸口，讓他繼續放低，由你撐住他全身重量。宮縮的空檔便讓他站立。**

和隊友抱著懸擺相同，此外：

- 隊友可以省下不少力氣

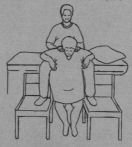

收腿正躺：分娩者平躺，抬下巴，張開膝蓋收到肩膀處。宮縮空檔則放下腿。你可以協助他在每次宮縮時擺好姿勢。**

- 不要變成例行動作
- 很累人，不合乎地心引力
- 可以協助拉長第二階段
- 會讓恥骨旋轉向上；如果胎頭沒有下降到恥骨下方，這個姿勢可能有助於將恥骨移到胎頭上方。

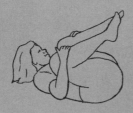

*這些姿勢特別有利產程緩慢或枕後位胎兒的生產
**這些姿勢在生產階段也很有用

姿勢／動作	獨特好處
跪撐並前後搖晃：分娩者雙手雙膝著地（a）；屈著膝及臀部向後搖（b）。他可以保持在姿勢（b）或前後搖晃，直到宮縮結束。	變換姿勢（a）與（b）會造成骨盆關節的活動與形狀改變；姿勢（b）能增加骨盆底的幅度，也許能幫助胎頭在第二階段旋轉。（感謝物理治療師蘇珊・史戴夫斯〔Susan Steffes, P.T〕的建議。）

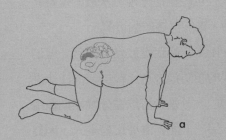 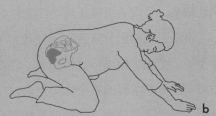

安撫輔具與裝置

除了以上剛學到的自助安撫手法，還有很多安撫物品或裝置：有些是醫院或生產中心本來就有或接觸得到的物品，有些則可以帶去醫院或生產中心。請用這裡的資訊探索這些物品，決定分娩時你們要用哪一樣。大多數物品在一般商店或網路上就能輕易取得。如果有些物品你找不到，可以請教你的生產教師、助產師或導樂到哪裡取得。

泡澡與淋浴（水療法）

舒緩產痛最安全也最有效的一個方法，是泡進深水或以溫水淋浴。水療法幾個世紀以來都是用來放鬆、療癒、減痛的方法，今日也廣泛運用於物理治療、運動醫學等健康學科。現在更普遍用在生產中。大多數醫院都可以淋浴，很多現代醫院與生產中心也會設置浴缸（有些大到足以讓

分娩者在裡頭四處移動或與隊友一起浸泡）。有些醫院備有四輪浴盆，可以從一間產房移到另一間產房。輕型浴缸也可以租或買，在家生產就暫時安置在家裡，如果生產團隊樂意也能事先安排，甚至也可以帶到醫院去（見「建議參考資源」，406頁）。

大多數人分娩時用水是為了緩解產痛。你可能也有這樣的經驗，泡澡或在蓮蓬頭下沖水是令人撫慰與放鬆的。諸多研究顯示，分娩時正確使用水療法是安全的，能減輕產痛，往往也能促進分娩。水療的優點多過止痛藥：分娩者可以正常地四處移動，也能保持頭腦清醒。

淋浴與泡澡對分娩者有不同效用。兩者都能促進放鬆，減輕（但消除不了）產痛，但淋浴比較簡單，需要的預防措施也比較少。泡澡比淋浴更需要考慮水溫的安全性（見第177頁）。分娩者可以在分娩早期採用淋浴，泡澡留到分娩活躍期使用較好。另一方面，淋浴比較累人，因為不能輕易躺臥，似乎也沒有像泡進深水一樣，往往能帶來促進分娩的效用。

泡澡如何減輕產痛，加速分娩活躍期？

分娩者一坐進溫暖的深水裡，就會立即產生一連串生理變化。這些變化會改變荷爾蒙的分泌及全身的液體分布，迅速達到以下效果：

- 水溫與浮力能造成壓力荷爾蒙的減少，立即帶來放鬆，也能減輕一些產痛。
- 促進位於腦部的腦下垂體分泌催產素，導致宮縮變得強烈；產程往往會因此加快，但疼痛不會增加。
- 催產素的增加會帶來平靜與幸福感（注意：靜脈注射催產素沒有平靜效果，因為不會到達腦部）。

這些好處會持續兩小時左右，在這之後，分娩者循環的變化往往會導致宮縮慢下來。為避免這點，分娩者大概泡一個半小時，或是宮縮似乎停滯或緩和下來時，就應該起身。起身後30分鐘左右再回去泡澡。

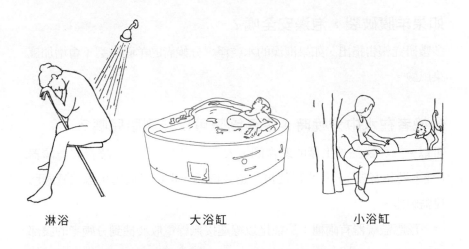

| 淋浴 | 大浴缸 | 小浴缸 |

分娩者應該在什麼時候泡澡？

由於泡澡的好處有時間限制，分娩者不應該太早進浴缸，除非照護者想阻止子宮過早收縮，或分娩者的前分娩期太長而累人。不然的話，分娩者應該等到子宮頸開五公分以上，宮縮明顯變得更強烈、間隔也更短（約4到5分鐘），每次宮縮也持續將近一分鐘時，才去泡澡。他在這時進浴缸，才有可能感受到疼痛有立即而深度的緩解，子宮頸也擴張更快。在此之前，他們可以淋浴久一點，不會讓分娩慢下來。

水溫最好是幾度？

水溫不應該高過體溫，也就是大約華氏98.6度（攝氏37度）。這點非常重要：如果水溫太高，分娩者的體溫也會升高，胎兒可能會因此發燒。就算不是因為受感染發燒，任何體溫升高的現象都可能導致胎兒心跳率大增，帶來風險。因此如果發現水溫太高，分娩者應該起身讓身體變涼；回去泡澡前請確認水溫合宜。此外，水太熱也可能延緩產程。如果分娩者熱得不舒服，也可能變得乏力（如果你們一起泡澡，你也可能會覺得乏力！）。

如果羊膜破裂，泡澡安全嗎？

多數研究報告指出，如果泡澡的水乾淨，分娩者的羊膜破裂不會增加感染風險。

分娩者在水中分娩時，生產團隊可以監測胎兒嗎？

可以。參與醫院外生產的助產師，大多有防水、手持的超音波聽診器（杜卜勒超音波），有些醫院也有這些儀器。也可以使用可攜式感應胎兒監視器。

感應監視器有兩種：一種是以線連接無線電收發機到分娩者的腹部感應器進行感測。只要無線電不碰水，就能正常運作。另一種是無線裝置，每個感應器都有防水收發功能。兩種機器的收發器都會傳送胎兒的心跳信號及分娩者的宮縮訊息到護理站或產房的監視器。

如何保持端莊？

如果分娩者不想在水中裸身，可以考慮穿不透明運動內衣或小可愛，直到生產迫近前，也可以穿著寬鬆短褲。他也可以用毛巾包住露出的身體部位。一直遮著全身是不可能的，除非他是躺在傳統大小的浴缸，那圍一條毛巾可能也就夠了。

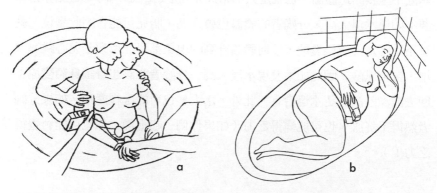

(a) 隊友陪著在大浴缸中分娩；(b) 使用無線感應胎兒監視器

胎兒在水裡出生了怎麼辦？

急產有可能出現這種狀況，不是永遠都能輕易掌控。如果醫院的方針強烈反對在水中生產，就必須仔細觀察分娩者，開始用力時，要請分娩者離開浴缸。如果寶寶在水中出世，生產團隊會立刻帶出水面，讓頭完全離開水。他們會用毛巾擦乾他的頭。也會在產出胎盤前扶產者出浴缸。

水中生產每天都會發生，多數國家，別是歐洲和澳洲的醫院，也認為如果孕者健康，這不失為安全的選項。許多研究發現，照護者有信心和技巧、產者健康、分娩過程也沒有併發症的話，水中生產就和陸上生產一樣安全。在北美，水中生產會在家裡、生產中心發生，只有幾間醫院接受水中生產。產者大多有助產師協助，不過也有幾位醫師會參與水中生產（更多資訊請見「建議參考資源」，406頁）。

生產球

非孕者普遍認為耐磨的聚氯乙烯製成的大型充氣球（也叫健身球或瑜伽球）能矯正平衡問題，緩解背部毛病，增加力氣與靈活度，幫助放鬆。用在生產中，我們叫這種球是生產球，可以讓分娩者感覺舒適，同時以下列方式加速產程：

- 宮縮時坐在球上搖晃，可以協助分娩者放鬆軀幹和骨盆底。
- 跪在地上（墊好膝蓋）或床上，頭、肩、手臂和上半身向前靠在球上。這樣能提供和跪撐同樣的好處（舒緩背痛、旋轉枕後位的胎兒，也可能改善胎兒的心跳率），但又更舒服。他也可以不費勁地搖擺。
- 請分娩者站在醫院的產床或矮臺旁，把球放在床或矮臺上，產床可以拉高或降低到舒適的高度。分娩者宮縮時，可以把頭和上半身靠在球上，有節奏且不出力地左右搖擺。這麼做和跪著靠在球上有許多相同的好處，都是利用地心引力來幫助胎兒下降。

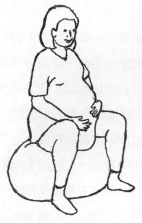

坐在生產球上

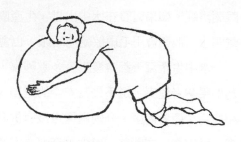

跪著靠在生產球上

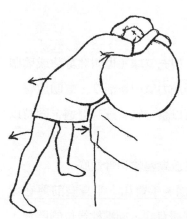

站著靠球搖擺

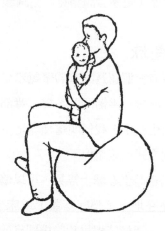

使用球來協助安撫哭泣的寶寶

- 最後，寶寶出生後，生產球在家裡也是一大助力。坐在球上把寶寶抱在胸前輕輕或有力地彈（看哪種有用），幾乎總是能迅速安撫吵鬧的寶寶。這是以上下動作安撫寶寶又不會累壞自己的絕佳方式。當然，寶寶餓得哭鬧的時候，你要做的是哺乳，不是彈球。

　　生產球有各種尺寸和形狀。中等高度的人（身高160公分180公分）使用充氣後直徑65公分（25.5吋）的球似乎最有效。矮一點的人使用直

徑55到65公分（21.5到25.5吋）的球會比較順手，高一點的人則可以使用直徑75公分（29.5吋）的球。

坐在球上時，孕者的大腿應該與地面平行，或略高於膝蓋。聚氯乙烯的厚度與彈力隨各品牌不同，可能會影響球能不能實際充氣到預定直徑。可以改變充氣程度以調整其尺寸及結實度。如果家長的身高不同，有些家庭就需要兩種尺寸的球。

類似的充氣裝置還有各種不同形狀，例如花生型。圓球最適合分娩者使用，因為可以從各個不同方向做動作。分娩開始前先練習如何坐在球上搖晃是個好主意，分娩時你們兩人用起來才會安心許多。分娩者沒有在使用生產球時，可以當成隊友的舒適座椅。花生型的球方便當成定位輔具（見下方說明）。

就算醫院有生產球，你們可能也想自己買，生產完後的那幾個月才能用來安撫寶寶。多數體育用品店、百貨公司、網路商店都買得到球。請確定你要買的球可以支撐五百磅（227公斤）以上的重量；紙箱上通常會印有重量限制。平價一點的球可能不夠牢靠，撐不住成人的重量。

你們的球可能會附打氣筒。如果沒有，你可以用派對氣球的打氣筒、氣墊打氣泵、加油站打氣機充氣。球充滿氣的時候彈力最佳。

生產球的安全使用守則

- 如果是在醫院產房地上使用生產球，請先把乾淨的毯子或被單鋪在地上，保持球乾淨。
- 產者分娩時要使用，請先將被單、毛巾或防水墊鋪在球上。
- 分娩者趴在球上時，一定要有東西讓他扶著，或是有人一隻手扶穩他，另一隻手扶穩球。
- 分娩者坐在球上時，腳應該踏穩地板，擺在球前方，兩腳距離兩呎（61公分）。他不應該跨坐著球。
- 站在旁邊握著他的手，確保他坐在球上舒服且安全無虞。有些人坐好可能只要一兩分鐘，其他人可能更花時間。

- 他使用完畢想從球上下來時，請扶他一把。
- 如果有不同的人使用球，每次用完都應該擦乾淨（醫院會用清理床舖的同一種清潔劑擦球）。
- 不要讓球靠近尖銳物品和火源。

花生球

現在多數醫院都會準備各種尺寸的花生形狀的球，當成定位輔具。如圖所示，花生球在分娩者側躺或半俯臥時特別能有效撐住上腿部。進行硬膜外止痛時，也能有效幫助分娩者維持促進產程的姿勢，不論有沒有做硬膜外止痛，用力的時候也特別有用，可以撐住上腿部。不然的話，往往必須由隊友來提供支撐，那可是辛苦的工作！

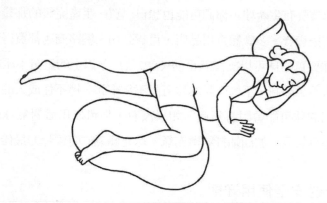

花生球是做硬膜外止痛時的定位輔具，也可以輔助產者用力。

冷敷和熱敷

分娩時、分娩後可以隨時用冷敷和熱敷來緩解幾種不適。例如：

- 把熱水瓶、溼熱的毛巾、加熱的米袋或電毯敷在分娩者的下腹部、背部或腹股溝，緩解子宮頸擴張（第一）階段的產痛（使用電毯之前，請先詢問醫院；有些醫院不允許使用電毯）。
- 用厚毯舒緩分娩者在轉移期的顫抖現象。

- 在生產階段熱敷產者的會陰緩解產痛，也有助於放鬆陰道。護理師通常會熱敷，才能追蹤胎兒下降至陰道的進度。你可以請他熱敷，這能讓分娩者非常舒服。
- 子宮收縮的空檔，拿濕毛巾擦分娩者的脖子、額頭和臉。
- 拿冰敷帶（見「建議參考資源」，406頁）、冰袋、裝滿碎冰的橡膠手套、冰過的濕毛巾，甚至一袋冷凍蔬菜來舒緩腰痛。也可以用一罐冰果汁或冰過的圓形塑膠水瓶滾敷他的腰部。
- 把冰過的濕毛巾放進塑膠袋，再把塑膠袋放在肛門上舒緩痔瘡或產後縫合傷口的疼痛。

請注意：小心不要弄得太熱或太冷，可能會燙傷或凍傷分娩者的皮膚。守則是：如果你拿不住熱敷或冰敷袋，就不要用在他身上。必要時請讓熱敷袋冷卻，也一定要先放幾層墊子再擺冰敷或熱敷袋，以保護他的皮膚。

對分娩有用的其他物品包括：電扇、米袋（微波加熱或放進冷凍櫃冷凍）、手搖扇、熱水瓶、綁在腰部的冰敷帶、羊毛毯、按摩滾輪棒、泡沫跪膝墊。

經皮神經電刺激

經皮神經電刺激（Transcutaneous Electrical Nerve Stimulation，簡稱TENS）多年來已成功用來治療手術後與慢性疼痛。多數國家也用TENS處理分娩時的背痛，尤其是分娩早期的背痛。由於美國多數產科照護人員不知道TENS，如果你有興趣使用，可能必須自行提出建議。如果有需要，分娩者的照護者可以請物理治療師提供更多關於TENS的資訊。多數導樂也受過分娩時使用TENS的訓練。導樂也許可以借你一套儀器，示範給你看如何使用。

請尋找分娩專用的TENS儀器。這種儀器是以大拇指開關，方便分娩者控制強度。目前在美國很難找到產前護理TENS儀器，但在加拿大

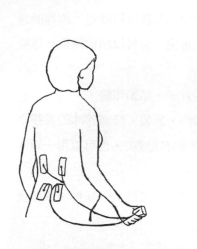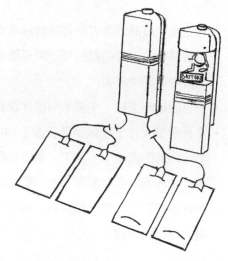

使用中的產前護理經皮神經電刺激（TENS）儀器（左）
及儀器的細節圖（右）

就容易取得多了，也可以向英國公司租借或網購（見「建議參考資源」，
406頁）。儀器會附上簡單明瞭的指示說明。

TENS儀器包括四個1×4吋（2.5×10公分）的活動式黏貼電極片，由
線接到可發出電脈衝的小型手持電池驅動裝置。電極片沿著下脊椎貼在
皮膚上。電極刺激等級可以依據分娩者的舒適程度調整高低。子宮開始
收縮時，分娩者以大拇指按下開關，便會感覺到持續的振動，或是麻麻
或刺刺的感覺，從而降低他對疼痛的意識。子宮收縮結束時，他再按下
按鈕轉換成間歇性刺激模式。

分娩時使用過TENS的人多半認為，TENS確實能讓他們避免使用止
痛劑；其他人則回報TENS有助於減輕產痛，尤其是背痛；還有一些人
說，TENS的功效不大。使用TENS的重點是要早點啟動；到分娩活躍期
才啟動是不可能有任何幫助的。請在前分娩或分娩早期啟動，有背痛的
分娩者可能會覺得其忍痛能力大為提升。

TENS是這樣運作的：一般認為TENS刺激的部位會產生內啡肽（舒
緩疼痛的神經傳遞質）。如果早點啟動，內啡肽會增加到能減輕疼痛的

量。早點啟動有助於確保分娩者能在疼痛變得劇烈時，獲得內啡肽的保護。至於安全問題，沒有關於不良效應的報告。如果分娩者想淋浴或泡澡，便拿掉黏貼電極片（黏貼電極片可以反覆使用，晚點再貼回去就好）。

安撫技巧

這一節要討論一些可以用來安慰與安撫孕者／分娩者的簡便方法，例如觸摸和按摩、音樂、怡人的香氣等。請和孕者練習，獲得他的回饋並依其需要更動。

觸摸與簡單的按摩

觸摸能傳達一種和善、關懷、撫慰的訊息給分娩者。請找出他覺得能帶來安慰的觸摸法，在分娩時使用。

他可能會喜歡溫和、安撫或令人安心的觸摸：揉痛處、拍背或肩、擁抱、握手、抓背，或是撫摸頭髮或臉頰。宮縮時，請用你的指尖或整隻手輕輕撫摸他的腹部皮膚、大腿或他偏好的其他地方。有些人偏好有節奏地搓揉或揉捏他的背、腿、臀部、肩膀、雙手或腳。

開始之前，請倒一點輕按摩油在手掌上，雙手迅速搓揉，讓手和油都熱起來。有些人喜歡分娩早期有人搓揉或撫摸他，但轉移期就不再喜歡這樣。如果有這種情形，請改成穩穩抱住分娩者的頭、肩膀、手、腳或大腿，但不要搓揉。手持或以電池驅動的按摩裝置可能也有安撫效用，如果你對按摩不在行，也許是方便的做法。

如何發揮迷你按摩的大功效

分娩時以一到三分鐘簡短按摩肩膀、背部、雙手或雙腳，也許可以放鬆並撫慰分娩者。請事先練習，得知他的喜好是什麼。來日也許他會投桃報李！請遵循這些整體方針：

- 說明你想按摩哪個地方，獲得他的允許（「我想按摩你的背，這樣好嗎？」）。
- 確認你的雙手乾淨溫暖，孕者也很舒服。
- 使用按摩油，如果他喜歡，就用有香味的按摩油，不過也請帶一些無香味的油供分娩時使用，以防產房裡有人對香味過敏（使用前請先詢問）。將一點油倒在手上，雙手迅速搓揉生熱。
- 開始按摩後，請不要同時將兩手移開。按摩放鬆到一半卻發現按摩者的手一聲不響地消失，又突然出現在另一個地方，會令他不安。
- 按摩時請鼓勵孕者告訴你，他希望哪裡多按一點，哪裡少按一點，或是要用力或小力一點。
- 結束按摩時，請擦掉他的皮膚和你手上多餘的油。

以下是幾條我最喜愛的迷你按摩手法：

肩膀三段式迷你按摩：不論是哪個分娩時期，在宮縮期間和空檔進行這種按摩，能讓分娩者覺得備受呵護，也能放鬆肩膀（肩膀是最常見的其中一個緊張部位）。請分娩者坐直或向前把頭枕在手臂或枕頭上。你站在他身後。

1. 將手安穩地放在他的肩膀靠近頸部的地方。穩定地從頸部撫摸到肩膀，再從肩膀撫摸到上臂。搓揉他的上臂幾次，然後再穩定地一路摸回他的頸部。請做三到四遍。
2. 手放在他肩上，依他的喜好牢牢抓揿再放開他的肩膀肌肉一兩分鐘。

十字型按摩腰處和／或臀部：請在任何一個分娩階段的宮縮期間和空檔這樣按摩，可以緩解背痛或幫助分娩者放鬆腰部。

請分娩者跪靠在生產球或椅面上。在床上使用生產球對你最方便，但你也可以和他一起跪在地上。他可能想套膝墊或跪在類似園藝用的泡棉墊上。

1. 面對孕者的側面，把左手放在他最遠那一側的腰部最窄處，指尖朝下。請確認你的手沒有壓到他的肋骨，那樣他會不舒服。請將右手擺在靠近你的那一側腰上，指尖朝上。請穩穩壓他的兩側，他應該會喜歡這種感覺。把雙手擺在肋骨下方，確認你的指尖沒有戳進他腰側柔軟的皮膚（會痛！）。如果你的手很大，可能要擺斜一點，手才不會涵蓋太多面積，握得進他的腰身窄處。

2. 雙手穩穩地繞一圈背部撫摸（一隻手繞到另一隻手本來放在腰上的位置）。

3. 維持同樣的力道，再度壓他的腰側，重複這種兩手交替的動作，直到他喊停為止。

4. 你也可以把這種來回撫摸往下移到臀部，再回到腰部。請他給你回饋，依他的意思調整位置和力道。

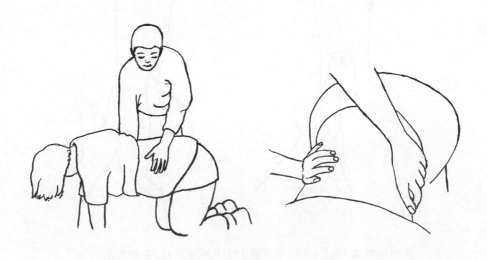

「掰冰棒式」手部按摩：如果分娩者宮縮時一直緊握拳頭或緊抓著你的手、床欄杆或其他東西，或是看起來全身緊繃，他是在給手掌製造壓力，進而實際舒緩手掌專門的神經末端。不幸的是，抓太緊會讓效果大打折扣。這種迅速的按摩技巧能放鬆他的手和整條手臂，同時為手掌提供和抓握同樣能舒緩疼痛的壓力。你可以在宮縮期間和空檔做這種按摩。按摩他的一隻手，再換另一隻手，或是請人在你按摩一隻手的同時按摩另一隻手。

1. 站或坐著面對孕者。請他放鬆手臂，手掌向下，你以雙手執起他的手。抓著手時，你的兩隻大拇指從指尖到多肉的指根在他的手腕背部碰在一起，其他四指的指肉（不是指甲）按進手掌。你的大拇指關節應該在他的腕關節位置（見插圖）。

2. 手保持不動，逐漸給手掌施壓。請他在你壓得「夠重」的時候告訴你，因為這樣他才感覺舒服。你可能會驚訝他喜歡很強的手勁。他說夠了的時候，請保持那股手勁，把大拇指和手緩緩從他的手背完全退開（見插圖）。你會留意到他的手因為壓力變白。請

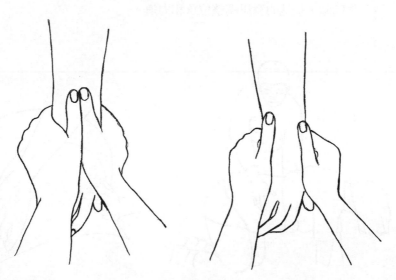

大拇指並攏（左）；大拇指分開（右）「掰冰棒式」手部按摩

你一面給手掌施壓，一面摩擦手背。請依他的舒適度調整。

3. 請重複按摩十來次。這種按摩是不是會令你想起兒時掰開兩隻
   冰棒的回憶？

請注意：如果分娩者的手非常腫脹，或是他有腕隧道症候群（手的麻
刺感或麻木感會因為施壓惡化），他可能會希望力道小一點，或是根
本不要按摩。

腳部三段式按摩（掰冰棒及其他技巧）：如果分娩者抱怨分娩時腳痛
或疲勞，這種按摩能回復他的循環能力，紓解因為長久站立與走動引起
的腳痛和疲勞。

1. 掰冰棒：面對坐或躺著的孕者，請他放鬆腿部；用雙手抬起一
   隻腳。抓著腳時，你的大拇指在腳背合攏。四指手指的指尖（不
   是指甲）壓進腳掌，直到分娩者喊停才鬆開。你可能會驚訝他
   喜歡很強的手勁。保持這股手勁，讓大拇指和手向兩邊完全退

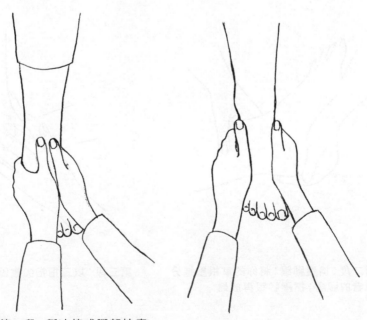

第一段：掰冰棒式腳部按摩

開，露出腳背。這種按摩是一面給腳掌壓力，一面摩擦腳背。請做十次左右。

2. 擠壓腳跟：右手呈杯狀握住分娩者的右腳跟，穩穩地以掌根壓進腳窩。以指腹穩穩地擠壓分娩者的腳跟幾次，就像抓擠一顆網球再放開一樣。請避免指甲戳進肉裡。這樣應該能讓他渾身舒暢。接著換左手握住他的左腳跟，重複這樣按摩。

3. 三指畫圈按摩：如果你要按摩左腳，就用左手抓著他的腳；如果你要按摩右腳，就以右手抓著他的腳。請用另一隻手三根中間指頭的指腹，在他腳背踝骨正下方的「奇穴」深深地畫圈按摩。那個位置離腳背中央有點距離，靠近外側。他會告訴你按摩哪裡最舒服。手指不要在皮膚上移動；請移動底下連著肌肉與骨頭的皮膚。請做30到60秒。

完成一隻腳的三步驟按摩後，再給另一隻腳重複同樣的三個步驟，他就能起身多走一些路了！

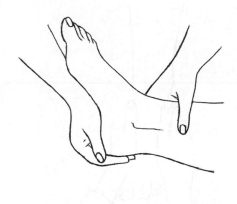

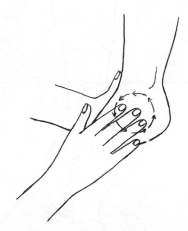

第二段：擠壓腳跟：將你的掌根壓進分娩者的腳窩；擠壓腳跟再放鬆

第三段：以三指指尖畫圈按摩

| 第二部：分娩與生產

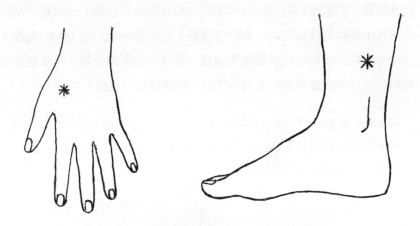

合谷穴（左）與位在內踝骨上方四指寬處的三陰交（右）

指壓法：指壓法或指壓按摩已經在亞洲風行好幾個世紀。這種治療技藝源自古代中國對陰陽原理的知識。人體共有十二條經脈，氣在其中流動；氣血不順有損人的安康，而指壓法能矯正氣血不順的問題。指壓法以和針灸同樣的穴位為刺激點，但採用的是指壓，不是針刺。指壓與針灸的運用在西方迅速發展，科學研究顯示用在分娩時能有效緩解產痛。多數人都能成功結合指壓法與其他方法來增進分娩時的舒適感與產程。

以手指或大拇指按壓某些穴位，可以緩解分娩者的疼痛，加速分娩進度。如果他面臨引產或產程慢下來，或許你會想試看看這種方法（見第218頁）。分娩時最受歡迎的兩個穴位是合谷穴和三陰交。兩者都是敏感的穴位，按壓可能會有點痛。然而，你的目的不是製造疼痛，所以不應該壓到發痛。

合谷穴在手背，也就是大拇指與食指接合的骨頭基幹處。請以大拇指穩壓食指底部的骨頭10到60秒，共三到六次，每次間隔相同的時間長度。只要你和產者希望做，可以時時按壓這個穴位。

三陰交位在小腿內側，即腳踝上方約四指寬的地方。請從穴位稍微後面一點的地方以大拇指一次按壓那裡的骨頭10到60秒，共三到六次，

每次間隔相同長度的時間。分娩期間你和分娩者可以隨心所欲地反覆按壓。找出施壓最佳位置的一個好方法是，在幾個相連的地方同時施壓；其中一個地方可能會比其他地方敏感，那就是施壓的位置。針灸是依各種目的以針刺激這些和許多其他穴位，相關描述可見第212頁。

請注意：專家建議，孕者還不到預產期之前，不要按壓這些穴位，因為可能會導致子宮收縮，反而增加早產風險。請自行找出這些穴位，但等到有需要時再用在孕者身上。

給背痛施以反壓：如果分娩者在宮縮時背部疼痛，可以試試這個方法。讓分娩者站或跪靠著床或生產球，你用一隻手扶住他的臀部前側保持平衡，另一隻手握拳或以掌根穩定而實在地按壓他的腰部或臀部區域。「正確」的施壓位置通常會稍微偏離背痛的中心點，但每個人不一樣，同一次分娩的不同時候也不一樣。請按壓幾個地方，他會告訴你壓哪裡的感覺最好。請在宮縮期間保持手勁穩定；不要「振動」或搓揉。如果你太早鬆手，疼痛會立刻惡化。每次宮縮時你可能都必須用力壓。在宮縮空檔，你可以按摩那個部位或進行冰敷或熱敷（見第182頁）。

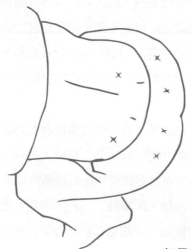

每個X都標示手的反壓位置

雙臀擠壓：這也有助於緩解背痛。事實上，這種技巧與反壓法往往能讓背痛從不堪忍受變得可以忍受。

請分娩者站或跪著，往前靠著床、生產球或椅面，或是採跪撐姿勢。臀部應該彎出來。請從後方將手指擺在臀部兩側髖骨的位置，也就是腰部正下方。手從那裡向下移動到臀部最渾圓的地方。張開你的全掌（不要只用指尖，那樣會痛），從臀部兩側向中央壓，讓他的兩片臀部往中央靠。多試幾個地方，找出施壓的正確位置。找到正確位置時，請在每次宮縮時穩定施壓。力道輕重請視他的需要而定。

一個人進行雙臀擠壓是很辛苦、累人的工作。有幫手就容易多了。插圖描繪的是兩個人要如何運用這種技巧。

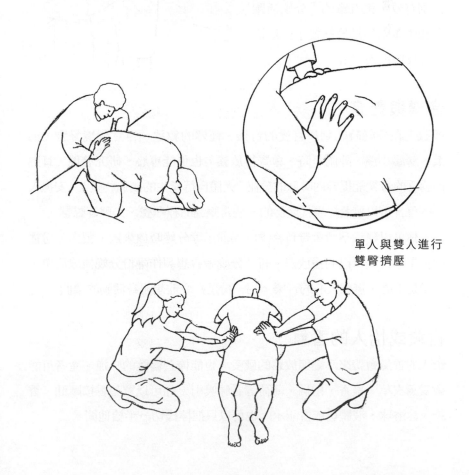

單人與雙人進行
雙臀擠壓

滾輪施壓腰部：這是另一種應付背痛的有效技巧。請用類似本頁插圖中的滾輪按摩棒、擀麵棍、冰過的果汁或軟性飲料罐（買六罐裝放進冰碗，這樣就能隨時有冰過的飲料罐）。醫院通常沒辦法取得擀麵棍和果汁罐（軟性飲料倒是有），所以你可以自行帶去，尤其是離家前分娩者宮縮時就有背痛的話。宮縮期間和空檔，請在他的腰部稍微滾動施壓。

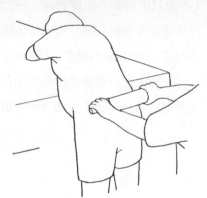

　　除了泡澡、淋浴、指壓、按摩、冷熱敷之外，第168–175頁表中許多標有星號的姿勢對背痛特別有效，第五章的「分娩活躍期和生產階段進展緩慢」一節描述的技巧也很有用。

音樂與聲音

多數人在分娩時聽到最喜愛的音樂、輕鬆的敘述、自然環境聲響（海浪、潺潺小溪、陣雨）時，會覺得放鬆，也更能專心。研究發現，耳熟而喜愛的音樂能提升內啡肽的分泌（人體自行產生的鎮痛物質）。安撫人心的聲音可以遮蓋掉現代產房的一些常聽到的嗶嗶聲、人聲等聲響。

　　你可以建議孕者選幾首喜愛的樂曲，等分娩時放來聽。製作一份播放清單，帶著自己的播放器。有些分娩者會想製作兩份分娩播放清單，一份是平靜、撫慰人心的音樂，另一份是會令他想起身活動的樂曲。

香薰或怡人的香氣

怡人的香氣會帶來幸福與放鬆的感受，也能掩蓋醫院的味道。產者可能會受薰衣草、檀香、柑橘、薄荷等香味吸引。你可以買芳香按摩油、香袋、沐浴球、液體皂或古龍水，也可以只把檸檬切一半給他聞。

由於香味偏好因人而異，請詢問孕者他需不需要，如果需要，他喜歡哪一種。他可能都不需要，也可能選兩三種最喜愛的味道，在分娩時使用。除非是有受過訓練的芳療師為特定目的製作的複方精油，否則請使用從店面購買的乳液與複方精油。精油非常強烈，如果濃度太高或使用不當，有可能造成灼傷、過敏反應和其他副作用。導樂不是芳療師，不會準備精油給產家。

使用有香氣的產品前，請先詢問醫院或生產中心，有些醫護人員對某些精油可能會有負面反應。芳療書籍請見「建議參考資源」，406頁。

照顧好自己

分娩可以很漫長、令人疲憊，壓力也很大，對分娩者和生產隊友都是一場試煉。徹夜不眠可不是簡單的事。長久站立、忘食，又要持續為分娩者打氣，凡此種種都很累人，尤其你憂心忡忡，體力透支的時候。要當得力的生產隊友，你必須調整自己的步調，吸取他人的經驗與智慧，同時顧好自己的基本需求。但這也不是說，你可以長時間打盹或用餐，因為分娩者可能需要你或希望你留下。每次宮縮他可能都非常仰賴你伸出援手，如果你是他唯一的支柱，那更是如此。同時照顧好自己和分娩者的方法是有的。

以下是一些建議，能幫助你保持精力，也從他人身上獲得適當的協助：

• 把需要的物品放在手邊。請複習一遍生產隊友在分娩時的建議使用物品清單（見第40頁）。

• 分娩時定期食用美味、營養的食物與飲料。請選擇沒有強烈氣味的食物（請想想那些食物會如何影響你的口氣），放在身邊，這樣需要食用時才不用離開產房。

- 穿舒適的衣服，帶一套換洗衣物、一件毛衣、拖鞋。
- 休息時舒服地待在分娩者身邊。可以坐就不站。如果分娩者躺著，你也需要休息，床夠寬的話就躺在他身邊，或是坐著頭靠在床邊。如果宮縮空檔有足夠的時間，可以小睡一下。如果你把手放在他的手臂或腹部上，需要幫忙時隨時都能醒來。
- 保證與指導。如果你擔心產程太長，或是擔心分娩者太痛、喪氣或疲憊，請詢問照護者或護理師是否一切無恙；告訴他們你的憂慮。不過，最好是到分娩者聽不見的地方再開口。
- 請教護理師或照護者對安撫手法的意見。如果你沒把握自己給分娩者的協助夠不夠，請他們給你建議。
- 安排請導樂或親友在分娩期間幫你的忙。

　　分娩者往往需要兩個人的援手，一個人在前方協助他保持節奏，另一個在背後壓他的背；或是一個人待在他身邊，另一個人去跑腿。

　　導樂見過的生產場面多，經驗豐富，可以運用或建議適當的安撫手法，協助你記得從生產課程學到的一些事，提醒你和分娩者生產計畫的內容。此外，如果你有幫手，你可以在綿長的分娩過程中休息片刻，而不會留分娩者孤零零一個人。

　　基於上述所有理由，你可能會希望請一位經驗豐富、冷靜、有自信的幫手，和你一起度過生產。

分娩安撫手法核對清單

分娩時,只要你相信改變一下做法能帶來幫助,就隨時檢查這張清單:

放鬆／抒壓

☐ 宮縮期間與空檔

☐ 芳香療法(乳液、精油、水果)

有節奏的呼吸

☐ 慢

☐ 輕

☐ 馬翻唇(大口吐氣,雙唇放鬆震動)

有節奏的活動／儀式

☐ 動作／聲音

☐ 撫摸／輕拍

☐ 接受撫摸

☐ 帶著節奏對隊友說話

集中注意力

☐ 視覺焦點,聚焦於音樂、聲音、碰觸

☐ 心理活動

☐ 觀想

☐ 計算呼吸次數

☐ 吟誦、唸口訣、唱歌、祈禱

水療

☐ 淋浴

☐ 泡澡

向下用力

☐ 避免向下用力

☐ 自發向下用力

☐ 自主用力

☐ 指示用力

應付背痛的手法

☐ 反壓

☐ 十字型按摩

☐ 擠壓雙臀(一或兩人進行)

☐ 滾輪施壓

☐ TENS

☐ 冰敷

☐ 熱敷

☐ 淋浴

☐ 大浴缸(有跪著靠在浴缸邊的空間)

☐ 膝胸臥式

☐ 腹部上提

☐ 跪撐

☐ 跪著往前靠在生產球或椅子上

☐ 弓步(站或跪)

☐ 走動、慢舞

按摩／觸摸

- ☐ 靜摸、撫摸、握手
- ☐ 肩膀
- ☐ 十字型按摩
- ☐ 手
- ☐ 腳
- ☐ 指壓
- ☐ 滾輪施壓

熱敷

- ☐ 下腹部或腹股溝
- ☐ 第二階段時的會陰
- ☐ 腰部

冰敷

- ☐ 腰部
- ☐ 產後的會陰

姿勢與動作

- ☐ 站立、向前靠
- ☐ 走動、慢舞
- ☐ 跪撐
- ☐ 跪著向前靠在生產球或椅子上
- ☐ 側躺／半俯臥
- ☐ 半坐

用力的姿勢

- ☐ 平躺（稍微側向一邊）
- ☐ 平躺，屈膝至肩膀處
- ☐ 深蹲
- ☐ 扶蹲／懸擺
- ☐ 攀腿蹲
- ☐ 跪撐
- ☐ 半坐
- ☐ 側躺，抬起上面的腿

生產隊友／導樂的協助

- ☐ 建議、提醒
- ☐ 鼓勵、保證
- ☐ 讚美
- ☐ 對產者有耐心和信心
- ☐ 對宮縮有立即反應
- ☐ 全神貫注的關心
- ☐ 協助擺姿勢、放鬆、保持節奏、培養儀式
- ☐ 「主導」程序
- ☐ 擁抱、親吻、愛撫
- ☐ 節奏性言語

第5章

不同難度的正常分娩與因應策略

經過十四個小時的分娩，泰瑞開始用力了，但因為胎位的關係，她的子宮頸腫脹。她必須等腫脹消退再用力，但她覺得自己停不下來——用力的衝動太強烈了。所以，她打算做本來不想做的硬膜外止痛。硬膜外止痛帶走了用力的衝動，三小時以後，她已經可以用力了。她看著鏡子用力。看到胎兒的頭時，她說：「好超現實喔！」又經過幾次宮縮，他出生了，他們把他直接放到泰瑞胸前。傑希說：「噢，噢，我止不住哭泣！」泰瑞的反應是：「這是我第一次看見你哭耶！」

——希瑟，他們的導樂

即使是再正常不過的分娩，也很少遵循教科書的分娩模式進行。正常範圍內的變化是可以預見的。人在分娩時的情緒反應各有不同，看他們的分娩模式是哪種而定。比方說，如果前分娩或分娩早期拖得太久，你和分娩者都有可能覺得疲憊不堪、擔憂或喪失信心。如果反過來，分娩是突然發生，宮縮綿長而疼痛，幾乎要壓垮分娩者，他們的疼痛和恐慌就會成為生產隊友關心的焦點。分娩者和他們的生產隊友態度開放而靈活，相信自己（在照護者和支援團隊的協助下）有能力也一定做得到的時候，最能應付自如。

本章將協助你處理比普通分娩更有壓力的情境，但仍屬於「正常」範圍。這些情境需要你更密切、更主動的支援。你和分娩者都需要更足智多謀、付出更多心力，也要更果斷、更有耐性，更聽從導樂或照護者的鼓勵與忠告。本章涵蓋的特殊情境包括：

- 主導程序（適用於分娩者最艱難的時刻）
- 現場指導（如果你沒上過生產課程）
- 非常快的急產
- 緊急接生
- 必須進入分娩（催生手法）
- 起步緩慢的分娩
- 分娩活躍期和生產階段進展緩慢（可能有或沒有背痛）
- 分娩者必須在床上臨盆
- 臀位胎兒
- 過去有令人沮喪或創傷性的生產經驗
- 產者和護理師或照護者不合

本章未包括的是分娩時的併發症，也就是超出正常範圍的情境。要知道照護者如何察覺有併發症並以醫療手法或手術介入，你又能如何為分娩者提供最大協助，請見第六、七、八、九章。

主導程序

分娩變得非常強烈時，分娩者可能會恐慌或驚恐，努力維持節奏，或是節奏完全打亂。如果發生這種情形，他們需要有人能冷靜、有自信、和藹但又能堅定地引導他們重拾並保持節奏。請將主導程序保留在分娩者出現以下情形的時候：

- 把持不住呼吸、呻吟或動作儀式的節奏。
- 沮喪、哭泣、哭喊，或說他撐不下去了。
- 非常緊張，放鬆不下來。
- 疼痛難當。

顧名思義，主導程序就是由你來主導。請你在分娩者身邊盡一切力量幫助他，直到他重拾內在力量為止。他的氣餒通常是一時的；有了你的幫助，他就能度過難關，重振精神。如果分娩前他打算在這些情況下使用止痛劑，那就以主導程序協助他，直到他使用止痛劑為止。只要適當，請隨意運用這個程序的任何一個部分：

- **保持堅定、有自信的碰觸，不要焦慮、緊張**。你的聲音應該保持冷靜、鼓舞人心。你的表情應該反映出你的自信與樂觀。
- **待在他身邊**。面對著分娩者或待在他身邊，湊近他的臉。
- **穩住他的重心**。扶住他的肩膀或雙手——溫和、有信心、堅定地扶著。不要為了引起他注意而搖晃他。
- **要分娩者看著你**。如果他緊閉眼睛，你就幫不上忙。叫他張開眼睛，看著你的臉或手。這點很重要。請說大聲一點讓他聽見，但語氣要冷靜而和善。
- **宮縮空檔和他說話**。給他建議，比如說「下次讓我多幫你一點。我要你在宮縮一開始就看著我。我會用手指示你的步調，才不會讓宮縮超前，這樣好嗎？很好。你表現得非常好。我們真的有進展了。」
- **協助他重拾節奏**，順著節奏擺動你的手或上下點頭。你可以結合這點和「節奏性言語」（見下一條）。每個強拍後都暫停一下，以免走得太快。

有位導樂說：「我的右手戴著嵌有藍色石頭的戒指。我請分娩者在我『指揮』他的時候『跟著我的戒指』保持呼吸節奏。想到我的戒指引導了那麼多婦女度過艱難時刻，我就覺得很開心。這是我永遠都不拿下戒指的一個原因。」

- 採用「節奏性言語」，出聲調整他呼吸或呻吟的節奏。請說：「跟著我呼吸……跟著我呼吸……這就對了……就是這樣……很好……保持節奏……保持下去……就是這樣……看著我……保持節奏……做得很好……疼痛消失了……很好……很好……現在休息吧，做得非常棒。」

   你可以用低語的方式說，或是以冷靜、有節奏、有自信、打氣的語氣說。如果分娩者發出聲音，你可能必須提高音量引起他的注意，但也不要大吼。此外，你說這些話時，其實也不需要和他一起呼吸；如果你的口氣不太好，或是這樣呼吸會讓你頭暈，更是連試也不要試。他可以順著你說話的節奏，或是跟著你的手或頭的動作呼吸。

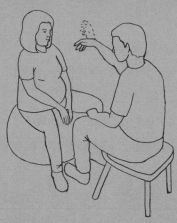

- **重複自己的話**。分娩者可能沒辦法跟得上你的指令超過幾秒鐘，但那無妨。請不要因此斷定自己幫不上忙。請持續重複你說的話，協助他堅持下去。

   如果分娩者說他撐不下去或受不了，那怎麼辦？以下是一些方針：
- 在宮縮空檔，告訴他你希望他**改變宮縮時使用的儀式**，因為已經失效了。請建議他換一個姿勢或呼吸節奏。

- **別放棄他**。這是艱難的時刻。你禁不住會認為他處理不來。請向分娩者和自己承認事情很艱難，但也要提醒自己不是不可能做到。
- **尋求協助與再三保證**。看著你心愛的人受苦非常令人難過。護理師或照護者可以檢查子宮頸的擴張程度並給你建議。分娩者的磨難也許是因為產程非常迅速，單是知道這點也有幫助。導樂或其他幫手可以協助你們，為你示範技巧，建議新方法，也向你們兩人保證分娩者無恙，反應也很正常。如果你沒辦法成功運用主導程序，可以改由導樂「作主」，由你來抱著分娩者或壓他的背。
- **請記得寶寶**。雖然令人驚訝，但分娩者有可能會太專注分娩，以致沒有多考慮到胎兒。記住這一切的目的何在，並體認胎兒也和他一起奮鬥，可能是有幫助的。

　　要不要使用**止痛劑**？應不應該建議他使用？請視以下情況決定：
- 分娩者本來的期望：他本來是希望生產時不用止痛劑嗎？他有多強烈希望不用藥（請見「止痛劑偏好量表，第322-323頁）？有時要求使用止痛劑的人，真正想說的是「我需要更多援手來幫我度過難關」。
- 他的進度如何、還剩下多少路要走。子宮頸張開兩三公分（一吋）應該很讓人振奮。一點進展也沒有則會非常令人氣餒。
- 他對主導程序或導樂的協助有沒有良好反應？如果儘管受到不少協助，分娩者還是無法重拾節奏，進度也很慢，他可能就需要止痛劑。
- 他願意試試別種方法嗎？例如泡澡、換姿勢、檢查進度，或再多應付三次宮縮，看看事情會不會順利一點。
- 他是真心希望用止痛劑，或只是遵循護理師或照護者的建議？
- 他在宮縮空檔也會要求使用止痛劑嗎？多數人會在宮縮時要求使用止痛劑，但宮縮結束後就不會再提。
- 他有使用代號嗎（請見324頁）？

很多人會對隊友說：「沒有你我根本做不到。如果不是為了你，我早就放棄了。」採用主導程序確實能帶領分娩者度過他覺得撐不下去的危急時刻；你可以實際減輕他的負擔，協助他進行每一次呼吸。如果你們兩人事先決議好，他決定要用止痛劑時就使用代號，到時你便能知道自己沒有強迫他受折磨。

現場指導（如果你沒上過生產課程）

如果預產期快到了，你卻沒有上過生產課程，或只上過很短的「速成」課程，請考慮請一位導樂幫你支援產者，引導你們兩人度過分娩。但假使你們沒有請導樂，分娩又很早起步，那要怎麼辦？如果你和孕者沒有時間一起學第四章描述的止痛技巧，又要怎麼辦？這裡有一些建議：

1. 不要試著在分娩時馬上學會一切。
2. 採用一些簡單的呼吸節奏和幾種現場安撫手法。
3. 告訴生產團隊你們兩人都沒有上過生產課程。

節奏性呼吸

分娩時，節奏就是一切。只要開始覺得宮縮令人不舒服，分娩者就可以使用節奏性呼吸或呻吟來度過每次宮縮。他可能會找到自己的節奏，你也可以示範給他看如何以某種節奏呼吸。然後，你也和他一起呼吸（請確定你的口氣清新！），以言語調整他每次呼吸的步調，或以節奏性的手勢指揮他呼吸。在分娩早期的宮縮空檔，請一起學習你們會先用到的緩慢呼吸，有必要的話再學後來會用到的淺呼吸。這兩種呼吸節奏在第160、161頁描述過，都是簡單好學的呼吸節奏。

每次呼氣就鼓勵分娩者釋放壓力。他呼氣的時候，你可以說：「就這樣放鬆這裡。」同時觸摸他的肩膀、額頭或身體其他繃緊的部位。下次宮縮時，再幫他放鬆另一個部位（別只告訴他：「放鬆就不會那麼痛了！」他會知道你並不了解。請具體一點，他就比較可能一次放鬆一個部位）。

現場安撫手法

以下是一些可以嘗試的現場安撫手法：

- 改變動作與姿勢（見第168頁）
- 反壓（見第192-194頁）
- 放鬆身心的泡澡或淋浴（見第175頁）
- 冰敷或熱敷（見第182頁）
- 觸摸或按摩（見第187頁）
- 放鬆（見第152頁）
- 集中注意力（見第155頁）
- 主導程序（見第200頁）

大多數技巧不用太多準備也可以成功運用。事實上，你可以在宮縮空檔閱讀這些章節，然後現學現賣。

非常快的急產

有些人的分娩是從很激烈、頻繁、疼痛的宮縮揭幕，幾小時後便落幕。分娩者似乎還來不及進入狀況，寶寶便出生了。

有時只有第一（子宮頸擴張）階段很迅速。子宮頸迅速擴張到分娩者的腦筋還轉不過來；但到第二（生產）階段，宮縮卻逐漸平息。如果發生這種狀況，分娩者就得要應付迅速分娩和緩慢分娩兩種難題。

我們不可能預先得知分娩者會以哪種方式分娩，但如果有以下情形，似乎比較可能發生急產：

- 孕者以前有急產或比平均快（十小時以內）的分娩經驗。生第二或第三胎通常會比第一胎快。
- 子宮頸很軟薄，分娩還未開始就已經半開了，胎兒在孕者骨盆的位置也很低，非常有利生產。

- 羊膜破裂，羊水大量流出而非緩慢滲漏，伴隨著宮縮的話更有可能急產。

很少人或他們的隊友有急產的心理準備，尤其是他們讀過也聽多了關於典型分娩模式與前分娩時期漫長的事後。如果孕者預期早期宮縮是溫和、短促、間隔很長的，遇到綿長，疼痛、間隔又短的宮縮，幾乎就像已經來到轉移期，他會措手不及。

分娩者可能會如何反應？

如果分娩起步得很快，你可以預期分娩者會出現以下反應：

- **震驚、無法置信**。他可能沒辦法做出有建樹的反應，甚至沒辦法了解分娩真的開始了。

- **恐懼或驚慌**。他可能會認為事情嚴重出錯，以為自己或胎兒有危險。如果找不到你、照護者或其他人來幫忙，他可能會驚慌失措，擔心無法及時趕到醫院。請為這些可能性做好替代計畫。

  確保他隨時都能以電話找到你，同時準備好替代方案，也就是請朋友、鄰居或家人同意保持可聯繫的狀態（請你隨時通知他，哪些時候無法立刻聯絡上你）。孕者可以搭計程車或使用叫車服務（請確定你們有電話號碼，也準備好了車資）。應變方案則是打119，告知說他有難產，沒辦法自行到醫院。

- **喪失自信**。如果分娩者以為這就是分娩早期「容易應付的」宮縮，他可能會喪失自信，覺得一旦分娩有進展，他會沒有能力應付。

- **對你產生依賴**。宮縮空檔他可能幾乎沒辦法換姿勢，更別提準備好上醫院。他可能會需要你持續協助他應付宮縮。

- **如果你或照護者還掌握不住情況，他可能會惱火**（有的故事中會提到隊友以為還要等很久，便去睡回籠覺，還有照護者要他們回頭繼續睡，但他們根本睡不著，或是要他們一小時後再打電話）。

你應該做何反應？

- 相信眼前看到的事。如果分娩者渾身顫抖、疼痛不堪，宮縮來得猛烈而迅速，請別以為他是對分娩早期做出過度反應。請當成難產來看，立刻改採主導角色，幫助他應付。
- 不用操心要如何幫助他放鬆。這些宮縮不會讓他有喘息的餘地。
- 如果他覺得很難應付宮縮，請採用主導程序（見第200頁）。
- 請別對他失去信心或批評他。姑且相信他一次。他的反應是在告訴你，分娩確實很艱辛。
- 請打電話給照護者，趕到醫院或生產中心，或是打電話也趕去醫院。請小心開車，但不要浪費時間。

緊急接生

如果寶寶就要出生，但眼下只有你和產者兩個人（在車裡或在家）怎麼辦？如果有以下情形，你會知道要趕到醫院已經太遲了：

　　1. 產者說他感覺到寶寶要出來了。

　　2. 你可以從陰道口看見胎頭。

　　3. 產者已經在用力，忍不住出聲也停不下來。

　　如果這些情況都發生在家裡，請待在原地並打119叫救護車，等救護人員來。你也可以打給醫院，醫院可能會派救護人員來，也可能會有一位護理師一直待在線上，告訴你要怎麼做。

　　如果這些情況都發生在車裡，請把車停在路邊，打出緊急信號燈並照顧產者的需要。如果天氣很冷，請開著引擎放暖氣。

緊急接生基本守則

生產前：

- 相信分娩者說的，寶寶快出生了。

- 保持冷靜（至少要假裝冷靜！）。

- 尋求協助——救護人員、朋友、鄰居，甚至孩子們。

- 打開車裡或家裡的暖氣。

- 拿毛毯、毛巾、厚衣服來包裹寶寶。

- 拿報紙、碗、紙巾、塑膠袋來接胎盤。

- 要分娩者放心。

- 協助產者避免用力。為了延緩生產，他應該在身體開始用力時喘氣或抬起下巴輕輕吹氣。

- 協助產者側躺或以半坐姿斜臥。這樣也許可以稍微延緩生產，也確保寶寶出生時落在安全的地方。

- 除非產者要你待在身邊，或寶寶快出生了，否則請徹底清洗雙手。

- 準備接住寶寶。拿好能擦乾並立刻包住寶寶的東西（毛巾、毯子、你的襯衫、夾克）。

- 雙手持續穩住寶寶，以免他掉落。如果產者是站或蹲著，或是寶寶沒有柔軟的落點，請用身體來接，這樣如果你沒有接到寶寶，他才能落在你身上。

寶寶露出時：

- 幫助產者喘氣，不要用力。

- 寶寶露出時擦乾他的臉和頭。如果羊膜包著寶寶的臉，請用你的指甲撕破或扯開，寶寶才能呼吸。

- 接住並把寶寶輕輕放在產者裸露的胸前。

寶寶一出生後：

- 觀察寶寶的胸部，聽他的呼吸。在正常情況下，寶寶會在出生後幾秒內開始呼吸或哭泣。
- 擦乾寶寶，抹掉鼻孔或嘴裡的所有黏液、血、胎兒皮脂。
- 如果寶寶沒有馬上哭泣，請迅速揉一揉寶寶的頭、背或胸，或拍打他的腳掌。他可能會從呼吸道噴出或咳出一些黏液或液體。
- 讓赤裸的寶寶側身或讓他的胃部貼著產者赤裸的腹部，然後把兩人包住，保持寶寶乾燥與溫暖。讓寶寶的臉露出來，你才能監測他的狀況。
- 雖然不太可能發生，但如果寶寶沒有在2分鐘以內呼吸，而你知道如何做嬰兒心肺復甦術，那就在這時做。否則請盡快趕到醫院。不要操心臍帶打結或剪斷的事，也不要等胎盤產出。
- 如果胎盤隨即產出了，請以碗呈裝，或拿東西包住。然後，請壓壓看肚臍下方能不能感覺到子宮。子宮應該要堅硬結實，像一顆大葡萄柚。如果你感覺不到子宮，那就是子宮太鬆軟，可能會失血過多。請劃小圓圈穩定搓揉產者的下腹部（這麼做的時候，你應該會感覺到子宮縮緊），也請他自己來，直到救護人員抵達或你們趕到醫院為止。
- 如果你開車時胎盤產出了，但到醫院還要20分鐘或以上，比較明智的做法是停在路邊以上述方式檢查產者的子宮。
- 如果產者在流血，請將寶寶放在他胸前；寶寶吸吮、甚至用鼻子挨近乳房，能幫助子宮收縮，延緩流血速度。如果寶寶還沒有準備好吸吮，產者應該在按摩子宮的同時，把一個乳頭放進寶寶的手指間搓揉。

必須進入分娩（催生手法）

在某些情況中，照護者會體認到再拖延或等待寶寶出生下去，會為孕者或胎兒帶來不理想的風險。他會建議引產，也就是以藥物、刺破羊膜或其他方法進入分娩（見「引產或催生」，第254頁）。照護者相信必須立刻引產的情形很罕見（見第256頁），更常發生的情形是，情況還沒有那麼緊急，你和孕者可以用幾天時間試著自行引產。如果成功，就能避免採用有風險與挑戰的藥物引產（要了解基於醫療原因引產的缺點，見第257頁）。

很多醫師會在懷孕第39、40或41週時例行引產，但沒有任何醫療理由。這叫做選擇性引產（elective induction）；關於引產的醫療性與非醫療性理由，請見第254–260頁的討論，也請以第235頁的「問對問題，幫你做出明智的決定」來確認有沒有引產的醫療性必要。等分娩自然而然地揭幕，通常比選擇性引產或自行引產安全，對初產者來說更是如此。

為什麼要嘗試自行引產？最大的原因可能是，如果孕者的預產期已經過了兩週以上，一般便認為有必要進行藥物引產。如果他們希望避免藥物引產，又已經懷孕41週半，可能會想讓分娩早點開始。另一個理由是孕者的血壓穩定增加，或胎兒的成長變緩，在這種情況下，醫師可能會建議在幾天內引產。

自行引產可能成功，也可能不成功。如果沒有成功，孕者最後無論如何便會進行藥物引產。有些人覺得自行引產值得一試，有些人則不這麼覺得。引產方法很簡單，風險也很低，所以有些人願意嘗試（但也請參閱後續章節描述的防備措施）。成功的機率要看孕者的狀態有多適合分娩（子宮頸必須熟化，開始變薄）和採用哪種技巧而定。

刺激乳頭

刺激孕者的乳頭會讓他分泌催產素，這種荷爾蒙能令子宮收縮。利用乳房與子宮的這種生理學關聯，也許可以啟動產程，至少可以造成幾次宮

自行引產法

在運用這些技巧引產之前，請確認孕者已經和照護者討論過。請教照護者有沒有任何理由不該採用以下描述的方法讓宮縮發生。如果沒有，你們兩人就可以開始進行了。

縮。然而，如果子宮頸還未熟化或大幅變軟，或是孕者目前正在親餵，身體已經適應了升高的催產素，刺激乳頭可能不會奏效。照護者經由陰道檢查便可得知他的子宮頸是否已做好準備。

你或孕者可以用下列一或多種方式刺激乳頭，造成或加強宮縮：

* 以指尖輕輕撫摸、搓揉、拂掠一或兩邊的乳頭。你也可以愛撫、舔舐或吸吮乳頭。孕者往往能在幾分鐘內出現強烈宮縮。你們可能必須連續數小時斷斷續續地刺激乳頭，才能讓宮縮持續出現。
* 以濕熱的毛巾輕輕按摩乳房，一次一小時，一天三次。
* 使用溫和但力道夠、有雙吸乳功能（讓你能同時從兩邊的乳房吸乳）的電子吸乳器。手動或以電池驅動的吸乳器可能無法像插牆上插座的吸乳器有效。每邊乳房請吸乳30分鐘，一天三到五次，宮縮開始時便中斷，宮縮結束時再繼續使用。

請從一個乳頭或一邊的乳房開始。如果只刺激一個乳頭沒辦法在合理時間內引起宮縮，或已經出現的宮縮頻率、長度、強度沒有增加，請嘗試同時刺激兩邊乳房，一開始先在宮縮空檔進行，此後如果必要便持續進行。如果一兩個鐘頭後仍沒有引起宮縮，請等半天後再試一次，或試用其他方法。

刺激乳頭的防備措施

多數照護者覺得產者使用刺激乳頭法引產沒有大礙，其他人則覺得要小心，因為刺激乳頭有時會導致過於漫長或強烈的宮縮。這些照護者擔

心，強烈的宮縮會壓迫胎兒，如果孕者有出現併發症的高風險就更需留意。在准許你們使用乳頭刺激法前，照護者可能會想檢查胎兒對這類刺激的反應，他會先在醫院或診所以電子胎兒監視器觀察刺激乳頭的效果。

為避免過度強烈或漫長的宮縮，明智的做法是計算宮縮的時間長度、評估刺激乳頭引起的所有宮縮強度如何。如果宮縮變得太痛或太久（超過60秒），請停止刺激乳房。

走動

雖然走動能有效加速產程，但無法讓人進入分娩狀態。如果你們兩人無論如何想嘗試，請輕快地走一段路，但不要離家或產房太遠。不論管不管用，分娩前的走動是分散注意力的一種愉悅的方法。

指壓和針灸

可以按壓某些指壓（指壓按摩）的穴位，以刺激或加強宮縮（見第191–192頁）。

針灸是以細針（有時會結合熱或電流刺激）沿著氣流動其中的十二條經脈無痛刺激特定穴位，目的是消除氣血阻塞，以免損害身體功能。依各式各樣的健康因素進行針灸已經愈來愈普遍，懷孕與生產及必須臨盆時也可以運用。

針灸通常是由胎兒的家長安排，也要讓孕者的照護者知道並同意。如果孕者有興趣嘗試針灸，可以請助產師、醫師、導樂、生產教師介紹有執照的針灸師，針灸師也要有接觸生產者的經驗。療程要看針灸師的訓練及他察覺到的問題而定。

性刺激

有高潮的性交是催生最有效的性刺激形式。高潮會促使催產素分泌，引起子宮收縮，也會促使前列腺素分泌，這是一種荷爾蒙般的物質，能夠軟化子宮頸。精液也含有前列腺素。

以手或嘴刺激陰蒂，就算沒有高潮或性交，或許也能有效引起子宮收縮。

如果你選用上述的任一種方法，請盡量愉悅地享受。試著忘記你的目的是要催生，盡情放開自己享受性經驗，如果必要的話，可進行不只一次。要進入分娩狀態，或許要頻繁進行性交或刺激陰蒂，也就是一天進行幾次。

性刺激法的防備措施

- 如果羊膜已經破裂，請避免在陰道內放入任何東西，以免增加感染風險。
- 不要向陰道裡吹氣。
- 如果你們兩人中的任何一人有可能傳染細菌的傷口，或是孕者的陰道不適，請避免使用這些方法。

以蓖麻油和／或馬鞭草油刺激腸子

有時可以用蓖麻油／馬鞭草油來引產。這些油是強烈的通便劑，也能促使腸子強烈蠕動與腹瀉（反應因人而異，但有幾個鐘頭，效果會令人不太舒服）。這些油用來引產已經好幾個世代，有時是成功的。其中一或兩種油可能會增加前列腺素分泌，腸子收縮時便會分泌前列腺素。而前列腺素的分泌，會促使子宮頸變軟、變薄。

請確認孕者使用蓖麻油和／或馬鞭草油之前，先與照護者討論過。有些照護者可能會提供他們偏好的配方。如果沒有，你可以請教草藥行或有這方面知識的助產師，或是從網路搜尋使用「蓖麻油和馬鞭草油引產」的方法。試用之前先把你們的發現給照護者過目，有時會找到不用比較好的理由。如果照護者看不出不能嘗試的理由，你們就可以放心嘗試了。

服用第一劑後，子宮可能會立刻收縮，但通常要等幾小時或服用下一劑後才會生效。如果分娩沒有因此揭幕，還是能促使子宮頸準備擴張，刺激乳頭或使用另一種方法後，也許隔天便能進入臨產狀態。

注意：你可能曾聽說，蓖麻油會導致胎兒在分娩時排胎便（第一次排便）。但與其說胎便是由蓖麻油引起，其實超過預產期（41或42週）才是造成胎便的可能原因。懷孕期愈長，胎兒腸子裡的胎便就愈多，也就愈可能排出一些便（見第70、360頁）。

灌腸是從前用來引產的方法，雖然確實能清空腸子，但據發現對於引產並不奏效。

茶、藥酒、藥草、順勢療法

有些助產師和內科醫師會使用某些藥草茶或藥酒來促進或加速宮縮，例如藍黑色的黑升麻茶和月見草油，或是採用藍升麻療法等順勢療法。請獲得照護者的許可再使用這些草飲或藥酒，也要在有經驗的藥草師或順勢療法醫師的指導下使用，才知道適當的劑量與潛在副作用。

起步緩慢的分娩

另一種難度很高的分娩是起步緩慢的分娩，在這種情況下，宮縮會持續數小時或數天，子宮頸才好不容易開始擴張，有時會十分疼痛。我們並不十分清楚為什麼有些人會有這種情形，但其他人沒有，不過如果存在以下狀況，產者比較有可能出現起步緩慢的產程：

- 子宮頸仍然很長（或厚）而結實，宮縮開始時也還在後方（見「分娩的六段進展」，第80頁）。
- 子宮頸留有上次手術或受傷的傷疤。有傷疤的子宮頸有可能抗拒變薄，所以需要更多時間、更強烈的宮縮來化解這個關卡。只要子宮頸開始變薄，分娩通常就能正常進行。

- 宮縮不協調，所以並未打開子宮頸。我們不清楚這種問題的起因，但時間、休息、促進睡眠或引產的藥物，往往能解決問題（見第254頁）。
- 胎頭在骨盆中的位置很高（見第72頁），或是有枕後位（見第73頁）等不理想的胎位，或是出現其他先露部位，例如臉、額，或是頭斜向一側肩膀（稱作頭位傾斜）。有些胎兒會把一隻手舉到臉前。
- 孕者對分娩或胎兒非常焦慮、緊張。壓力荷爾蒙（例如腎上腺素）在分娩早期的增生會干擾產程。

　　起步緩慢的分娩最後大多會隨著時間與強烈宮縮而邁開步伐，在綿長的前分娩時期過後，進展會變得正常。然而，有些起步緩慢的分娩是整段漫長產程的一部分，在這種產程中，所有階段的步調都非常緩慢。分娩起步緩慢的時候，你根本無從事先得知何時速度會加快——只能等時間證明。疲憊與沮喪在這種分娩中會變成一大挑戰，也可能需要醫療手法介入。這時你身為生產隊友的角色是維持分娩者的士氣，幫助他調整身心步調。如果照護者考慮採用醫療手法，你也可以幫助分娩者充分了解他有哪些選項（見第235頁）。

如何因應起步緩慢的分娩

如果漫長的前分娩時期雖然未必疼痛，但令人疲憊而洩氣，以下策略也許有幫助：

- 保持耐性與信心。分娩不會永無止境，你的正面態度有助他振作精神。
- 如果分娩者憂心忡忡，請提醒他前分娩很長未必代表他或胎兒出了什麼差錯，只是子宮頸需要多一點時間變薄才會擴張。你們兩人都必須耐心等，不要操心。
- 打電話給親友、照護者或導樂，讓他們給你們加油，提振士氣。不要打給只會讓你更操心的人。導樂的自信、經驗和視野，在這類分娩中是一大助力。有一位導樂碰到起步緩慢的分娩時，為了讓胎兒家長

的心思從緩慢的產程上移開，便建議大家一起讀劇本。他們唯一的劇本是莎士比亞的《暴風雨》——這齣戲可不好讀！但母親讀了她的台詞，果真有分散注意力的良好效果。不久，分娩的腳步就加快了！

- 試著不要一心想著分娩，每次子宮一收縮就開始分析或過度反應。這樣只會讓分娩顯得更漫長。

- 鼓勵孕者攝取高醣、好吸收的食物（例如果醬土司、麥片、煎餅、麵食、水果、果汁、椰子水、加糖或蜂蜜的茶、雪酪、果凍）。

- 打造乾淨整潔的環境，只要能讓孕者舒適，就放音樂、生火爐裡的火、插花、灑孕者最愛的香氛，諸如此類。

除此之外，你也可以交替運用分散注意力、休息、催生的活動來打發時間。下面是一些建議：

1. 白天請嘗試做分散注意力的活動。鼓勵孕者走出戶外。如果他願意也有意這麼做，請拜訪朋友、散步、去按摩、上班，或是去看電影、逛商場、上館子（說不定還未用餐完畢就得離開了！）。你會發現出門時，他會試著盡量減少對宮縮起反應，也因此避免了過度反應。他處於人群中會比獨自在家更容易做到這點。

2. 在家時，你們可以做這些活動分散注意力：跳舞、打掃、付帳單、玩遊戲、展開新計畫，如烤麵包、餅乾或生日蛋糕（他也許甚至會希望做完後才臨盆！），或是清洗與收拾寶寶衣物、整理或歸檔照片、準備和冷凍寶寶出生後要吃的食品，或是請朋友來，特別是你很疲累、需要放鬆的時候。

3. 協助孕者在夜裡休息或入睡，白天小睡。如果他很累卻睡不著，請試試以下做法：

- 泡澡：浴缸放滿溫水（不是熱水），給他一個沐浴枕或疊好的毛巾墊著頭。他可能會打算在浴缸裡泡久一點，所以你可能必須不時添加熱水，保持水溫。泡溫水澡可能容易放鬆、睡著。請盯著他，

確保他不會滑進浴缸，讓頭掉進水裡。請記住，分娩早期泡澡容易延緩宮縮，所以應當在分娩者需要休息時才泡澡。

- 如果泡澡不在考慮範圍內，也鼓勵他以溫水長久淋浴。你可能必須打開熱水器。

泡澡時要當心：泡進很深的溫水會延緩宮縮，但有些情況不適合讓分娩變慢，例如預產期已過，或是羊膜已破但分娩沒有自動開始，所以需要引產，或是其他理由。此外，也請小心不要讓水溫超過華氏98度（攝氏37度），因為可能會讓分娩者太熱（更多資訊請見第177頁），如果時間還早，可能會延緩分娩。

- 播放撫慰身心的音樂。
- 幫他揉背。
- 給他放鬆身心的飲料（溫牛奶、花草茶）。
- 宮縮時使用放鬆技巧並放慢呼吸（見第160頁）。嘗試採用催生手法，以引發較強烈、頻繁的宮縮，一次進行一兩個小時。請依照第210頁「必須進入分娩」的指示，留意這些程序需要哪些防備措施。

4. 如果孕者不只睡不著，也覺得疼痛不堪，長久泡澡、放鬆、按摩、放慢呼吸會有幫助。詳見「自助安撫手法」，第152頁。

5. 試用不同姿勢與動作。下列姿勢與動作能夠利用地心引力，改變分娩者的骨盆形狀，促使胎兒挪近較佳的位置，有時能刺激分娩，同時緩解背痛。

- 膝胸臥式（見第172頁）
- 四肢跪撐，搖晃骨盆或不搖晃骨盆（見第171頁）
- 走動、跳慢舞（見第168頁）
- 腹部拉提：孕者站著，手指交握擺在孕肚下方的恥骨處。宮縮時一面屈膝，一面將自己的腹部上提並稍微內壓。這樣通常能緩解背痛，同時改善胎兒在骨盆中的位置。你可以站在他身後

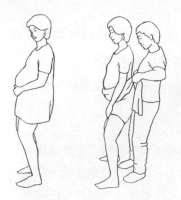

協助他，拿一條長織巾，摺成五英寸（十三公分）的寬度，從腹部下方圍住他的軀幹，然後如圖示般拉提腹部。宮縮結束時請放鬆。分娩者可以在休息時變換姿勢與動作。

　　如果這些策略不足以幫助他撐過漫長的前分娩期，照護者可能會建議他使用一點含酒精飲料、嗎啡、安眠藥或另一種藥物（見第326頁）。

　　如果你們兩人擔心這段漫長的前分娩期結束後，分娩「來真的」時，孕者已失去耐力，請提醒自己和孕者，他此時的人生已經做好萬全準備，要不眠不休地長久奮戰。雖然他覺得疲累、氣餒，但分娩一旦開始有進展，他的精力和精神就很可能會提升，讓他能甩開煩惱堅持下去。如果沒有，也可以用止痛劑讓他休息。

注意：在罕見的情況下，腹部拉提會讓胎兒不舒服，造成他因為不適而躁動不安，此時就應該停止拉提。如果有護理師或助產師在身邊，請他在宮縮做腹部拉提時聽聽胎兒的心跳是個好主意。採用這類防備措施是因為，雖然情況罕見，但圍巾有可能勒住臍帶。如果是這樣，就不應該進行腹部拉提。

分娩活躍期和生產階段進展緩慢
（可能有或沒有背痛）

有時分娩一開始進展良好，但一進入分娩活躍期（子宮頸開五、六公分之後）就變慢了。我們通常會期待這個階段的進展加速。這種拖延可能是暫時的，也有可能從此進展就慢下來，直到寶寶出生。有時進度變慢和背痛有關，有時則無關。

在分娩活躍期（或是枕後位生產），三個人當中會有一位有背痛。一個可能的肇因是胎頭與孕者骨盆不相稱。問題往往不是出在胎頭的實際尺寸，而是胎頭在骨盆中的位置。最理想的胎位是枕前位（OA，胎兒的後頭向著孕者的身體正面），胎兒的下巴會縮進胸前。如果胎兒的後頭是向著孕者的背部（枕後位，OP），或是緊緊卡在身側（枕橫位，OT），或是向後方或一側傾斜，那胎頭會有一大半壓進骨盆。如果胎兒進入骨盆時，手擺在臉旁邊，也可能引起背痛，孕者的骨盆與脊椎構造的差異也是引起背痛的可能原因。所有這些和其他因素，都可能導致分娩變慢，也可能導致背痛。支援分娩者的同時，減輕背痛、調整胎位也是主要目標。

至於分娩時安撫背痛的手法，放鬆與調整呼吸通常不足以應付這類疼痛。請試試第四章描述的一或多種安撫手法：反壓、十字型按摩、擠壓雙臀、腰部滾輪施壓、冰敷與熱敷、泡澡與淋浴、經皮神經電刺激。

造成背痛和分娩活躍期變慢的問題通常會自動解決，但如果分娩者主動調整胎位，也許能更快解決問題。

刺激胎兒變換胎位

要判定胎兒在骨盆中的位置未必容易，就算是經驗最豐富的護理師、助產師、醫師，有時也不容易判定胎位。然而，採用本章和前一章描述的手法時，你不需要先知道胎位。

如果分娩活躍期的進度變慢，不論分娩者有沒有背痛，都請假定需要改變胎位。請協助分娩者採用以下姿勢和動作，以促使胎兒改變位置。有些技巧也能減輕背痛：

- **搖晃骨盆**（見第175頁）
- **跳慢舞**（見第169頁）
- **腹部拉提**（見第218頁）
- **弓步**（見第169頁），宮縮時使用。請讓他順著節奏模式，向每個方向擺弓步跨蹲，然後往最令他舒服的方向繼續跨蹲，持續五、六次宮

縮。請協助他保持平衡，扶住椅子不動。做弓步蹲不容易，但也許能有效矯正問題。

- **側躺**，請分娩者側躺，臀部與膝蓋略彎，兩膝間夾一個枕頭。如果護理師或助產師很確定胎兒的背部是向著分娩者的背部左側（左枕後位，LOP），就請分娩者以左側側躺；如果他們相信胎兒是右枕後位（ROP），分娩者就應該以右側側躺。如果你不確定是哪種胎位，就讓分娩者每20到30分鐘換一側躺。

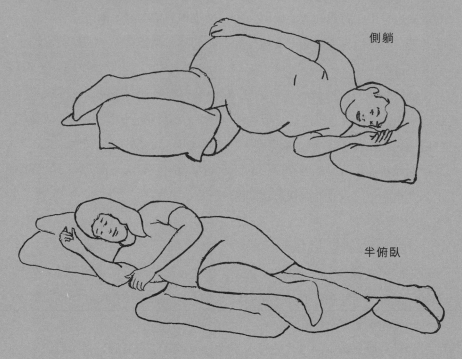

側躺

半俯臥

- **半俯臥**：如果護理師或助產師認為胎兒的背部是向著產者的背部左側（左枕後位），便會請他往右側半俯臥，也就是躺右側，下方的腿打直。上方的臀部和膝蓋略彎，上方的膝蓋墊在雙層枕頭或花生球上（見第182頁），傾身向前。

　　如果胎兒的背部是向著產者背部的右側，就請產者以同樣的姿勢躺左側。除非你很確定胎位是哪一種，否則請讓產者每20到30分鐘就換另一側躺。

　　第二部：分娩與生產

請注意：半俯臥姿勢的地心引力效果和側躺姿勢十分不同，因此在兩種姿勢中要躺哪一側，也有不同的指示。

- **跪著往前靠**；產者將上半身靠在椅子或生產球上（見第180頁）。有些特殊的醫院病床可以調整以支撐這種姿勢，這種床叫做產床。
- **站立與走動**：站立與走動能利用地心引力促使胎兒下降。此外，產者站直的時候，一般認為也能促使胎兒對準，落入骨盆中最有利的位置。走動也能使骨盆關節有更多活動空間，或許能促使胎兒旋轉。

促使胎兒在生產階段下降

如果到了生產階段，胎兒仍遲遲不下降，要產者變換姿勢便很重要。他們可以試著從半坐改為側躺、深蹲、蹲馬桶等姿勢，也可以嘗試非傳統的姿勢，例如懸擺、攀腿蹲，或是平躺著抬頭並屈膝舉到腋窩處。所有這些姿勢的描述和插圖，請見第168–175頁。

請注意：如果產者有進行硬膜外止痛，自然就不可能做這些需要起床做的姿勢（硬膜外止痛後可採用的姿勢，請見第170、172頁）。

此外，懸擺與攀腿蹲也需要事先練習，生產團隊也可能不接受這樣的姿勢。如果你認為這些是你想嘗試的姿勢，請事先與照護者討論。也請事先預習，確保你們能運用自如。

不論產者如何千方百計，偶爾胎位還是一動也不動——尤其是胎兒已經很大的時候。如果是這樣，胎兒有可能會面朝前出生（「太陽蛋」胎位）。否則可能需要以醫療手法或手術來接生胎兒。可能採用的手法包括鎮痛（通常是硬膜外止痛）、從靜脈滴注催產素促進宮縮（見第255頁）、以產鉗或真空吸引器接生（見第263–266頁）；如果上述方法不管用，則採用剖腹生產（見第340–345頁）。明智的做法是事先閱讀這些程序的相關細節。你可以用下列方式協助產者面對分娩延遲的狀況：

- 設身處地為他著想
- 保持耐心與樂觀

- 幫助他變換姿勢，以促使胎兒改變胎位並下降
- 運用第四章描述的技法緩解背痛
- 提出「問對問題，幫你做出明智的決定」（第235頁）

照護者在這種情況下會扮演哪種角色，請見第七章，第283-285頁的描述。

產者必須在床上臨盆

有時產者分娩和生產時都必須待在床上。最常見的原因如下：

- **高血壓**：躺左側血壓通常會下降。
- **止痛劑**：如果產者覺得睏或昏昏沉沉，或是半個身子因為硬膜外止痛而麻木，他可以在床上活動，但下床就不太安全。
- **使用連接機器的設備**：靜脈滴管、電子胎兒監視器、導尿管（細管）和其他儀器，都可能讓產者不容易或不可能下床活動。
- **醫院慣例**：不幸的是，即使是對正常分娩的人，多數醫院的慣例仍是不鼓勵他們下床。這種做法其實沒有什麼醫療原因。

不得下床的限制也許不會困擾產者，尤其在他很疲累、躺在床上很舒服，或是正如他期望的時候。不過，有些人會覺得躺在床上分娩再難受不過。有些人會變得非常焦躁，輾轉反側。打算起身活動和換姿勢讓自己舒服一點或促進產程的人會很失望，他們應該要詢問能不能下床活動。

有時不得下床的限制會拖延分娩進度，增加宮縮的痛楚。分娩者也不能多做一些能促進分娩、同時讓自己舒服一點的事。

如果分娩者沒有做硬膜外止痛，卻不得下床時，你可以做下列這些事：

1. 找出原因：如果沒有迫切的醫療原因，必須限制產者不得下床，你們兩人也許可以說服照護者改變醫囑。如果臥床是出自必要的醫療考量，那接受這種做法，試著理解原因並配合較好。

2. 了解這條醫囑有多嚴格：醫院可能會要分娩者別下床，或是根本只能躺左側。醫護人員也許會允許他起身一會兒，或是到浴室或泡澡，這可能有利他躺左側時降低血壓。這些選項能帶來正面影響。

3. 詢問有無替代方案：分娩者也許可以使用電子胎兒監視器等遙測裝置（見第246頁）和帶輪輸液架，讓他能下床走動。就算身上接著很多機器和容器，他也還是可以站著或坐在床邊的搖椅上。

4. 協助分娩者專心從眾多止痛和安撫手法中，找出能在床上應用的方法，不要太過在意做不到的事。請試著放鬆（見第152頁）、培養呼吸節奏（見第159頁）、集中注意力（見第155頁）、找出自發性儀式（見第150頁）、運用反壓和其他舒緩背痛的手法（見第192–194頁）、按摩與指壓（見第185–192頁）、冰敷與熱敷（見第182頁）、經皮神經電刺激（見第183頁）、催眠（事先學好，見第154頁）或主導程序（見第200頁）。

　　雖然不能下床可能會增添分娩者的壓力，但在你的協助下，他可以應付這個難關。關鍵是要去理解並接受不能下床的原因，也專心找出可用的安撫手法，不要放棄。

臀位胎兒

在懷孕晚期，每三十個胎兒當中，大概有一個是臀位，也就是頭在上，臀部、腳或兩者都落在子宮頸內。很多頭上腳下的胎兒到懷孕晚期會自動轉變成頭下腳上的胎位，但愈接近臨盆，就愈不可能改變胎位，因為他會生長，翻筋斗這類大動作的空間就變小了。

臀位分成三種：

1. 伸腿臀位（frank breech），也就是臀部落入子宮頸的胎位；
2. 完全臀位（complete breech），也就是胎兒屈膝，所以臀部和腳都落入子宮頸的胎位；
3. 足式臀位（footling breech），也就是胎兒的一腳或兩腳都在子宮頸內的胎位。

雖然臀位胎兒多數能安全出生，但這種先露部位有其特殊問題，胎兒早產或體型大的時候更要注意，其他則都是來自頭部最後才露出的問題。有時生出頭部會很慢，因為頭是胎兒最大的身體部位。有時胎兒會吸入羊水和陰道分泌物，因而干擾了其出生後的呼吸。此外，產者已經生出胎兒的身體，但胎頭還在體內時，可能會夾到仍須供氧給胎兒的臍帶。

這並不是表示臀位胎兒都無法從陰道安全出生。事實上，下列有利條件存在時，就能從陰道安全無虞地生出臀位胎兒：產者健康且希望從陰道生產；胎兒體型正常，處於伸腿臀位且緊縮下巴；照護者技巧良好；醫院設備優良，日夜都有充足的人力。

不幸的是，在2000年代初期，由於多數醫院，特別是鄉間地區和發展中國家的醫院，無法滿足需要，提供充分的照護與設施，從陰道接生臀位胎兒幾乎難以為繼，所有這類胎兒都是安排剖腹生產。

到今日，只有少數醫師具備這類必要的接生技巧，因為產科訓練課程已經不再教學生如何協助臀位胎兒了。然而諷刺的是，我們如今已經有能力辨認出哪種臀位是從陰道接生的安全選項，今日的照護標準也已

經能支援這類生產。較年長的醫師（從陰道接生過臀位胎兒）與訓練課程正在逐漸恢復這項技術。

協助胎兒轉到頭向下的胎位

今日，如果胎兒接近預產期的時候仍是臀位，預定以剖腹生產的機會還是很高。有些人會在自然進入分娩後要求進行剖腹生產，以免胎兒過早出生。多數照護者不喜歡到分娩後才安排剖腹生產，因為家長抵達醫院前，分娩可能會進展很快，意味著要從容順暢地進行剖腹生產，時間可能不夠，所有手術室都已占滿的時候更是困難。在北美，醫院通常傾向在分娩前便安排好進行剖腹生產，以減少手術室過於擁擠的問題。他們當然不可能掌握所有剖腹生產的時機，但還是希望盡量避免非緊急性的剖腹生產。如果你和產者有意等分娩後再考慮剖腹生產，請與照護者討論有沒有可能這麼做。

　　如果孕者希望從陰道生產，最好是能在分娩前讓胎兒轉到頭向下的位置。懷孕32到35週期間，孕者可以試著以下列一或多種技巧讓胎兒轉向。然而，在這些技巧中，只有艾灸經過科學研究證明是有些成效的。不過，這些技巧似乎普遍無害，在某些例子中可能有幫助。

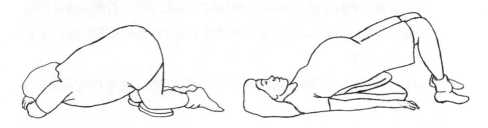

臀部打斜的兩種姿勢

- 臀部打斜：一天三次，孕者應該在胃不會太滿，胎兒也活躍的時候，進行膝胸臥式（見第172頁），或是平躺在地上或床上，雙腳踏實後屈膝。臀部抬到十二至十八英寸（30至45公分）高時，在臀部底下塞厚墊，幫助他維持打斜的姿勢。請他維持這個姿勢10到15分鐘（如

果不舒服，就縮短一點），同時刻意釋放腹部與軀幹的壓力，想像胎頭正「往下」抵住子宮上緣，而他正努力把頭「抬起來」。**如果這個姿勢令孕者非常不適，就不要採用這個姿勢。**

- 音樂或人聲刺激（放音樂或你的聲音）：請將立體聲耳機放低到孕者的腹部，以正常音量播放有旋律的音樂。有些人相信胎兒特別喜歡巴洛克音樂或古典音樂。這裡的概念是胎兒或許會想把頭拉近，側耳傾聽音樂。你可以結合這種技巧與臀部打斜姿勢。你也可以把頭枕在孕者大腿上，面向腹部以正常音量叫喚胎兒，要他下來一點聽你的聲音。誰知道呢——也許胎兒會翻身過來，好好聆聽他熟悉的聲音。

  我們沒有關於這項技巧成效如何的科學研究，但這種方法簡單、安全，多數家長都會覺得有趣——而且，也許有用也說不定！

- 艾灸是一種針灸技巧，拿炙燒過的艾灸棒或一團乾艾草，在距離兩邊足小趾末節外側四分之一英寸（六公釐）的地方（編按：至陰穴，小趾趾甲廓外側角後旁一分凹陷處）薰15到20分鐘，每天薰兩三次。多數針灸師會教孕者和他們的隊友如何自行運用這種療法。他們認為這樣能有效增加胎兒的生理活動。如果你們當中有人對艾灸有興趣，請詢問你們的助產師或醫師、生產教師、導樂、瑜伽老師，或是上網搜尋找有經驗的針灸師。請務必讓照護者知道你們想進行艾灸或韋伯斯特矯正術（Webster technique，一種用來柔性輔助胎兒改採頭朝下姿勢的指壓技術）。

- 臀位外倒轉術，多數助產師和產科醫師都會使用。更多資訊請見下方說明。

臀位外倒轉術

如果懷孕到36至38週，胎兒還是頭上腳下，美國最常見的接生方案是安排剖腹生產。然而，孕者與照護者也許會共同決定嘗試臀位外倒轉術，這是一種讓臀位胎兒倒轉的手法。多數文化都做過這類臀位外倒轉術。今日的醫療環境是這麼進行的：

1. 在醫師的診所或醫院，隊友或導樂協助孕者放鬆，分散他在過程中的注意力（見下頁說明），孕者則接受超音波檢查，確認胎兒的臀位並評估其體型、胎盤與臍帶位置、羊水量和其他條件。醫師會以電子胎兒監視器進行無壓力試驗，評估胎兒的健康情形（見第240頁）。

2. 醫師可能會給孕者施打特布他林（terbutaline）讓子宮鬆弛。有些醫師也會進行硬膜外止痛來放鬆孕者的腹部肌肉，以免過程中覺得疼痛。然而，大多數醫師不會這麼做，因為太複雜也太耗時，對一個簡短的療程來說也太昂貴了。研究顯示，比起在過程中沒有任何因應療程壓力的支援或協助，硬膜外止痛能增加倒轉術成功的機會。如果隊友或導樂知道如何協助，他的支持或許能增加成功率。

3. 請產者平躺放鬆。

4. 照護者在產者腹部抹潤滑油，透過超音波的指引按壓腹部，將胎兒從骨盆中抬起，慢慢讓胎頭轉而朝下。如果一開始不成功，醫師也許會多試一兩次，但通常僅止於此。

5. 請產者盡量保持放鬆；療程有時會蠻不舒服。你可以引導他培養節奏淺呼吸，以眼神引導，也以手或頭的動作「指揮」他，就像在主導程序中那樣（見第200頁）。

6. 胎兒從頭到尾都會以超音波檢視。如果胎兒對療程的耐受力似乎不佳，醫師會隨時停手。

7. 療程結束後，會給孕者再做一次無壓力試驗，確保胎兒對療程耐受良好。

做好初步準備後，這項療程會施行5到15分鐘。雖然今日施行的臀位外倒轉術有很多內建的安全措施，但仍有胎兒窘迫和孕者失血的輕微風險。這些併發情況通常會在變得嚴重之前就得到確認；然而，安全至

施行臀位外倒轉術時，隊友或導樂能幫那些忙？

請事先了解臀位外倒轉術的程序，包括實際療程要花多久時間，同時準備在過程中要運用的安撫技巧。請事先和產者練習放鬆（見第152頁）、有節奏的淺呼吸（見第161頁）、主導程序（見第200頁）。施行時可能會有幾分鐘感覺不舒服，但你們可以討論如何齊心協力讓事情變得可以接受。請確保孕者知道，如果他要暫停下來喘口氣，可以告訴你或醫師。孕者愈能放鬆，愈能忍受腹部的壓力，外倒轉術的成功機率就愈高。

施行期間，請兩人互望，以手、頭的動作給他有節奏的信號，也以言語打氣（順著他呼吸的節奏）：「很好……就是那樣……跟著我……很好……」。親切有自信的臉部表情和語調非常有幫助。從頭到尾這樣指導他，會讓事情大不相同。

上，照護者大多會通知醫院的分娩與生產部門他要做臀位外倒轉術，如果出現嚴重問題，才能立即進行剖腹生產。

目前臀位外倒轉術的成功率是五成到六成，如果結合輔助放鬆的脊髓麻醉，成功率會更高。接受這種技術的人大多能從陰道生出健康的寶寶（有些人會因為分娩中的其他不相干的因素接受剖腹生產；請見第335頁）。

臀位外倒轉術不成功的話，通常會安排進行剖腹生產。如果發生這種情形，請見第345–348頁，了解如何讓剖腹生產成為特別的經驗。

過去有令人沮喪或創傷性的生產經驗

多數有分娩經驗的人都懷疑自己有沒有能力「再來一次」。產者過去的生產經驗正常而令人滿意的話，自信與樂觀往往會大過憂慮或懷疑。但有些人有不期而至的恐怖剖腹經驗，或是過去的分娩辛苦、令人精疲力竭、飽受驚嚇或留下創傷，或是有早產、生病、失能、死產的胎

兒，或是過去分娩時覺得無依無靠或孤立無援，這些難受的回憶可能揮之不去。

這類經驗也可能令你覺得悲傷，產生自我懷疑。期待即將到來的分娩與生產時，你們兩人可能會飽受各種懷疑與焦慮困擾。孕者可能不夠有自信能再度應付生產，或是憂慮自身安危，前一次分娩是以剖腹告終，或是以產鉗或真空吸引器辛苦地接生的話，更可能如此；他也可能擔心胎兒，上一個寶寶如果夭折或生重病，就更可能擔心。你可能會內疚自己做得不夠，才沒辦法阻止憾事發生，對眼前的生產可能會希望伸出更多援手。

特地為分娩做準備，並在分娩期間多加體諒並支持，對孕者是有益的。以下的建議應該能協助你提供更多援手：

* 要如何在上一次的剖腹經驗後準備生產、如何從創傷性生產經驗中復元、失去胎兒後要如何再度懷孕，請搜尋相關著作（見「建議參考資源」，406頁），兩人一起閱讀。

* 尋找支持團體或課程，協助孕者及隊友在前一次令人失望的生產經驗後準備分娩。你居住的地區，或許可以聯繫上國際剖腹產警覺網絡（International Cesarean Awareness Network，簡稱ICAN）支持團體、剖腹產後陰道生產（vaginal birth after cesarean，簡稱VBAC）課程、產後憂鬱團體、流產後懷孕（Pregnancy After Loss）會議。這些計畫能幫助孕者明白，受前一次艱辛的生產經驗困擾的人不只他一個，他應付得來的。他們也會教生產隊友如何在分娩期間成為分外得力的助手。請詢問你的照護者、導樂或生產教師，獲知這些課程與團體的教師或領導者的名字。

* 瀏覽以難產或創傷性生產的產後支持為主的網站，加入其電子郵件群組（見「建議參考資源」，406頁）。

* 考慮請導樂。這位現場嚮導明白你要承受多少壓力，可以給你建議，輔助你對這次生產比前一次生產經驗更滿意。

- 如果你們兩人中有一人深受困擾，請考慮諮詢資深導樂或生產教師，或是請教了解與生產相關的挫折或創傷的心理治療醫師。
- 儘管不太可能，但請思考孕者這次生產會類似上一次的可能性。這次有哪些因素是可以掌控的？比方說，可以換照護者或生產地點嗎？如果上一次分娩膠著了七小時，這次發生同樣情況要不要早點採用醫療手法介入？如果孕者做過他覺得沒有道理的引產或剖腹產，但照護者覺得這次也要以這些手法介入，他會希望自己更有決定權、更能要求照護者清楚解釋原因嗎？他希望有止痛劑以外的不同選項嗎？面對類似的分娩情況仍會發生的可能性，知道這次能以不同方式處理，很多恐懼會就此消散，可以期待這次的生產經驗更美好。
- 鼓勵孕者找照護者討論他們的苦惱與希望，也請在生產計畫中註明前一次的生產經驗與疑慮。

　　請設想孕者獨特的情感需要。除了分娩的典型情緒反應（見第二、三章），分娩者臨盆時還可能有其他情緒障礙要克服。以下描述這些障礙，也列出如何協助的建議：

- **分娩早期**：孕者臨盆時，可能會突然喪失自信。這是「真相大白的時刻」，心裡可能會泛起許多自我懷疑。請鼓勵他把感受說出來，提醒他在這種情況下有這些感覺是正常的。這樣能幫助他堅持下去，避免因為恐懼而對宮縮過度反應。請回顧第二章「進入分娩」和第214頁的「起步緩慢的分娩」，了解如何協助分娩者接受分娩，不要恐懼。
- **腦海閃過前一次分娩的情形**。有時分娩者可能會禁不住覺得，這次分娩「和上次一模一樣」。你可以伸出援手，承認確實有相近的地方，和他談談他的感受，最重要的是提醒他，「上次是上次」，這次他要面對的是全新的一次分娩。
- **來到上次進行剖腹產或面臨其他難題的時刻**：有些人在來到這個關鍵時刻前會憂心不已，沒有度過便不能安心。請試著協助分娩者分散注意力，採用減壓手法（見第四章），等關鍵時刻過了以後便一起慶祝。

正視難受的回憶並以有建樹的方式處理，很有可能帶來療癒與成長。有了事先的準備、貼心而能幹的分娩援手（你、導樂，還有充滿愛心與體諒的生產團隊），孕者的生產經驗幾乎鐵定遠比前一次更能帶來滿足與成就感。

產者和護理師或照護者不合

北美的產前護理體系有一個缺點，也就是孕者通常是由他們素未謀面或幾乎不相識的人照顧。如果分娩開始時他的醫師沒辦法立刻趕到，就會由代理醫師協助，而他可能完全是陌生人。花時間認識孕者是助產師照護模式的一個特徵，但有些助產師會因為忙碌而和醫師有同樣的缺點。

大多數時候，產房裡不會發生什麼大事；分娩者、隊友、照護者、護理師之間相安無事。但如果你們兩人中有任何一個人對護理師或照護者不放心怎麼辦？對生產的態度、個性、對彼此角色的認知差異等，有時會在分娩時凸顯出來。可能會產生不快或摩擦。從分娩者的最大利益來看，這絕非好事。他的身邊必須圍繞著和善的人，確信會鼓勵和支持他的人。

如果分娩前你或孕者就預料到會出現問題，請與照護者擬定並商討出一份生產計畫（見第52頁）。此外，請考慮僱一位導樂，在分娩前和分娩期間協助你們排解和生產團隊的不合，協助你和孕者為自己辯護。

通常，和生產團隊的問題都不嚴重，可以輕易排解。以下是一些避免、盡量減少或解決衝突的建議：

• 請不要讓自己成為任何摩擦的起因。請在態度和行為上表現出你的友善、尊重、禮貌，讓團隊知道你希望和他們和睦相處，你也很感謝他們為分娩者的舒適安康提供的經驗與努力。如果你疑神疑鬼，表現得很驚恐或充滿敵意，團隊也可能處處設防。

- 分娩者有特殊疑慮時，請隨時溝通，比方他想自然生產、他怕打針或見血，諸如此類。
- 請準備一份生產計畫給護理師參閱。如果有時間，請與護理師或照護者討論生產計畫，請他們協助你們盡量貼近計畫。如果有團隊成員對這份計畫有疑慮，最好是彼此討論，不要忽視對方。這樣通常能夠解決彼此的歧異。
- 請直呼護理師或照護者的名字。

如果**你或孕者的意見和護理師不同**，請試試以下一或多種策略：
- 請客氣地對待護理師。例如，請說：「子宮收縮時我可能沒辦法和你交談，因為我得幫助〔孕者〕呼吸並放鬆。」或是「我想這裡有些誤會。醫師說〔孕者〕可以四處走動，也可以淋浴。可以請你向醫師確認一下嗎？」
- 請和護理師長談談。用平靜、客觀的語氣說明你們和照顧你們的護理師有哪些歧異，請護理師長派另一位護理師來照顧你們，或是協助排解問題。
- 請直接和照護者談談（必要的話以電話交談）。如果護理師對分娩流程的管理顯然有誤解，請照護者設法排解。

如果問題是出在與醫師或助產師的相處上（特別是你們彼此素不相識），請直接講開。如果問題沒有解決，請護理師代表分娩者主張他的需要。如果問題牽涉到臨床決策，利用「問對問題，幫你做出明智的決定」（見第235頁）請他們詳細解釋，或請另一個人給你們意見。

導樂可以幫那些忙？導樂沒有權力代表你與生產團隊交涉。他無法成為你或分娩者的代言人。然而，他也許可以看出哪個特定做法或手段會使結果嚴重偏離你們的生產計畫。他可以提醒你提出「問對問題，幫你做出明智的決定」（見第235頁），或建議你爭取更多時間，讓你們想

想要不要同意進行本來希望避免的手段。這有助於確保你和分娩者參與決策，不倉促行事。

有時候，避免衝突而不要試圖解決紛爭，對分娩者來說才是最好的。換句話說，請避開針鋒相對的場面，你可能得接受不是那麼理想的安排，相忍為上。

如果你不幸碰上不合也不願讓步的護理師或照護者，陷入僵持不下的局面，請暫且接受現況，專心幫助分娩者生產。你可能會覺得無力、挫折，但你無法讓分娩停下，好去解決問題。想在分娩期間解決紛爭也可能讓分娩者更辛苦，壓力更大。寶寶出生後，你可以回頭和照護者、顧問或兩者重新討論情況，同時寫一封信給病患護理的負責人。雖然這麼做可能也不會給你、產者或寶寶帶來什麼好處，你的努力日後或許能避免另一位分娩者出現類似的問題。

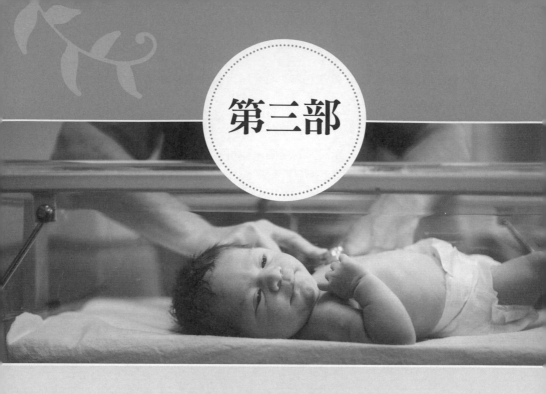

第三部

生產的醫療面

照護者在生產中的主要角色是保護分娩者與胎兒的健康。在整段懷孕過程中，照護者會仰賴各式各樣的檢驗、科技、醫療程序來偵察並處理問題，以免問題變得嚴重。生產過程中也可能運用類似的檢驗、技術、醫療程序（通常稱為「醫療介入手法」）。

　　每位照護者在生產期間採用的例行基本護理程序不同。有些照護者認為生產有各種難以預料的狀況，所以最安全的做法是每次分娩都運用許多醫療程序，不管需不需要；有些人則相信，生產基本上是正常的生理過程，所以發現或偵察到問題時再使用醫療手法或手術介入就好。孕者對相同議題的態度也是因人而異。有些人唯恐出事，所以非常倚賴醫療手法來讓他放心，其他人則認為生產是正常過程，對過多的介入手段戒慎恐懼。比起科技，他們更信任自己的身體和內在能力。

研究顯示，健康的人產程是正常的，大多數時候沒有危險，只需要仔細觀察有沒有問題出現，好及時採取醫療行動。

　　避免出事的一個做法是謹慎使用非必要的程序與藥物；有時這會滋生問題。舉例來說，任何限制分娩者行動自由的程序，都可能延緩分娩或增加痛楚，因而需要用更多醫療手法介入，而實際增加了衍生其他問題的風險。基於這些理由，只有在問題已經存在或非常可能發生時，科技、藥物、醫療程序才是恰當而必要的。

問對問題，幫你做出明智的決定

檢驗與醫療手法永遠都牽涉交換。分娩者必須知道他要放棄什麼、會獲得什麼，再決定採用哪一種非緊急的介入手法。考慮要不要使用醫療介入手法時，請你們彼此討論下列問題，也與照護者討論：

建議做「檢驗」時，可以詢問：

- 出於什麼原因做檢驗？
- 檢驗結果能回答哪些問題？
- 檢驗是如何進行？
- 檢驗結果精確或可靠嗎？誤差範圍是多少？換句話說，檢驗會不會錯失已存在的問題，或是指出不存在的問題？
- 如果檢驗發現有問題，接下來會發生什麼事（例如進一步檢查或立刻治療）？
- 如果檢驗不出問題，接下來會發生什麼事（例如，一兩天內會再做一次檢驗，做其他檢驗，或是不再進一步關注這個問題）？
- 這項檢驗的費用是多少？還有其他要注意的事嗎？

建議「治療」或「以醫療手法介入」時，可以詢問：

- 問題出在哪裡？有多嚴重？
- 有多緊急到需要治療？
- 採用哪種療法？如何進行？
- 解決問題的可能性高嗎？
- 如果治療失敗，接下來要採取哪些步驟？
- 治療有任何副作用嗎？
- 有任何替代選項嗎（再等等看，什麼也不做，或其他療法）？

　　如果有其他療法的建議，請再次詢問如何進行、有效的程度多高、副作用是什麼、如果替代手法失敗了怎麼辦。

　　大多數時候，你們有很多時間可以討論這些問題。當你、孕者和照護者交換資訊、問題、疑慮，一起達成決議時，這叫做「共享決策」（shared decision-making），這種方法能建立雙方的信任與滿意度，因為是建立在對彼此觀點的尊重、彈性與考量上。

　　然而，在極少發生的真正緊急狀況下，可能沒有時間做這類討論。照護者應該告訴你事態有多嚴重、多緊急。如果很緊急，你就必須信任照護者，協助分娩者接受醫療手法。可能要等緊急狀況過去後，才能得到完整的說明。在這種情形下，你只需要問：「這種手法能增加產者和胎兒健康的機率嗎？」如果答案是肯定的，那就請你應允，別再發問。可能要晚點才有機會獲得說明和討論。

　　第六到九章將討論生產時經常使用的檢驗、技術、醫療介入手法（包括剖腹生產）和藥物，說明這些做法是為了偵察並治療哪些問題。

第 6 章

檢驗、技術、
介入手法、程序

她已經十足成了一隻插滿管子的恐龍——靜脈插著點滴和滴注合成催產素的管子，背上插著硬膜外止痛的管子，還有導尿管，胎兒心跳與子宮監視器也在她體內，臉上戴著提供血液高氧的面罩，這樣胎兒才能得到更多氧氣。護理師檢查她的子宮頸時說，現在她的子宮頸開了四公分——六小時前是三公分。我說：「裝這麼多有的沒的，只開了一公分嗎？」

——凱文，新手父親

懷孕的最後一個月，孕者通常會一週見照護者一次。這是影響分娩的問題或許會首次浮上檯面的時候，發現這些問題能幫助照護者做好分娩時的最佳護理安排。下文會描述某些常見的懷孕晚期檢查，以及為什麼、如何進行檢查。這項資訊不能代替你們與照護者對關鍵問題的討論（見第235頁），但可以為你們的問題提供背景基礎。本書會略過懷孕早期或每次產檢的例行檢查項目。

懷孕晚期檢驗

在懷孕的最後幾週或幾個月，照護者會仔細監測孕者或胎兒的狀況，以免影響生產結果。本章描述的檢查，就是照護者規劃生產的臨床醫療管理時的方針。

乙型鏈球菌篩檢

這項篩檢會檢查孕者體內是不是帶有稱作乙型鏈球菌（Group B Strep，簡稱GBS）的細菌。這項篩檢會在懷孕35週到37週時提出，包括培養陰道和／或直腸分泌物樣本。結果通常兩天左右就會出來。可靠而迅速的篩檢方法可能不久就會面世，也許在一個小時內便能獲知結果。

每四位孕者中，有一位是乙型鏈球菌帶原者，也就是說細菌存在於他們的體液中，但沒有顯示出任何感染徵象。這些人的胎兒中，每兩百個裡約有一個會受乙型鏈球菌感染，造成新生兒的重大病症，例如肺炎、敗血病（血液受感染）、腦膜炎。在每位乙型鏈球菌篩檢呈陽性的分娩者破水或臨產時施予靜脈抗生素治療，幾乎可以完全避免新生兒受乙型鏈球菌感染。抗生素會經由胎盤進入胎兒體內，將新生兒感染乙型鏈球菌的風險，從每兩千名中一位，降低到每四千名中才一位。抗生素也會降低孕者受乙型鏈球菌活性感染的風險，這種感染症會導致發燒、子宮或尿道感染、腹痛。

如果乙型鏈球菌帶原者未接受足夠的抗生物治療便生產，照護者會觀察胎兒有沒有受感染的症狀，或是給他進行乙型鏈球菌檢查，或是兩者都進行。照護者會做哪些檢查因人而異。有些人僅做血液培養；其他人也會培養胎兒的尿液和脊髓液。有些照護者會以靜脈抗生素治療所有這些寶寶，在那兩三天持續觀察他們有沒有感染徵兆，直到完整的檢查結果出來；有些人會密切觀察寶寶，如果檢查結果還未出來，他只會在寶寶出現感染徵兆時才予以治療。如果乙型鏈球菌存在於培養的檢體

第三部：生產的醫療面

中，就會連續多天進行靜脈抗生素治療，期間寶寶必須留在醫院進行靜脈輸液，也能觀察他有沒有出現感染徵兆。

乙型鏈球菌篩檢的主要缺點是，如果孕者是帶原者，他不僅必須接受靜脈抗生素治療，如果羊水已破但沒有出現宮縮，可能也必須引產。等待期間可能要接受幾劑抗生素。常見做法是最多給四劑抗生素，如果孕者沒有在二十四小時內進入分娩，便進行引產。有些照護者在這些狀況下比較有耐心，有些孕者也有耐心等候。不管是選擇使用大量抗生素或是引產，都有缺點存在（見第254頁）。

多數人樂於接受抗生素，不過因為是靜脈滴注，每四到六小時才能施予一次，視使用哪種抗生素而定。在施藥空檔，可以拔下不接靜脈輸液管。計畫不在醫院生產的人不需要因為乙型鏈球菌改到醫院生產，但他們必須每四到六小時找助產師施予抗生素。

研究者大多同意必須進行更深入的科學研究，判定在分娩時使用抗生素的真正功效與潛在傷害。避免新生兒感染的替代療法，例如使用益生菌、順勢療法、陰道沖洗和其他方法，據發現沒有效用，但相關研究以也並不充分。

超音波檢查

這項複雜的技術是透過手持探頭，將高頻率的音波（超音波）從孕者的腹部外或陰道內傳輸到子宮。這樣會產生胎兒（腦、心、其他器官、臉部特徵。四肢、生殖器等，也就是全身各部位）、胎盤、臍帶、子宮頸和其他構造的詳細全貌。這幅圖像會呈現在螢幕上，你們兩人才能和技術師一起看。雖然沒有與超音波相關的胎兒異常報告，還是建議你們將接觸這種強力技術的時間減少到醫療所需的最低程度。

在整個孕期做超音波檢查有多種目的。懷孕晚期懷疑胎兒呈臀位或其他棘手的先露部位時，多半會用超音波辨認，也用來評估胎兒的成長情形與體重、測量羊水量。羊水量減少可能表示胎盤功能不再良好；羊

水量增加則顯示孕者的體液調節或胎兒的腎臟可能有問題。不幸的是，這些評估的誤差範圍可能相當大。舉例來說，如果孕者以超音波檢查體液量時水分正好攝取得比較不足，檢查結果可能比充分攝取水分時還低。這裡的要點是：如果要接受這類檢查，請先攝取足夠的水分。

超音波檢查是這樣進行的：孕者躺在燈光黝暗的房間，超音波技術師塗潤滑劑在孕者腹部，在其腹部上滑動探頭。他會在孕者的及胎兒組織的不同深度進行造影與測量。整段掃描大約要到30分鐘。

接著，放射師會分析超音波技術師的報告，將結果交給醫師或助產師，後者再依據報告的發現做出建議——例如，告訴孕者在接下來的懷孕過程中不須擔心，或建議進行更多檢驗、引產、剖腹接生，或是接受臀位外倒轉術。

如果分娩期間，照護者懷疑胎兒的胎位不正，可能也會簡短進行超音波掃描判定胎位（見第72頁）。

無壓力試驗

這種試驗是用來評估胎兒健康，測量胎兒在子宮中活動時的心跳率變化。孕者察覺到胎兒的活動頻率降低（見「如何計算胎動」，第49–50頁），或是照護者覺得胎兒的成長比預期慢，或是孕者的預產期已過或有高血壓、糖尿病或其他醫療狀況時，會建議他做無壓力試驗。

孕者會使用體外電子胎兒監視器（見第246頁），在胎兒活動時按下按鈕。如果胎兒的心跳率加速，這是好跡象，我們會說他的心跳率是「反應型」（reactive）。如果心跳率維持不變或變慢，也就是「無反應型」（nonreactive），這可能代表胎兒窘迫，需要進一步試驗或採取矯正措施。

無壓力試驗並不完全精確。當結果顯示胎兒狀況良好時，通常是正確的。不過，當結果指出胎兒狀況不良的時候，結果卻往往是錯誤的。結合羊水量測量與無壓力試驗，似乎較能精確呈現出胎兒的健康情形。

分娩時的基本觀察

分娩者大致健康、懷孕過程正常，子宮中的胎位也很理想時，分娩時的基本護理要素是哪些？技巧熟練的照護者或護理師在分娩時定期做某些簡單的觀察，便能精準評估孕者與胎兒是否平安、需不需要更密切的觀察或治療。

基本護理囊括以下對分娩者、產程、羊水（羊膜中的水）、胎兒、新生兒的必要觀察。照護者或護理師會對**分娩者**進行以下各項觀察：

- 宮縮期間與空檔及產後的行為、活動、情緒狀態
- 基本身體功能：吃、喝、排尿、排便
- 宮縮：頻率、強度、持續時間
- 子宮在宮縮空檔的狀態
- 產痛的部位與性質（腹部、背部或兩者皆有？產痛是持續不斷還是斷斷續續？）
- 評估分娩者的疼痛等級（0到10）。大多數醫院的政策是評量每位病患的疼痛等級，如果疼痛增加或病患覺得備受折磨，便提供止痛劑。
- 陰道分泌物
- 分娩進度（由宮縮模式、病患行為、偶爾進行的陰道檢查來判定）
- 生命跡象：體溫、脈搏、呼吸
- 血壓
- 生產後的子宮狀態
- 生產後的出血量

破水時，照護者或護理師會對**羊水**做以下各項觀察：

- 顏色：如果羊水清澈，胎兒可能沒有受壓。褐色或綠色的羊水顯示胎兒有排便（胎便），意味著胎兒受壓。
- 羊水量（滲漏或大量噴出）：突然失去大量液體（大量噴出）會增加臍帶在宮縮時受壓的可能，進而壓迫到胎兒。

阿普伽新生兒評分 (在出生後1分鐘、5分鐘時進行，有時出生後10分鐘也進行) 時

徵象	0分	1分	2分
心跳率	無	每分鐘低於一百下	每分鐘高於一百下
呼吸	無	緩慢、不規則	良好、哭聲強
肌肉張力	癱軟	四肢貼近身體	動作強而有力
對刺激的反應	輕捏無反應	表情痛苦	掙扎、咳嗽 或 打噴嚏
皮膚顏色	青色	一般的身體膚色；手指與腳趾發青	渾身粉嫩或紅潤

• 氣味：難聞的氣味表示有感染。

照護者或護理師會對胎兒做以下觀察：

• 以超音波儀器（手持或以皮帶繫住腹部四周）或聽診器頻繁聆聽心跳來監測

• 大小（概略重量）

上列項目是照護者或護理師幾乎不離分娩者身邊時，會頻繁進行的簡單觀察。這樣能充分得知胎兒與分娩者的狀況。只要顯示狀況正常，其實就只需要做這些觀察。如果顯示分娩者、分娩或胎兒出狀況，才會以額外的醫療手法（見下面幾頁的描述）來矯正問題。

生產一結束，照護者或護理師就會對**新生兒**做以下觀察，迅速評估其健康狀況：

• 在出生後1分鐘、5分鐘分別進行阿普伽新生兒評分，出生後10分鐘也可能再做一次

• 寶寶的體溫、呼吸、脈搏

• 寶寶的一般行為與警覺狀態

• 寶寶的身體外觀

一般認為在1分鐘和5分鐘評估得到7到10分代表健康。7分以下表示胎兒需要注意,例如抽吸口鼻、供氧或輔助他呼吸、揉摸寶寶的皮膚,或是請家長對寶寶說話或唱歌。得分低代表需要更多醫療照護技巧。

影響分娩時採用醫療手法的狀況

在上述討論過的基本觀察之外,如果發現潛在問題,還會進行其他檢驗、程序,或是用藥。這些方法包括運用高度專門化的設備、各種藥物和手術。如何使用、什麼時候使用這些方法,有以下幾點考量:

- **孕者的醫療狀況**:如前所述,孕者體驗到的是健康的懷孕過程、產程順利、所有生命徵象都正常時,比較不需要醫療手法介入。

- **胎兒看起來是否健康**:如果胎兒長得完整成熟,尺寸正常,顯然沒有受壓,多半不需要醫療手法介入。

- **照護者的專業訓練與哲學**:有些照護者的例行做法會比其他人使用更多醫療手法,偏好在問題出現前予以遏止。雖然這會導致不必要的治療,但這些照護者覺得過度治療是無害的,不這麼做可能會錯過問題。他們相信安全至上,有備無患。其他照護者則認為只要看顧好分娩者、胎兒與產程,有問題出現再以醫療手法介入就好;他們相信不必要的治療會造成問題。科學文獻也支持後者的做法。

- **醫院或護理人員的常態做法或方針**:這些做法或方針是由現行的照護標準、護理師的專業訓練、醫護團隊的規模與能力、醫院的慣例、法律顧慮、經濟考量和其他因素決定。不同醫院的常態做法十分不同,即使是同一個地理區域的醫院也有落差。比方說,某間醫院會鼓勵分娩者下床四處走動或在分娩時泡澡,但附近的醫院卻可能不鼓勵他們這麼做。引產、硬膜外止痛、剖腹生產的比率,各家醫院也不相同。

- **孕者的偏好**:每間醫院、每位照護者的做法都有選擇的空間。請確定照護者知道孕者的偏好(見「準備與檢閱生產計畫」,第52頁);請協助確定所有決策都考慮到了他的偏好。

常見的產科醫療手法

以下會描述許多常見的產科醫療程序及其目標、缺點、可能的替代選項。分娩正常時，通常不需要採用這些做法，但如果有問題，可能就必須這麼做。第七章會討論是在哪些情況下需要基於醫療理由進行這些程序。

身為生產隊友的你，可能是分娩者與醫院團隊之間的溝通橋樑。要如何扮演好你的角色，可以請導樂給你建言。重點是你必須熟悉常見的產科醫療手法，才能告知團隊分娩者的偏好，協助他們做出關於非強制程序的決策，同時協助處理醫療手法帶來的任何額外不適——情緒或身體上的不適。同樣重要的是，你們兩人也要了解，基於安全理由，哪些情況會需要以醫療手法介入。

靜脈輸液

靜脈注射是指滴注含有水與電解質、葡萄糖或藥物的塑膠袋裝液體。點滴袋會掛在吊桿上，連接著床或帶輪輸液架；後者讓分娩者能在分娩時走動。醫護人員會將連著點滴袋的輸液管插入分娩者的手或手臂靜脈。輸液便會滴進靜脈。

靜脈輸液（Intravenous (IV) Fluids）的給予，能提供分娩者液體、卡路里或兩者，代替以嘴攝取；管理用藥過程；進行硬膜外止痛時，可以增加血量，有助保護血壓不下降；或是保持靜脈開放，以免後來需要迅速用藥。

多數照護者會為所有分娩中的病患施予靜脈輸液，因為他們不希望分娩者吃喝任何東西。他們覺得空腹最好。理由可以追溯到過往，當時大多數人都在全身麻醉的無知覺情形下生產。吃飽對全身麻醉來說很危險，因為他們可能會嘔吐，然後吸入嘔吐物。全身麻醉現在已經絕少使用在生產中，就算有使用，也有較良好的技術可以保護病患不會出現此

種併發症。不過，今日的照護者仍會持續使用已經過時而不必要的方針，禁止分娩者飲食，並為每位病患進行靜脈輸液。

　　有些照護者對靜脈輸液的態度沒有那麼正面。他們相信靜脈輸液是有問題的，也會鼓勵分娩者喝足夠的水來解渴。靜脈輸液則保留到「有醫療需要時」才使用，也就是從分娩者或胎兒的醫療狀況來判定是否需要或理想。這類醫療狀況包括：

* 分娩過程漫長
* 分娩者持續覺得噁心想吐
* 他們要接受硬膜外麻醉、脊髓麻醉或全身麻醉（見第305-320頁）
* 他們需要從靜脈施打某些藥物，以遏止早產、進行引產或助產、控制血壓、減輕產痛或其他原因
* 出現或許需要立即採取醫療行動的狀況

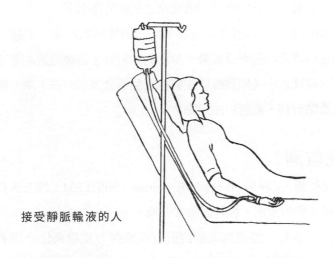

接受靜脈輸液的人

　　靜脈輸液的**缺點**：

* 大量靜脈輸液會導致分娩者水腫，特別是雙腿和乳房。水腫可能要幾天才消，乳房腫脹也會增加產後第一週哺乳的困難度。在罕見的情況下，過量輸液會累積在分娩者的肺部（稱作肺水腫）。

- 輸液管為分娩者帶來不便與些許壓力，他要翻身或下床時必須拿開。
- 輸液管有時會「浸潤」，也就是輸液從靜脈中浸滲出來，直接進入分娩者的細胞組織，造成疼痛與腫脹。如果輸液裡含有藥物，那藥物便無法生效，因為沒有進入血流當中。

　　如果分娩者喝的飲料夠多，不需要從靜脈施藥，那就不需要吊點滴。最好的方針通常是鼓勵他們渴了就喝，或是每一兩次宮縮後就拿飲料給他們，他們想喝時便可以喝。你和分娩者可以與照護者討論，要不要用以下的做法取代靜脈輸液：

- 每一兩次宮縮後，就拿飲料給分娩者喝，例如水、果汁、椰子水或運動飲料（添加電解質），或是給他果汁冰棒吃。如果他婉拒，也不要催促他大量喝水。分娩者渴不渴通常是很好的指引。
- 讓靜脈保持開放，照護者才能在必要時迅速從靜脈施藥。照護者或護理師會在分娩者的前臂靜脈裝一根活動式短管，但會先塞起來不連接點滴管。這種程序（叫做靜脈注射栓或生理食鹽水沖洗）讓分娩者不須受制於點滴管，更能自由走動。

電子胎兒監測

進行電子胎兒監測（Electronic Fetal Monitoring，簡稱EFM）的方法有三種：體外監視、體內監視、體外活動式監視。

　　進行體外監視時，護理師或照護者以兩條彈力皮帶束住分娩者腹部。其中一條在下腹部，連接著能偵測胎兒心跳的超音波儀器。另一條則高一點，連接著偵測宮縮狀況的儀器（子宮產力計）。

　　進行體內監視時，會以一條螺旋狀細電極線連接胎兒頭皮的皮膚，以進行胎兒心跳率的電子偵測，分娩者子宮內會放進一條充滿輸液的管子（子宮內壓導管），藉以測量宮縮強度。子宮收縮時會將輸液從導管中擠出，由一具測量器精準測量宮縮的強度。

關於宮縮與胎兒對宮縮的心跳率反應的資訊，會透過電極線傳送到床邊的顯像儀，或以無線方式傳送到護理站的螢幕。也可以持續列印出判讀資訊。

　　使用**移動式電子胎兒監視器**（遙測裝置）時，分娩者的脖子會戴上無線電發射機，以短線連接著皮帶上的感應器（不是以線連接床邊的機座）。他們也可能用更新的無線監視器。這種監視器的無線電發射機是位在每個感應器裡，感應器防水，因此可以在水中監測分娩者的狀況。每種儀器都能讓分娩者自由走動（大約在距離護理站200英尺或60公尺的範圍內），資訊會回傳到中央監視器和產房的監視器。體外監測比較好操作，侵入性低，遠比體內監測器更普遍使用，但後者的資訊較精準，因此會保留在體外監視器無法取得的胎兒心跳或宮縮資訊不夠精準時（分娩者同時也比較肥胖、宮縮強度有問題，或有其他情況時）運用。

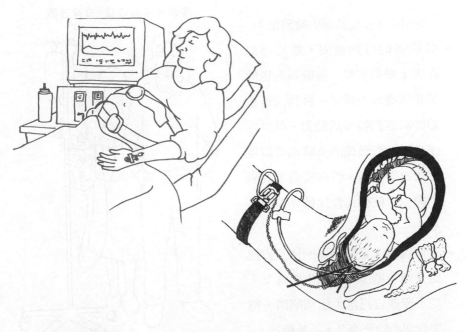

電子胎兒監視器（EFM）：體外監視器（上）和體內監視器（下）；左腕也接了靜脈注射栓。

分娩時進行電子胎兒監測的目標

電子胎兒監測能偵測、呈現、記錄胎兒對宮縮的心跳率反應，產生宮縮長度、頻率、強度（以體內監測得知）及胎兒心跳率的永久紀錄。

　　分娩時**必須使用電子胎兒監測的醫療原因**包括：

* 分娩時間漫長，照護者考慮使用合成催產素（見第255頁）來加速產程。宮縮的長度與頻率可以透過體外子宮產力計評估。如果照護者需要知道宮縮強度的精準測量結果，則會使用子宮內壓導管。
* 護理師或助產師無法一直或經常待在分娩者身邊。
* 分娩者接受合成催產素或其他藥物，宮縮因而變得太強烈，壓迫到胎兒時。
* 對分娩時的胎兒健康有疑慮時（由於早產、胎兒體型小、胎便汙染了羊水，或可能缺氧）。
* 醫護人員認為分娩者出現併發症的風險高。

　　使用電子胎兒監測的**缺點**是：

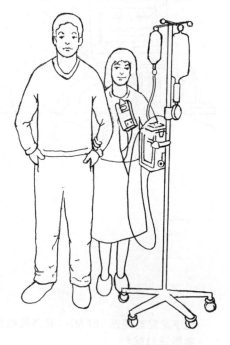

移動式遙測裝置：有線裝置

* 分娩者的行動受限，雖然可以在床上變換姿勢，有時甚至也能站在床邊或坐椅子。移動式監視器能給他們較多活動力，可以四處走動，泡澡或淋浴時也可以使用無線監視器。體內監視器的限制較少，但侵入性比體外監視器高。
* 有時醫護人員給機器的注意力比給分娩者還多。身為生產隊友，請不要讓自己落入這種陷阱。需要你關心的分娩者，不是機器。

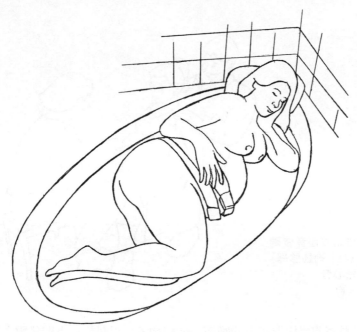

移動式遙測裝置：給泡澡女性使用的無線裝置

- 解釋監視器的列印結果（追蹤紀錄）是極複雜的工作，不同專家對不同心跳率模式的真正意義為何、何時需要醫療手法介入，甚至眾說紛紜。
- 進行體內監視必須刺破羊膜和胎兒頭皮的皮膚。這些程序會略增加分娩者和胎兒受感染的風險，特別是分娩者的陰道有感染或傷口的時候。刺破羊膜也可能導致胎兒額外的壓力，因為除去了保護頭部和臍帶的後盾。
- 電子胎兒監測只能測量胎兒的脈搏，偵測不出胎兒是否缺氧。如果只根據電子胎兒監測追蹤結果進行剖腹生產，胎兒往往不會顯示出缺氧的跡象。因此，有時會對電子胎兒監測的發現結果進行確認（見「胎兒頭皮刺激試驗」，第251頁）。

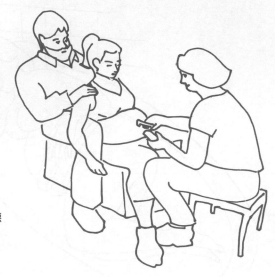

聽診法是以超音波聽
診器（杜卜勒聽診器）
聽胎兒心音

可以考慮的**替代做法**：分娩前，你和孕者可以討論以下取代電子胎
兒監測的做法，並在生產計畫中說明你們的偏好。

- 請護理師或助產師時時以超音波聽診器或胎兒聽診器聽胎兒的心
音，在宮縮持續與結束後後聽1到2分鐘。許多比較這種監視方法與持
續進行電子胎兒監測的研究，都發現間歇聽胎兒的心音，也同樣能保
持胎兒健康並減少剖腹率。這種稱作「聽診法」（auscultation）的方
法需要護理師或助產師有專門訓練與經驗，能在分娩活躍期每15分鐘
抽出5分鐘左右聽診，生產階段也能持續待在分娩者身邊。居家生產
或在醫院外的生產中心生產時，便是使用聽診法。

- 每小時斷斷續續使用體外電子胎兒監測10到15分鐘，其他時候則拿
開。這樣方便分娩者在沒有進行監視時四處移動。有些照護者認為在
分娩早期這麼做無妨，但分娩活躍期以後則偏向持續監視。

- 使用移動式電子胎兒監測（遙測裝置，見第246頁）。請找出哪間醫
院有移動式遙測裝置。

- 分娩者泡澡時，使用手持防水超音波聽診器或防水遙測裝置聽胎兒
心音。不是所有醫院都有這種設備。請向照護者詢問相關事宜。

| 第三部：生產的醫療面

胎兒頭皮刺激試驗

照護者會在檢查陰道時壓或搔胎兒的頭皮，以進行這項簡單的試驗（Fetal Scalp Stimulation Test）。如果胎兒狀況良好，心跳率會因這類刺激變快。如果胎兒窘迫（也就是缺氧），心跳率就不會加速。據發現，這項試驗的結果與胎兒實際狀況有正向關聯。

　　這項試驗是用來檢查胎兒是否仍耐受得住分娩，儘管電子胎兒監測的追蹤結果或聽見的心音令人憂心。只要胎兒心音不清晰，隨時都有可能基於醫療理由進行試驗（這種情況的醫學名詞是「胎心音異常」或「胎心音不明確」，意思是胎兒的健康有疑慮），剖腹生產前也一定要做，以確定胎兒對分娩的耐受力是否不佳（一般會診斷為缺氧）。分娩期間，要做幾次這項簡單的試驗都可以。

　　可以考慮的**替代做法**：可以不要進行胎兒頭皮刺激試驗，僅進行電子胎兒監測或頻繁傾聽胎兒的心跳率，但可能會因此高估胎兒對分娩的耐受力。你和分娩者可以在懷疑胎兒有窘迫狀況時，隨時請照護者進行胎兒頭皮刺激試驗。請先與照護者討論，並將你們的偏好寫進生產計畫。

人工破膜

為刺破或穿破羊膜，照護者會將一根細棒（羊膜鉤）插進陰道，經過子宮頸，將內含羊水的囊膜刺出一個洞，讓羊水流出。這種程序帶來的痛楚不會大過陰道檢查。有時做完人工破膜（Artificial Rupture of the Membranes，簡稱AROM）之後，分娩者的宮縮強度會忽然提高；通常這正是這段程序的目標。

　　過去醫院會警告分娩者不要在破膜後泡澡，但科學試驗發現，做完人工破膜後泡在乾淨的浴缸中，不會增加分娩者或胎兒的感染機率。

　　人工破膜的**目的**是：

• 加速分娩。如果時機合宜，胎位也良好，人工破膜平均能縮短40分鐘的分娩時間。然而，如果胎位不正，這項程序就可能實際拉長分

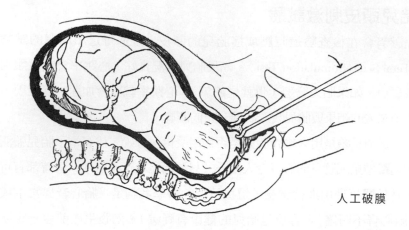

人工破膜

娩時間。破水會移除胎頭四周的液體後盾，導致胎位不正的胎頭在骨盆中卡得更緊，降低了改善胎位的機會。哪些產程能因為人工破膜縮短，哪些不會，是很難說得準的。但如果產程不順利，也許仍值得賭一賭，因為其他促進分娩的醫療手法更複雜，潛在風險也更大。

- 為了採用前列腺素或催產素等其他引產方法（見第255–256頁）。人工破膜本身不會帶來引產效果，除非子宮頸非常軟薄。
- 檢查羊水中的胎兒排便狀況（胎便，表示有胎兒窘迫現象）有沒有感染、流血或其他問題徵兆。
- 為了使用電子胎兒監測需要的電極線和導管（見第246頁）。

哪些時候有做人工破膜的醫療必要？這是個很有爭議的問題。照護者進行人工破膜的頻率因人而異，分娩早期要不要做更是眾說紛紜。有些人相信這麼做無害，所以會給大多數的分娩病患做；有些人則相信弊多於利，所以只在必須介入的時候做，否則他們寧可保持羊膜完整。

人工破膜的**缺點**是：

- 沒有效果。人工破膜往往不能促進或加速分娩。
- 分娩者或胎兒受感染的機率隨著時間增加，因為羊水已破，多次陰道檢查也容易增加感染機率。

- 移去保護胎頭四周的液體保護，可能會增加宮縮期間胎頭的壓力，導致胎兒心跳率的變化異常或不明確。
- 如果胎位不正，移去胎頭四周的液體可能會讓他沒有挪動空間，因而減少了改變胎頭位置的機會。
- 人工破膜會增加臍帶在宮縮期間受到壓迫的風險。這種壓迫有可能導致胎兒心跳率變化，顯示胎兒缺氧。
- 如果人工破膜完成後，胎頭（如果他是頭上腳下，則是臀部）的位置很高，臍帶脫垂（見第285頁）的風險會增加。

可以考慮的**替代做法**：
- 照護者可以不用人工破膜來促進生產，而是建議分娩者試著以自助方法刺激子宮收縮（見第210–214頁）。
- 或者，他們也可以採用其他方法來檢查胎兒是否健康（見第246頁的「電子胎兒監視器」及第251頁的「胎兒頭皮試驗」），或是引產。

羊水輸注

在這種無痛程序中，會將生理食鹽水（鹽水）透過一條塑膠管注入子宮，這種塑膠管和以體內電子胎兒監測評估宮縮強度時使用的管子一樣（見246頁）。羊水輸注會在破水之後進行，如果胎兒的臍帶在宮縮時受到壓迫，可以取代失去的液體。

輸注的液體可以提供臍帶後盾，避免胎兒窘迫。如果胎兒在子宮內排便，這項程序也有作用。液體能稀釋胎便，以免胎兒在生產時吸進大量胎便，引發可能的問題。雖然注入的液體會逐漸流出子宮，但這項程序可以視需要反覆施行，以維持足夠的液體量。在胎兒對分娩的耐受力低時，這項費用極低廉的簡單技法，有時也能安全避免分娩者進行剖腹生產。

羊水輸注的**缺點**是：
- 侵入性高，可能會增加子宮感染的機率。

- 施行這項程序期間和之後，分娩者必須平躺在床上，以免液體迅速流出體外。

　　可以考慮的**替代做法**：
- 如果胎兒窘迫必須迅速接生，照護者可以逕直進行剖腹生產。

引產或催生

有時照護者會進行引產（人工引發分娩），有時則會誘催分娩進度（加速產程）。引產或催生有幾種方式：

1. 自助方法（見第210–214頁）
2. 「剝膜」引產。照護者將一根手指插進陰道，穿過子宮頸，圈住子宮下段分離胎膜。這對孕者來說通常是不舒服或疼痛的，感覺像做徹底的陰道檢查，有時也會不小心造成羊膜破裂。剝膜通常不會實際引發分娩，但可以加速子宮頸的熟化與薄化，以利擴張（見「分娩的六段進展」，第79頁）。如果子宮頸的位置太後方（朝向孕者背部）而不是在前方（在陰道中間），因而難以觸及，或是閉合得太緊，就無法使用這項程序。
3. 人工破膜（見第251頁）。時機正確的話，人工破膜有時能加速分娩或催生。
4. 前列腺素凝膠、栓劑或藥錠。前列腺素是身體分泌的類似荷爾蒙的物質，也可以合成製造。合成前列腺素的作用和孕者自然產生的前列腺素功能相同，能促使子宮頸變軟、變薄，有時還能促使其擴張。子宮頸還未自然變軟或變薄，但有引產必要時，就會使用前列腺素。
   - 含有前列腺素（地諾前列酮〔dinoprostone〕或普比迪〔Prepidil〕）的水溶性凝膠，透過注射筒注入子宮頸內部或外部。約六小時以後可以注射更多凝膠。

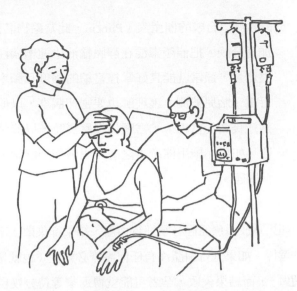

以催產素引產的孕者。宮縮與胎兒心跳率都以電子儀器監測。

- 含有前列腺素、類似棉塞的製劑（地諾前列酮緩釋劑〔Cervidil〕），放進子宮頸後的陰道後，在那裡緩釋前列腺素，長達十二小時左右。

- 含有另一種合成前列腺素米索前列醇（misoprostol，商品名喜克潰〔Cytotec〕）的小型藥錠，放進子宮頸後的陰道或口服。當孕者已破水，就會請他以口服藥，因為在陰道裡放進任何東西都可能增加感染的風險。四到六小時後可以再給第二錠。喜克潰應該以低劑量施藥（陰道用藥25微克，口服藥50微克），通常和普比迪、地諾前列酮緩釋劑一樣是逐漸產生作用。提高劑量可能會導致突然而非常強烈的宮縮及胎兒窘迫。其他前列腺素製劑比較不會發生這種情形。

　　這些製劑只用在醫院，而且需要密切觀察孕者與胎兒，以免發生令人不悅的副作用。劑量與療程依照護者的偏好、孕者的偏好、子宮頸的狀態而定。低劑量一般來說比較安全，但也較慢發揮效用。

5. 靜脈施以合成的催產素（Pitocin，此為藥物名稱），可以引發或加速分娩。把催產素混在靜脈輸液中連續滴注。照護者只要調整劑量，通常就能良好掌控宮縮的強度和頻率。用藥時必須進行電子胎兒監測，護理師也要密切觀察，以偵測並矯正過於強烈或長久的宮縮。子宮頸仍很厚實時，以催產素催產往往會失敗。如果在施用催產素之前先使用前列腺素，往往就能避免這個問題。

如果基於醫療原因必須進行引產，結果卻失敗，剖腹生產就成為唯一的選擇。如果進行引產沒有任何醫療必要性（也就是說，只是為了方便而做），而結果失敗，孕者可能就得返家等待分娩自然發生，但今日很少出現這種情形。通常會以剖腹手術接生寶寶。

基於醫療原因必須進行引產或催生的情況包括：

• 懷孕期太長。照護者對多久的懷孕期算太長眾說紛紜。有些人會在第39、40、41週進行引產，但也有科學證據顯示，如果沒有醫療必要性，在42週以前引產，統計上對胎兒的危險性會大過等待的風險。然而，過了42或43週以後，死產的風險會增加。2016**年，美國婦產科醫學會建議，如果沒有醫療理由，引產應該延到懷孕**42**週再進行。**

• 繼續懷孕會傷害孕者或胎兒，出現醫療問題（例如，孕者有高血壓或糖尿病）。

• 子宮中的胎兒並不活躍。

• 過了很久仍未破水，分娩也沒有自然發生，或是孕者的乙型鏈球菌檢測結果為陽性（見第238頁）。

• 孕者的疱疹經常發作，但生殖器區域沒有疱疹傷口。引產是避免剖腹的一個方法（如果孕者臨盆時，陰道裡或附近有疱疹傷口，便會進行剖腹，見第276頁）。

- 孕者的前分娩時期過長，子宮頸又堅實，這時也許是適合使用前列腺素的時機（見第90頁的「前分娩」、第214頁的「起步緩慢的分娩」）。
- 分娩活躍期的宮縮變慢，強度也降低，導致產程延緩。這種情況也許適合以靜脈輸注催產素來催生。

基於醫療原因進行引產的缺點包括：
- 醫療引產通常比分娩自然發生更需要基於安全考量而進行更多醫療手法；這類手法包括持續進行電子胎兒監測、靜脈輸液及其他手法。
- 由於孕者在第一次宮縮前便已入院（可能是數小時前的事），他們會變得又餓又累，也許會覺得喪氣，甚至開始以為他的分娩十分漫長，發生了一些狀況。

　　有時引產是因為害怕胎兒變得太大。這裡的邏輯是，在胎兒長得太大之前引產能讓分娩容易一點，避免併發症發生，也許還能避免剖腹。雖然似乎有理，但研究顯示：
- 要精確測量出未出世的胎兒大小是不可能的。預估結果往往有一成以上的誤差，使用超音波測量也一樣。
- 如果照護者認為胎兒很大，引產後剖腹的機率，其實高過分娩自然發生後剖腹的機率，在這種情況下，引產保障不了胎兒的健康與安危。
- 雖然胎兒體重超過8.5英磅（3.9公斤）時，難產的機率會提升，但引產也無法避免難產或剖腹生產。
- 肩難產（胎兒在頭露出後卡住）大多發生在體型正常的胎兒身上；這種問題是預測不來的。出現這種嚴重的併發症時，醫師和助產師會以熟練的技巧解決。

引產的非醫療原因：雖然不容易判定數量，但多數引產是可以選擇做或不做的；也就是說，進行這些引產不是出於醫療安全因素，而是下列理由：

- 方便——孕者、照護者或兩人都會覺得比較方便。如果照護者可以隨時待命，或是孕者有居家助手時，就可能安排非必要性的引產。

- 例行程序，只要孕者懷孕39或40週就引產。多數照護者找不出不在這時引產的理由，他們不擔心有早產的可能，也不擔心可能會增加剖腹機率（請見下文描述的缺點）。

- 避免產者不適。腫脹、背痛、癢或疲憊的感覺，讓有些女性想早點結束懷孕期，只要安全就希望引產。

- 避免臨盆時要趕到醫院的壓力，孕者住家離醫院很遠或有過迅速分娩的經驗時，更有可能希望避免這種壓力。

　　安排胎兒出生的時間可能非常吸引人。身為生產隊友，知道生產日期可能會令你感激，因為你才能據此安排計畫。然而，等子宮頸大幅熟化（變得軟而薄）後再進行引產，成功率才會提升。

　　選擇性引產的缺點：由於引產不是無害的程序，你和孕者應該先仔細考慮過選擇性引產的利弊再下決定。引產有許多潛在缺點：

　　1. 胎兒可能要一天以上才會出生，在部分情況下，引產程序在白天進行，入夜後卻會停止，好讓孕者能進食並休息片刻。給予這段過程大量時間的原因是希望避免剖腹；然而，進展緩慢的引產也可能令人疲憊，孕者和生產隊友可能會覺得洩氣（如果已破水，照護者通常會早點以剖腹手術介入）。有些照護者不太願意引產太久，或是讓孕者等幾天才生產，所以大概十二小時後就會決定剖腹，儘管久候之後分娩可能還沒開始。你可能會納悶何必在沒有醫療必要的情況下冒這些風險引產。

2. 選擇性引產的時機可能不是胎兒出生最好的時機，也許他在子宮裡多待幾天或幾週較好。胎兒大多會在分娩自然發生前持續成熟，體力和其他能力都會增長。正常情況下，胎兒夠成熟時便會引發分娩，使孕者分泌啟動分娩的荷爾蒙。如果孕者的預產期還不確定便進行引產，胎兒有可能還不成熟。事實上在美國，選擇性引產據證實是造成早產機率提高（一成）的一大因素，但其實是可以避免的。

3. 用來使子宮頸熟化的前列腺素，有時會導致噁心，造成孕者血壓的迅速變化。

4. 進行選擇性引產的初產者，剖腹的機率會比自然臨盆的初產者高。

5. 有時儘管已經安排好了引產的日子，當天醫院卻太繁忙或缺乏可用的病床。他們可能會請孕者先不要來醫院，甚至你們抵達了也拒於門外。他們可能會要求你們每幾小時打電話來問有沒有空病床。這可能會令你們覺得挫折、擔憂，如果沒有事先警告孕者會發生這種事，或是他以為引產是基於醫療原因提出的建議，就更可能覺得沮喪。

6. 引產可能會導致宮縮又長又強烈，令胎兒（或孕者）耐受不住。有時醫護團隊為了加速產程，可能一開始就讓宮縮變得比自然宮縮更強烈，傷害到胎兒。為了偵測有沒有這種問題，孕者必須隨時進行電子胎兒監測（見第246頁）。要避免傷到胎兒，你可以請醫護團隊一開始慢慢來，再逐步增強宮縮——讓過程接近自然分娩。

　　如果分娩者的宮縮太強，導致胎兒的耐受力不佳，護理師會採取措施止住宮縮。如果分娩者是從靜脈接受催產素，護理師可以把滴管拿掉或取下；宮縮通常會迅速鬆緩下來。如果分娩者的陰道內有前列腺素塞劑，護理師會拿出塞劑（地諾前列酮緩釋劑）或將凝膠（普比迪）或藥錠（喜克潰）洗掉藥錠。

如果孕者已經吞了地諾前列酮緩釋劑，則可能給他服用另一種藥，可能是特布他林，來延緩宮縮。

7. 早在子宮頸擴張過程便已使用止痛劑，比較可能導致引產，幾個原因如下：

- 分娩者可能無法隨意採用安撫手法，例如變換姿勢、走動、按摩，因為他身上連著點滴管和電子胎兒監視器的皮帶與管線。

- 分娩的緩慢起步造成的疲憊與沮喪，可能會降低分娩者應付宮縮的動力。他也可能會覺得餓，因為滴注催產素前或期間不准進食（在生產計畫中提出少量用餐的要求是好主意，雖然有些醫院的慣例是不准在分娩時進食）。

- 如前所述，引產時會施以劑量夠高的催產素，造成的宮縮通常會比非引產分娩時的宮縮更強烈、更頻繁。由催產素引產的分娩早期（子宮頸開四、五公分前）宮縮，可能比自然出現的分娩更不容易應付。

- 如果孕者在宮縮開始前便入院，分娩似乎會顯得綿長和緩慢許多，因為如果分娩是在家開始，孕者可以用正常活動來保持忙碌。他們可能會對太緩慢的產程感到擔心，對自己應付的能力也失去信心。

雖然有醫療必要性的引產有某些同樣的缺點，但了解引產有充分的理由後，這些缺點就變得較能讓人接受。

可以考慮的**替代做法**：如果**沒有必須引產的醫療原因**，你和孕者可以：

- 等分娩自然而然發生。如果孕者希望延後進行選擇性的引產，照護者可能願意等分娩自行開始，至少會等到超過預產期一到兩週以後——只要密切監看孕者和胎兒的狀況就可以了。

- 試著以非醫療方法刺激「必須進入分娩」（見第210–214頁）所描述的宮縮發生。

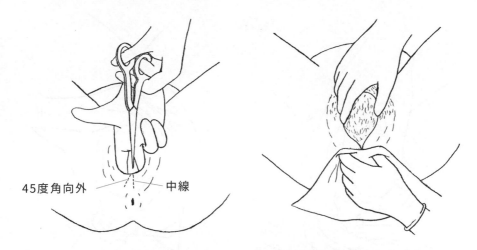

45度角向外 —— 中線

會陰切開術。美國最常見的做法是沿中線切開。

會陰切開術

會陰切開術是一種手術切開術，在接生前不久以剪刀從陰道朝肛門方向剪開。進行這項程序前可能會麻醉，但就算沒有麻醉，產者也不太會感覺得到。雖然聽起來很怪，但切開會陰時，產者不會覺得痛，那種拉扯與燒灼感反而會帶來某種寬慰。生產後縫合會陰時，則會使用局部麻醉緩解痛楚。切口通常一到兩個禮拜會痊癒，不過連續幾週使力和性交時，那個部位仍會作痛，疼痛持續數個月的情況很罕見。如果痛楚過了幾週仍沒有消失，請詢問照護者。

過去，會陰切開術是例行程序，但助產師極少參與；今日的醫師切開會陰的機率也遠少於1990年代早期與中期的醫師。切開會陰的主要原因是避免會陰（陰道與肛門間的部位）或陰道前側撕裂。科學證據顯示這項推理沒有根據之後（見以下的缺點），會陰切開術就不那麼常見了。

會陰切開術的**目的**是：

- 如果胎兒有嚴重的安危之虞，會陰切開術可以使接生快5到10分鐘。
- 如果胎兒是早產或有其他問題，會陰切開術可以降低胎頭壓力。

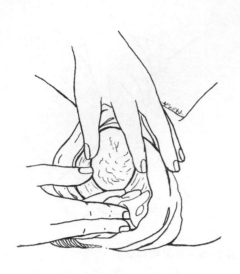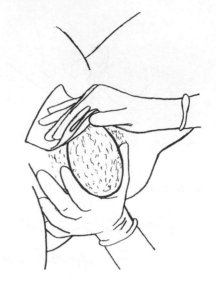

沒有施行會陰切開術的正常接生，產者側身。
左圖：照護者以熱敷促使產者放鬆，促進循環，並輕輕扶住會陰。
右圖：產者轉向一側，照護者在胎頭露出時輕輕反壓。

- 必要時能拓寬非常緊的陰道口，以利接生。陰道撐不到足夠寬度的情形極少見。
- 方便置入產鉗。

　　會陰切開術的**缺點**：會陰切開術確實會傷害產者的會陰部——需要切開、縫合，有一段癒合期，也會帶來些許不適或痛楚。然而，如果沒有切開會陰，有三成到六成的機率產者的會陰會撕裂。不過研究顯示，自發性的撕裂傷口幾乎總是比較小，需要縫合的地方少，也比普通的會陰切開術更快癒合。

　　此外，會陰切開術的切口有時會延伸，也就是說，造成切口後，胎頭的壓力會進一步擴大切口。每二十位產者約有一位會出現這種情形。自發性的撕裂極少會達到和會陰切開術一樣大的切口（一百位產者中不到一位）。換句話說，做切開術造成嚴重裂傷的機會，比不做切開術的時候高。

可以考慮的**替代做法**：儘管產者的會陰似乎會撕裂，但照護者可以放棄施行會陰切開術。結果也許不會造成傷害，或是只造成一或數個小撕裂傷，極少造成和普通的會陰切開術一樣大的裂口（更大就更少見）。

照護者可以保護會陰不嚴重撕裂，例如熱敷會陰、掌控胎頭與肩膀的產出過程、建議產者變換有利胎兒下降的姿勢，讓他自然而然向下用力，不指示他向下用力（見第128頁的「著冠與出生期」、第164頁的「自發向下用力」）。

你和產者可以在產前進行會陰按摩，增進會陰在生產後保持完整的機率（見第46頁）。

不論產者最後會出現會陰裂傷，還是進行會陰切開術，產後鍛鍊骨盆底肌肉似乎能有效促進骨盆底恢復彈性；請見第45頁討論的凱格爾運動。

真空吸引器

有時分娩的生產（第二）階段會使用真空吸引器，但只在產者長時間用力卻毫無進展時使用。照護者會將一個塑膠吸罩（直徑三英寸或7.5公分左右）放進陰道罩住胎頭。吸罩連接著把手與幫浦，製造出強度安全的吸力。子宮收縮、產者用力時，照護者便打開連接著胎頭的儀器。等胎頭一露出就拿開吸罩，讓產者用力推出胎兒。真空吸引器的一項重要的安全措施是，如果照護者拉得太用力，吸罩會脫落，這樣一來就能保護胎頭。如果真空吸引器不管用，就必須進行剖腹生產了。

真空吸引是在胎頭或入陰道後，為協助或加速接生而採用的方法。如果有下列**醫療原因**，便有進行這項程序的必要：

- 出於疲憊或麻醉，產者不容易有效使力，因而延緩了分娩的生產（第二）階段。
- 胎頭角度與骨盆不相稱，因而延緩了生產階段，產者也需要有人協助用力。
- 最後一刻出現胎兒窘迫的情形時。

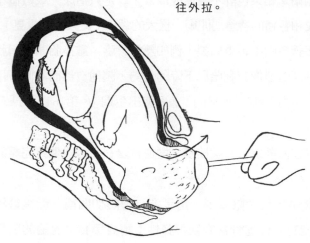

真空吸引器。照護者用吸罩罩住胎兒頭皮，產者用力推、子宮收縮時，照護者便將吸罩往外拉。

　　相較於產鉗（見下文描述），使用真空吸引器比較不需要施行會陰切開術，或許能減少產者的陰道傷害，對胎兒似乎也同樣安全。

　　真空吸引器的**缺點**是：

- 真空吸引器經常導致吸罩吸住的胎頭部位出現充血的腫塊和瘀傷或擦傷，可能要好幾天或好幾週才會消失。
- 有可能造成胎頭的嚴重傷害，不過遵循美國食品藥品監督管理局（FDA）及產科專業訂定的安全守則使用真空吸引器時，發生這種情形的可能性很低。
- 如果使用時吸罩蹦開，生產隊友和產者可能會驚慌。請記得，蹦開是為了保護胎兒不被過度拉扯。

　　可以考慮的**替代做法**：

- 產者可以採用不同姿勢向下用力（用力推），例如深蹲或站立（見「分娩與生產的姿勢與動作」，第168-175頁）。
- 使用產鉗接生（見下文的「使用產鉗接生」）。
- 剖腹生產（見第九章）。

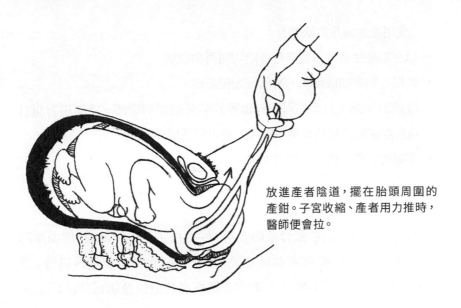

放進產者陰道，擺在胎頭周圍的
產鉗。子宮收縮、產者用力推時，
醫師便會拉。

使用產鉗接生

產鉗是到生產階段晚期才使用，為的是更快接生寶寶。照護者會將兩根
狀如湯匙或沙拉夾的鋼製器械放入陰道，一次一根，擺在胎頭兩側。接
著兩柄會鎖緊就位，產鉗才不會因為醫師握著把手大量施力而擠壓胎
頭。這樣能保護胎頭不遭受過度壓迫。產者宮縮用力推時，醫師便拉。
產鉗有時也用來旋轉胎頭。

　　使用產鉗接生的**醫療原因**包括：由於產者無法有效用力，導致產程
延宕；宮縮次數減少；胎兒體型大或胎位欠佳。

　　如果胎兒在陰道下方出現窘迫的情形，也有使用產鉗的醫療必要。
如果胎兒在陰道的位置太高，使用產鉗不夠安全，剖腹生產（見第九
章）是較安全的選項。

　　如果似乎很難以產鉗接生，照護者會捨棄這項嘗試，改施行剖腹生
產。

使用產鉗接生的**缺點**是：

- 以產鉗接生通常需要進行會陰切開術和麻醉。
- 產鉗可能會造成胎兒的臉部或頭側瘀傷。
- 雖然很少見，但產鉗可能會傷害到胎兒的頭或頸部，過度用力而有違安全運用產鉗的專業守則時，更可能造成傷害。
- 產鉗可能會造成產者陰道受傷。

可以考慮的**替代做法**：

- 產者可以變換能擴張骨盆的姿勢，採用指示用力的做法，例如深蹲或扶蹲、懸擺、跪撐著前後搖晃，或是平躺後把膝蓋屈向肩膀（見第168-175頁的「分娩與生產的姿勢與動作」，以及第165頁的「指示用力」）。
- 照護者可以監看胎兒與產者狀況；如果兩人狀況良好，就可以給產程多一點時間。
- 照護者可以運用真空吸引器（見第263頁）。要使用產鉗還是真空吸引器，最好留給醫師依其訓練與專業知識來決定。
- 照護者可以試著使用產鉗接生一兩次，但如果胎兒似乎沒有動靜，就可以移開產鉗，準備進行剖腹生產。
- 醫師可以進行剖腹生產。如果真空吸引器不管用，也不適合使用產鉗接生時，剖腹生產就成為唯一的選項。

結論是，醫療手法的介入是為了改善產者與胎兒的生產成果。大多數醫療手法在優點之外，也有若干風險或缺點，因此應該在需要時才運用。

除非遇到緊急情況，要達到任何一種醫療手法的預定目標，方法通常不只一種。因此，你和產者也許會希望做好準備，才能對採用哪些選項、何時採用，做出明智的決定。

第**7**章

懷孕晚期、分娩或其後的併發症

分娩進行得真的很順利。我為貝絲感到驕傲。不過她抱著我們可愛的小陶德時，出血卻變嚴重了。她大量失血。我們很感謝醫師迅速趕來處理，貝絲和陶德兩人都沒事。但現在換成我懷孕，那段嚇人的時刻在我腦海裡揮之不去。

——莫琳，初產的共同母親

本章討論可能會在分娩前、分娩期間、分娩後出現的幾種併發症，如何治療，還有發生時你要如何協助分娩者。這些併發症比第五章描述的問題還嚴重，需要入院接受醫療協助，才能獲得良好成果。這些問題分成四大範疇：分娩者的問題；產程的問題；胎兒的問題；新生兒的問題。

如果出現重大問題，你可以想像分娩者如何心煩、擔憂、震驚、驚愕、恐慌、焦慮，甚至懷疑——你也會有這些反應。你們兩人可能會難以接受問題的發生，尤其是覺得一切正常的時候，發現有妊娠糖尿病、高血壓或有早產威脅（宮縮往往十分輕微，見第76頁）時往往更是如此。除了分娩還要處理更多問題是很辛苦的，他可能會指望你擔起做決策的任務。

如果問題嚴重，必須迅速下決定，最重要的一個問題是詢問照護者：這麼做（程序、藥物或療法）能增加產者及胎兒產後健康的機會嗎？

如果答案是肯定的，那就捨棄本來的一些優先選項。如果答案是否定的，你們還有時間運用「問對問題，幫你做出明智的決定」（第235頁）考慮其他選項。

身為生產隊友，你可以透過下列方式協助產者：

- 了解發生了什麼事、問題何在、情況有多嚴重、採取任何矯正行動的基本道理和預期結果是什麼。在這個最重要的問題之外，也詢問照護者第235頁的問題。請協助孕者理解答案。

- 面對照護者，請保持果斷並合作。告知生產團隊分娩者的期望，了解處理問題的替代方法。請以生產計畫（見第52頁）為你的指引。

- 如果事態確實緊急，把握時間至關緊要，請了解你們必須接受照護者的判斷，不再討論。

- 請協助孕者適應醫療管理的必要更動。如果生產計畫反映出你們明白併發症有時會冷不防出現，他就能了解，選用偏離先前某些預期的做法，是為了確保胎兒和他本人都能有良好結果。導樂可以協助你們提出正確問題，適應管理方法的更動，維持你們的觀點。

- 請從頭到尾都待在分娩者身邊。事情出岔時，他會比以往更需要你的協助與支持。

- 事後請給他們時間恢復情緒。你也會需要時間復元。

孕者的併發症

本節會說明併發症及其如何成為問題；描述因應每種併發症的方法；孕者可能的反應；你能提供哪些協助。如果出現併發症，這些資料也許有助你們兩人與照護者討論。

生產的優先選項

每位即將為人家長的人，都會關心胎兒的出生及其進展如何。待產家長的偏好因人而異，有些人對某些事的重視會大過其他人。比方說，胎兒是要從陰道出生還是剖腹生產？要引產還是等分娩自然發生？分娩者偏好以藥物還是以自助、非醫療的方法因應疼痛？凡此種種。有些優先選項比其他優先選項重要：健康的產者和健康的寶寶比什麼都重要。請記住，雖然所有優先選項都很重要，但你們也必須做好準備，願意為了安全或健康起見捨棄某些選項。

大多數人同意以下各點是他們對生產與胎兒的優先考量。他們希望：

- 健康而足月的懷孕期
- 分娩自然發生
- 分娩模式正常，不需要醫療手法介入
- 按計畫使用或不使用藥物（若使用藥物，也希望沒有不想要的副作用）
- 在預定地點從陰道自然生產
- 成功親餵
- 產後母嬰安康

不幸的是，生產並不總是可掌控或可預測，有些結果是不會具體呈現的。這對家長與照護者來說可能令人詫異、失望。舉例來說，早產有時會意外發生。有時孕者或胎兒的風險因子是在孕期或分娩時提升，使得引產、藥物、產鉗、真空吸引器，甚至剖腹生產，變得必要。如果預定使用止痛藥，那非常迅速的生產，或是麻醉師有其他分娩者在等候麻醉，可能意味著分娩者得不到他想要的藥物。如果計畫不使用藥物，但分娩卻非常漫長或出現併發症，使用止痛劑可能會變得必要。哺乳的挑戰，例如寶寶體重減輕或新手家長無法克服某些問題，則可能意味著寶寶需要配方奶。

有時孕者或配偶雙方無法實現所有優先選項，因為要實現最重要的優先選項（**產後母嬰安康**），需要接受一些先前他們不想使用的醫療手法。

早產

如果懷孕未滿37週臨盆（關於早產徵兆的說明，請見「分娩的徵兆（產兆）」，第74頁），便稱為早產。如果孕者懷疑自己會早產，請聯絡照護者診斷並給予建議。早期治療有時能阻止早產。早產的寶寶出現某些醫療問題的風險較高，例如呼吸困難、黃疸、感染、不易維持體溫、哺乳問題。

早產的監控要看胎兒的胎齡、健康、發展階段而定。可能會包含以下措施：

- 陰道檢查，藉以判定子宮頸擴張的程度。
- 宮縮的評估（持續多久、多強烈、頻率多高）。
- 嘗試阻止分娩，包括臥床休養及使用特布他林、妳胎寧（ritodrine）、吲哚美辛（indomethacin）、萘普生（naproxen）、硝苯地平（nifedipine）等藥物。子宮頸還開不到兩公分以上時，治療比較有效。
- 羊膜穿刺術和羊水檢測，藉以顯示胎兒肺部是否成熟，也就是說，能不能在生產後毫無困難地呼吸。這項檢查有助於照護者判定阻止分娩的手段會不會太激烈。
- 如果無法延緩生產，但胎兒的肺部尚未成熟，會給孕者注射藥物（皮質類固醇），以促進速胎兒肺部成熟，避免呼吸窘迫症候群。
- 電子胎兒監測，以偵測宮縮情形，追蹤胎兒對宮縮的心跳率反應。
- 評估有時會導致早產的感染情形（特別是第238頁描述的乙型鏈球菌）。如果有感染的徵兆，照護者會以抗生素治療。
- 如果無法延緩生產，會將孕者轉到有新生兒加護病房的醫院，如果胎兒會很早出生（懷孕不到33週），那更是如此。
- 寶寶出生後，隨即請小兒科醫師或新生兒專家照護胎兒。

　　　　　　第三部：生產的醫療面

- 如果成功延緩生產，照護者可能會開藥並將孕者送回家，要求他在懷孕滿36週前減少活動或臥床休息。

孕者可能會有哪些反應？

你和孕者都會積極付出一切來幫助寶寶有健康的人生起步。孕者可能會內疚、自責，因為從某方面來說是他造成宮縮，減少活動或臥床休養也讓他盡不了理家的本分。他可能會不安自己加重了你的壓力，擔心臥床太久會影響他的精力與體能（如果有這種疑慮，照護者可以推薦一位物理治療師，請他來你們家教他做一些安全的床上運動）。孕者可能會覺得整天躺著百無聊賴。

你能幫哪些忙？

不要讓他覺得愧疚。請開心地擔起額外的責任；把這些責任想成是你為寶寶和孕者的安康所做的奉獻。如果可能，可以請居家幫手來減輕你們的負擔。鼓勵孕者為寶寶看廣告型錄或網路購物。他也可以透過網路和其他臥床休養的人交談（見「建議參考資源」，406頁）。這也是讀書、看影片了解育兒和哺乳的好時機。他的生產教師或公立圖書館也許有影片可借。YouTube和其他網站也是很好的資源。

高血壓

約有5%的孕者在懷孕前或懷孕不久後成為慢性高血壓患者，整個懷孕期間都要密切監督狀況。他可能需要服藥，偶爾也要調整藥量。

有5~8%的孕者，會在懷孕20週以後出現高血壓（連續兩次超過140/90）。這種情況稱為妊娠高血壓（gestational hypertension，簡稱GH），也叫做妊娠誘發性高血壓（pregnancy-induced hypertension，簡稱PIH），通常症狀輕微。輕微的妊娠高血壓可能會伴隨腿、手、臉的腫脹和尿蛋白。照護者會密切監督情況。通常生產後狀況便會解除，但有時分娩期間會變嚴重。

更嚴重的妊娠高血壓或慢性高血壓，可能會帶來嚴重後果。除了腫脹與尿蛋白，孕者的視線也可能模糊或出現斑點、上腹部疼痛、頭痛、反射增幅（也就是拍膝蓋時，腳的抽動幅度會比平常大），還有肝腎問題（最後這項是經由血液檢驗得知）。胎盤的功能可能會受損，因而減緩胎兒成長。如果妊娠高血壓情況非常嚴重，孕者可能會痙攣。女性因此喪命的情況很罕見。嚴重的妊娠高血壓引起的併發症有：**子癇前症、子癇、毒血症**、HELLP症候群（HELLP意指溶血〔紅血球分解〕、肝臟酵素升高、低血小板綜合症候群，會干擾身體的凝血能力）。

懷孕期間高血壓的處置

處置措施包括：

- 減少或調整活動（減少運動、不工作或減少工作時數），或是臥床休養。每天的臥床時數依妊娠高血壓的嚴重程度及照護者認定的臥床休養效用多寡而定。照護者的意見莫衷一是，而針對全天候或暫時臥床休養的研究發現，孕者需要完全臥床的情況微乎其微。

- 施以降血壓藥物、避免痙攣的硫酸鎂，或兩樣都服用。孕者可能需要住院。有些用來控制慢性高血壓的藥對未出世的寶寶不安全，因此照護者會改用較安全的藥物。

- 嚴密監測孕者的血壓和其他妊娠高血壓惡化的徵兆（做血液和尿液檢驗、反射檢驗、胎兒成長與健康檢驗、體重檢查）。

- 如果情況惡化，可能要引產，甚至剖腹生產。

分娩院期間的高血壓處置

處置措施包括：

- 請產者只以身體左側臥床。有些照護者會准許他在分娩期間偶爾沖溫水澡，因為可以降低血壓。

- 持續進行電子胎兒監測和靜脈輸液。

- 頻繁檢查血壓。

- 如果情況嚴重，則施以降血壓藥物和避免痙攣的硫酸鎂。
- 硫酸鎂會延緩分娩，如果使用了硫酸鎂，也會以靜脈滴注合成催產素（Pitocin，見第255頁）。也可能以合成催產素引產。

孕者會有哪些反應？

懷孕期間，孕者可能會覺得：

- 難以置信，因為多數輕微、甚至中度的妊娠高血壓患者，感覺一切安好。他們可能不想遵照醫囑不工作、減少活動或待在床上，覺得醫師反應過度。
- 鬆一口氣，因為他們可以不用工作或減少工時，工作令人疲憊或充滿壓力時更是如此。
- 擔憂，因為他們知道如果病況控制不住，有可能導致自身或胎兒出現某些嚴重後果。

分娩期間，孕者可能會覺得：

- 沮喪，因為必須採用醫療手法介入，尤其是引產（見第254頁）、不得下床、電子胎兒監測（見第246頁）。
- 因為藥效而不適，尤其是硫酸鎂，可能會讓他抽搐、流汗、發熱、臉紅、緊張。降血壓藥也可能帶來令人不適的副作用：頭痛、噁心、嗜睡、喘不過氣、排尿困難。

你能幫哪些忙？

將心比心，協助孕者專注在自己和胎兒的福祉上，做必須做的事。請相互討論要使用哪些安撫手法（見「產者必須在床上臨盆」，第222頁）。嚴重的妊娠高血壓是重大狀況，需要你們兩人同心協力。請隨時了解他的狀況、胎兒的健康、要做哪些治療。

妊娠性糖尿病

妊娠性糖尿病（Gestational Diabetes Mellitus，簡稱GDM）也叫做葡萄糖失耐症（glucose intolerance）或僅稱作妊娠糖尿病，會在懷孕期間首次出現，這種有潛在嚴重性的失調狀況，事關孕者的身體如何適應懷孕期為支持胎兒成長而正常發生的升糖負荷。妊娠糖尿病的結果會造成孕者的血糖超高，因而增加尿道感染、早產、胎兒體型大、死產的機率。新生兒的風險也會增加（見第278頁）。早期發現與妥善治療有助於避免這些問題。

　　孕者會接受一項兩步驟檢驗，以偵測有沒有妊娠性糖尿病。懷孕26到28週的孕者，大多會接受糖尿病篩檢，也就是喝糖水後抽血評估血糖高低。這項簡單、平價的檢驗，能辨認出大多數血糖低但沒有妊娠糖尿病的人。篩檢結果血糖高的人，接著會接受診斷檢驗，這是比較精確的三小時葡萄糖耐量試驗；他會先抽血再喝糖水，其後的三小時期間再抽三次血。如果血糖數值還是很高，表示他有妊娠性糖尿病。然而，篩檢出來血糖高的人，在三小時的葡萄糖耐量試驗中大多沒有很高的數值，這表示他們沒有妊娠糖尿病。

　　治療妊娠糖尿病的主幹是採用非常健康、個人化、嚴密控制的的低糖、低醣飲食，結合規律的運動。單是這麼做也許便能保持血糖基準正常。如果效果欠佳，孕者可能必須接受胰島素注射。

懷孕期間妊娠性糖尿病的處置

除了飲食和運動，照護者可能會建議以下措施：

- 孕者在家時時以特殊的血糖計檢查血糖；如果數值很高，請通知照護者。
- 請營養師給你關於特殊飲食的指引和支援。
- 計算胎動（見第49頁）。
- 以超音波、無壓力試驗及其他檢驗密切監視胎兒的成長與健康。
- 如果必要，請自行注射胰島素來控制血糖值。

關於胎兒健康的疑慮

特別是在孕者的血糖控制不佳時，胎兒的器官系統發育不均衡的風險也會提升，因為胰島素的產量不足。影響包括：

- 胎兒體型大（因為過量的葡萄糖從胎盤傳給胎兒），也與難產的風險提高有關。
- 出生時低血糖，因為出生時從孕者獲得的葡萄糖量突然下降。
- 黃疸遲遲不退，可能是因為出生時肝臟尚未成熟而導致。
- 呼吸問題，因為雖然胎兒較大，肺臟的發展卻不成熟。

　　妊娠糖尿病的處置目的，是避免出現上述併發症。寶寶出生時，新生兒專家或小兒科醫師通常會在現場觀察並照護新生兒。孕者的糖尿病控制良好時，胎兒的預後也會非常好。

分娩期間與分娩後的妊娠糖尿病處置

處置措施包括：

- 在懷孕38、39週時引產，如果血糖控制不良則提前。
- 剖腹生產的機率提高，胎兒似乎很大時更可能剖腹。
- 分娩時經常檢查孕者的血糖。
- 觀察孕者的血糖是因為胰島素太少而變高，還是因為胰島素太多而降低，藉以決定是否從靜脈滴注葡萄糖或胰島素。控制胰島素有時非常不容易。
- 頻繁檢查新生兒的血糖，直到其數值正常為止。
- 處理產者或胎兒在產後的低血糖狀況。
- 治療胎兒的呼吸問題、黃疸或其他源自妊娠糖尿病的問題。
- 產後的後續血糖檢查，因為患有妊娠糖尿病的人，日後罹患第二型糖尿病的風險也較高。

孕者會有哪些反應？

分娩期間，孕者可能會覺得：

- 難以相信自己患病，感覺一切良好時更是如此
- 對必須另外進行醫療手法介入感到沮喪
- 擔心胎兒
- 覺得無助或無法理解療法的種種細節

你能幫哪些忙？

- 了解妊娠糖尿病及孕者有哪些選項（見「建議參考資源」，406頁）。
- 鼓勵孕者提出「問對問題，幫你做出明智的決定」（見第235頁）。
- 協助他理解並適應飲食要求和血糖檢測方案，以及他在分娩時必須經歷的醫療手法。
- 強調分娩時他能做哪些事幫助自己，不要一心想著做不到的事。

皰疹

如果孕者現在或過去有生殖器皰疹，導致生殖器部位出現傷口，應該把情況告訴照護者。如果分娩開始時病毒是活躍的，胎兒就有可能在陰道生產的過程中感染病毒。儘管罕見，但新生兒若患皰疹是非常嚴重的事，往往會導致腦部傷害和死亡。如果皰疹已經存在很長一段時間，分娩時透過傷口讓寶寶得皰疹的風險是1~3%；如果孕者是近期才長皰疹，風險又高得多。

為了避免皰疹在懷孕晚期發作，多數照護者會在懷孕最後幾週給所有曾有皰疹傷口的孕者開抗病毒藥劑（例如阿昔洛韋〔acyclovir〕或伐昔洛韋〔valacyclovir〕）。這類治療能大幅降低新生兒罹患皰疹的風險。一個已經多年沒有皰疹發作的人可以合理地拒絕這類藥物，但如果皰疹在近幾年發作一或多次，那接受治療是比較明智的選擇。

減少壓力、保持飲食均衡等補充做法，也可以減少症狀發生。如果孕者在足月或接近足月時皰疹發作，照護者會建議他服用阿昔洛韋，縮短發作的持續時間與嚴重性（或許能保護胎兒）。這些藥與胎兒的生產缺陷或其他不良反應無關。如果沒有傷口存在，照護者也可能提出引產的建議。

有皰疹病史的孕者分娩時的處置

在醫院，照護者會：

- 仔細檢查生殖器部位，看看有無傷口。
- 培養孕者的陰道分泌物細菌，看看有沒有病毒的無症狀性存在。
- 如果有傷口，則進行剖腹手術，以免胎兒接觸到傷口。

如果沒有看得見的傷口，但培養結果顯示有皰疹病毒存在，便會以阿昔洛韋治療胎兒。也可能會先檢驗胎兒有沒有感染皰疹，如果有才進行治療。

孕者可能會有哪些反應？

孕者得知皰疹病毒檢查為陽性時，可能會失望、震驚、生氣或沮喪，出乎意料的時候更是如此。他可能需要時間、支持，隨後也需要諮詢來面對生產計畫的任何變動、皰疹造成的任何胎兒問題引起的失望。

你能幫哪些忙？

- 請給孕者表達憤怒或失望的機會
- 請給他時間適應用藥的需要
- 如果你是皰疹的來源，請不要戒心太重。你的自衛會延長他的憤怒，拖延他對剖腹生產的適應。
- 請設法讓剖腹生產成為更令人滿意的選項（見第345頁）

分娩時過度失血

分娩時的失血大多來自開始從宮壁剝離的胎盤部位。可見的失血量有多少、問題有多嚴重,要看胎盤是從哪裡剝離、面積多大而定,也要看是不是隱而不見的出血,亦即是不是沒有流出體外。如果胎盤位在子宮下段,完全或部分擋住了子宮頸(這種情況稱為前置胎盤〔placenta previa〕),血會從陰道流出。如果胎盤開始剝離宮壁時位置很高(這種情況稱為胎盤早期剝離〔placental abruption〕),在宮縮空檔,子宮也許會變得非常硬,分娩者於是會持續感到疼痛(而不是像正常宮縮那樣斷斷續續地痛)。不論是哪種情況,孕者和胎兒都有危險;這是一種潛在**高度緊急的狀況**。

左:前置胎盤;
右:胎盤早期剝離

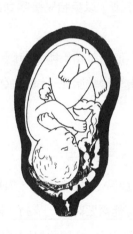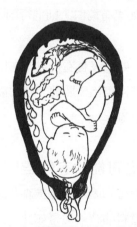

分娩期間失血的處置

這種併發症會以下列方式處理:

- 如果孕者在分娩早期或分娩開始前大量失血,可能要進行剖腹生產。如果失血迅速,孕者可能要接受全身麻醉;麻醉能讓孕者迅速入睡,以進行手術。如果還有時間,則會採用脊髓麻醉,讓孕者保持清醒。

- 如果嚴重失血發生在分娩晚期,或者孕者從分娩早期開始失血但並不嚴重,也沒有出現胎兒窘迫,醫師或助產師可能會持續監測胎兒心跳率。如果心跳率保持正常,也許便能從陰道接生。

孕者可能會有哪些反應？

分娩期間，孕者可能會：

- 措手不及
- 因為異常失血而飽受驚嚇，害怕危及自己和胎兒的健康，因而把其他優先選項拋諸腦後
- 等待令他非常緊張，心繫胎兒的狀況
- 懷疑照護者是不是過度反應

你能幫哪些忙？

- 隨時追蹤失血的嚴重度與胎兒狀況。也將獲得的資訊告訴孕者。
- 持續支援宮縮時的分娩者，提醒他要好好應付每次宮縮，不要為尚未發生的事煩心。
- 如果有胎兒窘迫的跡象，請準備好順應管理程序的改變，也協助孕者配合。

產後過度失血（產後失血）

有些產後立即發生的失血是正常的；血是來自胎盤連接子宮的部位。子宮通常會在產後強烈收縮，促使流血變緩。不過，你可能會很訝異，即使是在正常情況下，也還是會流很多血。一般認為兩杯（475毫升）的失血量是正常的。

　　產後失血，或產後立即過量失血的原因，通常是下列三者中的一個：子宮鬆弛、胎盤滯留或胎盤碎片殘留、陰道或子宮頸撕裂。失血可能會導致剛生產完的人血壓下降，皮膚變得黏滑，覺得暈眩。為了治療低血壓，照護者會請孕者躺平，頭放低，然後給他吊點滴，點滴裡也許含有能提高血壓的藥劑。

　　生產完幾週後，他可能會持續排出分泌物，接著逐漸減少，這叫做**惡露**。這種液體是由血液和子宮在懷孕期間產生的一些組織構成，就像來得比平時長的經期。

產後失血的處置

如果生產後子宮鬆弛，胎盤部位的血管便會保持開放。子宮收縮時會將血管閉合，止住失血。

多數照護者的慣例是在寶寶一出生或稍後隨即注射或從靜脈滴注催產素做為預防措施，不等著觀察失血狀況。研究發現，在醫院的常態情況下，這項做法能大幅降低產後失血的發生率。

生產後，照護者可能會大力按摩產者的下腹部，讓子宮收縮。按摩對剛生產完的人來說可能很痛，卻是讓子宮收縮最快的方式。

如果不論有沒有施以預防性的催產素，產者都失血過量，照護者可能會將催產素或甲基麥角新鹼（Methergine）注射入產者的大腿，或請你或護理師刺激分娩者的乳頭，促使身體分泌催產素。

如果胎盤或胎盤碎片殘留在子宮裡，便可能失血過量。照護者會以手清除胎盤或胎盤碎片。這樣會非常疼痛，所以會先從靜脈滴注止痛劑或讓產者吸麻醉氣。然而，如果程序會進行得很快，產者也許就可以選擇不用止痛劑，以節省時間。如果手動清除胎盤失敗，就必須施以清宮手術並將大血管結紮，如果是罕見但非常嚴重的致命病況，則會切除子宮。

如果陰道或子宮頸有撕裂情形，則會縫合傷口。

如果產者已經大量失血，可能要接受輸血或其他輸液來恢復血量。

產者可能會有哪些反應？

產者可能會：

- 一開始無法理解失血情況有多嚴重
- 如果大量失血，會覺得虛弱或暈眩
- 如果持續失血，也採取了緊急止血措施，他可能會驚慌不已

臀先露

關於處理臀位的討論，請見第224頁。

產程中的併發症

照護者或護理師會定期觀察並記錄產程。他們會做陰道檢查判定子宮頸的變化及胎位和胎頭高度，也會觀察子宮收縮的性質（頻率、持續時間、強度）和分娩者對宮縮的反應。有兩種情況表示可能有問題，也就是急產和產程緩慢。

急產

宮縮出奇有效或異常有力，或是子宮頸很快變得軟薄時，分娩可能會進展得很快。雖然通常不會看成是併發症，但急產可能會帶來臨床上的挑戰，也會極為疼痛，引起分娩者的驚恐。

照護者的主要考量

他的焦點包括：

- 請分娩者及時趕到醫院或生產中心（如果是在家生產，照護者會及時趕到你們家裡），以給予充分照護
- 胎兒對強烈而頻繁的宮縮，耐受力如何
- 急產傷害產者會陰的可能性
- 產後新生兒適應的問題。這種生產比較可能引發胎兒的呼吸問題和頭部創傷。

急產的處置

處置方法包括：

- 支援並讓產者放心
- 讓產者側躺或跪撐（平衡重力的姿勢），以免加速分娩。
- 監測胎兒心跳，評估胎兒對宮縮的反應，可能的話也採用醫療手法（改變分娩者的姿勢、供氧）促進其氧合作用。
- 試著控制生產速度，指導產者不要向下用力，同時以手施壓阻止胎頭太快露出。

你能幫哪些忙？

見「急產」，第205頁。

分娩活躍期停滯（難產）

子宮頸開六公分時通常已經變得很薄，更容易隨時擴張。因此，就算達到這個程度已經過了數個鐘頭，甚至一兩天（見「起步緩慢的分娩」，第214頁），此時子宮頸擴張的速度通常會加快。不過，有時也並非如此。子宮頸有可能擴張得非常慢（這叫做產程遲滯〔protracted labor〕），或似乎會中止兩個小時以上（這叫做產程停滯〔arrested labor〕）。

　　造成分娩活躍期遲滯的原因，有可能比造成前分娩期或潛伏期進展緩慢的原因更嚴重。我們並不總是能判定分娩為什麼遲滯，也不可能知道遲滯的情況有多嚴重，只能等時間證明。

　　產程緩慢未必是問題，但產程停滯不僅會引起照護者關注，也會引起胎兒家長注意。照護者會開始擔心分娩者精疲力盡，他已經用盡一切力量仍毫無所穫的時候，更是如此。照護者會在某個時候開始認為應該加速分娩。分娩者也是在這裡從**難產**（difficult labor，見第五章描述）跨進**分娩併發症**（complicated labor）的範圍，此時就需要醫療手法介入。

分娩活躍期停滯的原因

遲滯有可能起自單一或一組原因，例如：

- 胎頭與分娩者的骨盆不相稱：這種狀況有時稱為「胎頭骨盆不對稱」（cephalopelvic disproportion，簡稱CPD）。這個情況是指，儘管採用了第五章第218頁建議的措施，胎頭依舊與骨盆不相容。胎頭容不進骨盆有可能只是因為太大，但更可能的原因是胎頭位置不對（枕後位[OP]，見第72頁）、下巴抬高或是轉向側邊或背部。
- 宮縮不足：宮縮強度變緩、速度變慢，或持續時間縮短。或者是宮縮確實有進展，但一直都太弱、頻率太低，或兩者皆是。
- 孕者精疲力盡、脫水、過度恐懼或緊張。

產程遲滯的處置

照護者會評估分娩者的宮縮、子宮頸、胎兒尺寸與胎位、分娩者的身體與情緒狀態，藉以判定遲滯的一或多個原因。

有許多做法可以加速拖延的產程、支持分娩者撐下去。其中一些可以由你們兩人來做（見第218–222頁），其他則必須由護理師和照護者來處理。

在延緩的產程中，照護者可以：

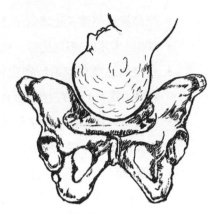

胎頭與孕者骨盆
不相稱

- 更頻繁或持續監測胎兒的心跳率，以協助判定胎兒對產程遲滯的耐受力。

- 給分娩者麻醉性止痛劑或進行硬膜外麻醉來減輕疼痛，幫助他放鬆，特別是在他精疲力盡的時候。進行硬膜外麻醉後，他也許便能入睡，產程便能重新開始，麻醉性止痛劑也有一些效用。

- 進行靜脈輸液以促使他攝取水分與卡路里，或許能恢復子宮的精力

- 刺破羊膜以加速分娩（見第251頁）

- 如果宮縮似乎減少或不足以擴張子宮頸或改變胎位（見第255頁），便從靜脈滴注催產素（Pitocin）刺激宮縮

- 使用子宮內壓導管（體內電子胎兒監視器）偵測宮縮強度、觀察催產素是否有效

- 如果遲滯發生在生產（第二）階段，會使用產鉗或真空吸引器（見第263–266頁）

- 如果經過不少時間，也做過各種努力來矯正問題，但依舊沒有進展，他會建議進行剖腹生產（見第九章）

分娩者會有哪些反應？

分娩者可能會：

- 樂於嘗試照護者建議的手法來促進產程
- 如果一切似乎都是徒勞，他可能會精疲力竭、沮喪不已
- 希望休息並要求進行硬膜外麻醉，儘管原本的計畫是不使用硬膜外麻醉（見第324頁對代號的討論）
- 需要有人肯定他付出了很多努力，向他證實分娩異常艱難
- 唯恐自己的身體或胎兒出了問題
- 準備滴注催產素、進行剖腹生產，或進行任何能終止分娩、讓寶寶出生的手法。

你能幫上哪些忙？

產程停滯時，你可以用以下方式幫助分娩者：

- 請導樂或護理師給你協助分娩者的建議
- 如果分娩者還未試過，可以建議他採用第五章討論的手法（見第218–222頁的「分娩活躍期和生產階段進展緩慢」、第210–212頁的「刺激乳頭」）。他可能沒想過泡澡、變換姿勢或催生手法。
- 如果分娩者疲憊、洩氣，可能不願意設法加強宮縮。請考慮先前他使用止痛劑的偏好（見第321–323頁）。在這些情況下使用硬膜外麻醉能讓他入睡，同時促進宮縮強度，（可望）朝陰道生產邁進。
- 在令人精疲力竭的分娩中，照料並理解分娩者的情緒狀態。如果他覺得表達洩氣時被忽略，後來可能會覺得孤單，認為你或其他人不願意聽他表達感受（見「過去有令人沮喪或創傷性的生產經驗」，第228頁）。
- 照顧你自己的需要。請進食、休息、刷牙洗臉來振作精神，但除非有另一個人（導樂、親朋好友）來幫忙，否則請不要離開分娩者身邊。

導樂能幫哪些忙？

在漫長或令人疲憊的分娩中，導樂可以是一大助力。你和分娩者疲倦沮喪時，曾見過這類情況的導樂知道這類產程有可能隨時改變。比方說，

如果胎位不正，而他見過其他確實能改變胎位、促進產程的情況，這段經驗便能協助他保持耐性和指望，給你和分娩者繼續變換動作、姿勢，採用各種安撫手法，不輕言放棄的動機。

當然，導樂是實事求是的，不會逼分娩者做他不願意做的事。導樂知道有些分娩矯正不來，他可以協助你和分娩者體認這點，同時肯定你們已經盡力了。你和分娩者兩人回顧這段分娩過程時，都會非常滿意自己在這段艱辛分娩中扮演的角色。

胎兒的併發症

胎兒對分娩的耐受力因人而異。分娩通常是有益胎兒的，能促使他們變得機敏，開始呼吸、調節體溫、吸吮。然而，有時在分娩前便已存在的狀況會干擾胎兒或新生兒的健康。照護者會觀察有沒有徵兆顯示胎兒對分娩耐受力不佳，需要醫療手法介入。

臍帶脫垂

在罕見的情況下，臍帶會有脫垂現象，也就是臍帶掉到胎兒下方或掉出子宮頸。這種情況可能發生在分娩開始前或分娩期間，引發**真正的產科緊急情況**，如果沒有立即而正確的處理，有可能導致胎兒死亡。危險的地方是在：如果臍帶脫垂，胎頭進入子宮頸時可能會夾住臍帶，阻斷血流通過臍帶，使胎兒缺氧。胎兒在沒有氧氣的情況下只能存活幾分鐘。

要辨認的徵兆

臍帶脫垂在任何情況下都很罕見，但如果出現兩種情況，就比較可能發生：胎兒呈臀位（臀部或雙腳在下），或是胎頭高或不在子宮頸中，但羊膜突然自發性或因為照護者刺破而大量破水。這兩種條件結合時，臍帶就有可能在羊水溢出時往下滑，纏住胎頭或臀部；本來「漂浮著」的胎兒於是壓到臍帶，減緩或遏止了從胎盤輸往胎兒的血流與氧氣。

胎兒在骨盆中的位置已經很低，胎頭或臀部也已經壓進子宮頸時，便極不可能發生臍帶脫垂。

臍帶脫垂的處置

照護者會請分娩者採用膝胸臥式，將一隻手放進陰道撐住胎兒，讓他不要壓到臍帶。這時會盡快進行剖腹生產。迅速採取行動的話，胎兒就可能健康出生。

請注意，懷孕晚期每次產檢時，孕者都應該詢問照護者胎兒是位置高而呈漂浮狀態、下降到骨盆，還是已經壓到子宮頸。照護者要判定這點不需要做陰道檢查。他可以觸診腹部，感受胎頭的高度。

孕者也應該問照護者：「如果寶寶在這個高度，我破水而流出大量羊水的時候，應不應該擔心有臍帶脫垂的問題？」如果照護者的答案是肯定的，之後破水也確實流出大量羊水，你們兩人就應該採取以下措施，以防臍帶脫垂：

- 打電話給照護者和醫院。如果你或別人沒辦法馬上載孕者去醫院，請打119，說明孕者已經破水。為了確保他們迅速回應，請指出有臍帶脫垂的可能（儘管機率很小）。

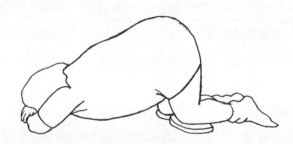

- 你應該協助孕者跪伏，將胸部放低到地板或床上。這種膝胸臥式會利用地心引力讓胎兒遠離子宮頸，不去壓到臍帶。
- 請立刻趕到醫院。在孕者起身走向車子之前，請將車子開到門口，將前座往前挪，為他打開車子後門。

- 孕者應該進後座，或坐救護車，保持膝胸臥式的姿勢抬高臀部。請小心開車，但不要浪費時間，即刻開到醫院急診室門口。留分娩者在車裡保持膝胸臥式。請你進急診室告訴當班的醫護人員孕者已破水，而你認為可能有臍帶脫垂。孕者應該在擔架上保持膝胸臥式的姿勢，等醫師或護理師來聽胎兒心跳。如果就像大多數情況，胎兒心跳率正常，大夥兒就能放鬆慶幸了。然而，如果臍帶真的脫垂，這麼做能拯救胎兒的性命。

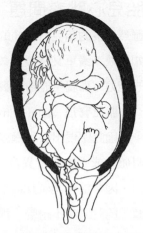

臍帶脫垂的臀位胎兒

孕者可能會有哪些反應？

他可能會：

- 覺得興奮已經破水，因為這是產兆
- 不願意在去醫院的路上擺出膝胸臥式，認為這樣太大驚小怪了
- 願意直接去醫院，但堅持在車裡要坐著
- 因為胎兒可能有危險而飽受驚嚇，也願意盡一切力量促進胎兒安全
- 覺得胸有成竹，因為他已經詢問過照護者胎兒在骨盆中的位置是高還是低，所以他知道如果分娩前破水，流出大量羊水，自己應不應該擔心出現臍帶脫垂

你能幫哪些忙？

儘管臍帶脫垂聽起來很嚇人，但即使胎位高或呈臀位，破水時也大量流出羊水，臍帶脫垂發生率也很低：一百位胎兒中可能只有一位。然而，發生臍帶脫垂時，你和孕者採取的行動至關緊要；時間和孕者的姿勢是胎兒安危的關鍵因素。請盡一切可能與醫院團隊合作。

胎兒心跳率問題

雖然健康的胎兒有絕佳的能力，可以應付分娩期間短暫缺氧的問題，但如果缺氧嚴重又持續太久，或是胎兒有另一個問題，降低了他補充氧氣的能力，那就可能造成腦部損傷。

胎兒窘迫（fetal distress）意指未出世的胎兒收到的氧氣比正常情況少，因此顯現出必須適應的生理徵兆。今日的醫師偏好使用「**胎心音不明確**」或「**胎心音異常**」、「**胎兒臨產不耐受**」等詞彙，而不是胎兒窘迫，因為這些詞彙比較能精準量化情況的嚴重性。「胎心音不明確」不像「胎兒臨產不耐受」那麼需要注意。胎心音不明確意味著胎心音並沒有正常或異常的明顯跡象。醫院會密切觀察有沒有出現能釐清情況的變化。你可能會聽到醫院團隊使用這些詞來表示他們關注胎兒健康的焦點。

診斷胎兒窘迫

目前胎兒窘迫的兩大指標是：心跳率和胎便在羊水中的存在。照護者會以下列方式評估：

- **聽診**：分娩期間，護理師或助產師會以胎兒聽診器或超音波胎兒鏡頻繁地聽胎兒的心跳率（見第250頁）。因此，護理師或助產師多數時候需要待在床邊。
- **羊水的特性**：如果羊膜自動破裂或被照護者刺破（見第77頁），醫院團隊會檢查羊水看有無胎便存在，如果有便表示可能胎兒窘迫的現象。
- **電子胎兒監測**（EFM，見第246頁）：進行電子胎兒監測會追蹤胎兒心跳率，同時觀察孕者的宮縮強度。護理師或助產師會在產房觀察監測器的追蹤紀錄，也可能在護理站看。

請記得，如果EFM顯示胎兒窘迫，這未必意味著胎兒陷入麻煩，可能只是表示胎兒正在補償短暫缺氧的情形，心跳率減慢是為了減少使用氧氣。換句話說，胎兒有可能陷入麻煩，或是對氧氣減量適應良好。

要評估胎兒是不是真的出現問題，照護者可能會以簡單的胎兒頭皮刺激試驗（見第251頁）檢查胎兒現況，判定胎兒是否一切安好。

胎兒窘迫的處置

如果監測結果顯示可能有胎兒窘迫的跡象，護理師或照護者可能會進行以下一項或全部程序：

- 試著矯正胎兒窘迫，請分娩者透過氧氣罩吸入更多氧氣。氧氣會透過血流進入胎盤，再經由臍帶傳給胎兒。
- 請分娩者變換姿勢，減輕給臍帶的壓力，因為那可能是導致胎兒窘迫的原因。
- 停止給予可能導致窘迫的藥物，例如高劑量的催產素可能會導致宮縮太長或太強烈，麻醉性止痛劑可能會影響胎兒心跳率。這時的宮縮透過胎盤輸送的氧氣可能會減少。
- 給予減緩宮縮的藥物（見第326頁）
- 要求做更多檢驗：從體外監測改為體內監測（後者更精確），或是進行胎兒頭皮刺激試驗。
- 如果胎兒窘迫變嚴重，照護者會立刻以產鉗或真空吸引器從陰道接生胎兒（可能會切開會陰），或是進行剖腹手術。選擇哪種接生法，要看分娩者多接近生產階段而定。

事實上，沒有哪種技術能清楚而精確地指出胎兒當下好不好、接下來幾小時的安危如何。在風險很高的情況下，照護者（和胎兒家長）大多比較沒有耐心「等等看」，持續觀察胎兒是不是保持穩定而健康。他們比較傾向在情況變緊急之前迅速採取行動。

分娩者可能有哪些反應？

分娩者可能會出現下列反應：

- 獲知有胎兒窘迫的跡象時，覺得震驚害怕。

- 接受照護者在這些狀況下的所有決定，不再發問。
- 特別是在情況來得突然、令人恐慌時，產者在生產後可能會百感交集：胎兒安好令他放心、喜悅，但發生的一切事情讓他困惑，也會對剖腹生產、自己的行為或決定感到後悔或懷疑。

你可以幫哪些忙？
- 時時追蹤事態進展，了解團隊怎麼想。
- 發問，但如果胎兒似乎很危險，不要妨礙照護者做必要的工作。
- 要求做流程很快的胎兒頭皮刺激試驗，以確認胎兒窘迫的診斷結果。
- 依照本章開頭的建議（見第267–268頁）謹記在心，情況緊急的時候，是沒有時間討論的。

導樂能幫哪些忙？
導樂可以協助你們兩人冷靜下來，提出正確的問題，你們才能做出明智的決定，適應生產計畫的改變，同時維持其他的優先選項。導樂在危急時刻非常有幫助，讓你們不會感覺孤單或困惑。

胎盤階段的併發症

胎兒一出生，子宮在正常情況下會持續收縮，讓胎盤從宮壁分離並排出。這通常會花30或不到30分鐘，失血兩杯（475毫升）左右。但有時候，這個關鍵轉折的進展沒有那麼順利，原因可能是產後失血過量、胎盤滯留或陰道撕裂。

產後失血過量
這個階段過量失血，會導致產者出現休克症狀（脈搏加快、蒼白、昏厥、顫抖、發冷或流汗）。起因可能是子宮收縮欠佳（子宮收縮不良），或是子宮已經停止收縮，但要止血就必須要有宮縮。

失血過量的處置

照護者可能會從靜脈滴注或從肌肉注射催產素（Pitocin），按摩子宮以促進宮縮，或要產者給胎兒哺乳或摩搓乳頭，以刺激身體分泌催產素。使用這些方法卻止不住失血的情況很罕見，如果是這樣，可能就必須輸血。

胎盤滯留

子宮肌肉缺乏彈性，可能會排不出胎盤。有時大部分的胎盤排出後，還會留下碎片或胎盤膜。這些碎片也會使子宮無法完全收縮，導致失血過多。

胎盤滯留的處置

照護者可能會用手清除胎盤或任何殘留的胎盤碎片。也可能需要用力按摩子宮和多使用一些催產素。有時照護者和產者會一起移到手術室，因為那裡的燈光較亮，可以清除胎盤或其碎片的器具也較多。只有在罕見情況下，才需要麻醉進行子宮內膜擴刮手術（dilation and curettage，簡稱D&C）來刮除胎盤碎片。照護者可能會請你不要進入手術室，但如果產者醒著也希望你在現場，你可以要求進去陪伴他。問問看是值得的。

　　如果照護者能以肯定的語氣告訴你們兩人發生了什麼事，他們又會如何提供協助，那對你們兩人都非常有幫助。

陰道撕裂

有時胎兒經由陰道下降，從陰道出生時，會造成一些組織撕裂，導致流血。

陰道撕裂的處置

照護者有時會以消毒紗布包紮陰道止血，並在局部麻醉下以可溶解縫線縫合傷口。

產者可能會有哪些反應？

產者可能無法完全意識到這種併發症的嚴重性，會對生產團隊的舉動覺得驚訝。如果他們因為失血而出現休克症狀或恐懼自身安危，便有可能驚慌失措，你也亂了手腳的話，他就更可能恐慌。要他放心並解釋給他聽發生了什麼事，是有幫助的，請照護者和他談談更好。

你可以幫哪些忙？

請待在產者身邊，和他說話，協助他保持冷靜，放慢並深呼吸，如果寶寶在附近或身邊，就把全付心思放在寶寶身上。請照護者或護理師解釋發生了什麼事。可能的話，也鼓勵產者抱著寶寶肌膚接觸（你在旁協助），持續和寶寶說話。協助寶寶吸奶。如果你擔心，就坐在產者身邊，但不要面露懼色。這時請專心照護產者和寶寶。

導樂能幫哪些忙？

在這令人驚慌的時刻，導樂冷靜的陪伴可以帶來正面的改變。這麼做可能非常有幫助：讓寶寶的雙親盡量覺得舒服、安全；照料他們的生理健康；觀察有沒有休克或恐慌的症狀，如果他們煩心或擔憂，隨時準備安撫和穩住他們。導樂暫且擱置自身感受，才能協助胎兒家長。事後，導樂必須向同事或師長報告。

新生兒的併發症

新生兒一出生便會接受評估。如果一切正常，寶寶通常會放進產者懷裡，讓他依偎著產者吸奶。如果有問題，寶寶可能要到新生兒加護病房接受特別護理。

　　如果寶寶有問題，請參與關於妥善照護的決策過程。「問對問題，幫你做出明智的決定」（第235頁）能幫助你提出問題。剛生產完的產者也許會因為興奮、藥物的作用、疲憊或自身問題，所以還無法清楚思

考。倘若你是法律上的近親，同意療程的責任就會落到你身上（如果你和寶寶沒有法律或生物學上的關聯，例如你是共同家長，但你和產者的關係未獲州政府認可，或者你是親人或朋友，那麼請事先做好安排，才能在寶寶的親生家長不能做決定時，由你來下決策）。

如果寶寶必須在新生兒加護病房待幾天或更久，儘管煩憂，你也必須支持著他。寶寶住院時，通常會需要許多照護者（小兒科醫師、新生兒專家、其他專科醫師、護理師、實驗室人員、X光與超音波技術員、呼吸或物理治療師、社工等）介入。他們來來去去，每個人都會依其角色與職責提供照護與資訊。追蹤每件事可能極令人暈頭轉向，似乎不可能做到。寶寶的家長及其隊友往往會覺得無助、沮喪、不解，如果不是沒辦法信任寶寶的照護者，就是無奈地接受他們說的每句話。良好的溝通和追蹤是避免感覺無助的好方法。

請盡量與寶寶在一起。寶寶需要愛護他的人在身邊，（如果情況允許）抱著他，撫摸他，對他講話、唱歌，也追蹤事態發展。

必須離開時，要請一位親戚或友人待在寶寶身邊，至少你不在時，他要陪在寶寶身邊一段時間。重點是要隨時了解不同專業護理人員照護寶寶的情形。

- 請以紙筆記下醫護團隊每次進房的情形，包括那位專業護理人員的名字、科別、進房日期、時間、檢查目的、關於寶寶狀況的任何對話摘要、檢驗計畫、藥物等。
- 將所有紀錄收入同一本筆記本，不要散放紙張；這樣方便你隨時找出要提的問題。有時醫護人員的建議會互不相同，資訊也會相互牴觸。你的筆記對釐清一切的來龍去脈極有幫助。
- 寫下你的問題，才不會忘記提出。
- 最重要的是，請了解誰在協調寶寶的護理事宜、如何聯絡醫師，或是醫師沒有當班的時候要找哪一位溝通。

袋鼠式照護 Kangaroo Care

研究顯示，讓寶寶直接接觸家長的胸部肌膚並用毯子包裹兩人，比加熱過的嬰兒床更能給寶寶溫暖。寶寶不僅能享受家長的體溫，家長的動作，安撫的聲音、碰觸，甚至心跳聲，對他們來說都有益處。親子每天花幾個鐘頭進行這種袋鼠式照護，能讓兩人都更滿足。

接受這種「袋鼠式」照料的寶寶體重增加得較快，吸吮能力較佳，比較少哭，也較快出院。即使寶寶必須接受氧氣或胃管，或是他非常早產或生病，也能夠進行袋鼠式照護。請詢問寶寶的照護者這方面的細節，並參閱「建議參考資源」（406頁）了解這個主題的更多資訊。

　　產者應該盡量和寶寶待在一起。請確保他有舒適的座椅或床舖，也能享用到營養的食物。如果無法親餵，應該給產者吸乳器和使用指南。吸出的乳汁通常可以用奶瓶餵；如果寶寶還沒辦法使用奶瓶，就會使用胃管。就算產者不打算親餵，小兒科醫師還是會請他在寶寶能良好適應配方奶之前提供初乳或人乳，因為人乳有助於保護寶寶不在這段脆弱的時期受感染。配方奶做不到這點。

　　要詳述新生兒所有可能的問題，已經超出了本書範圍，但以下仍列出一些產後不久經常出現的問題。

呼吸問題

新生兒有呼吸問題，可能是因為肺部有液體、吸入胎便（見「抽吸新生兒口鼻」，第360頁）、產者分娩時接受的麻醉性止痛劑的殘留藥效，或是先天性異常。很慢才學會自行呼吸、或是呼吸快且發出呼嚕聲的寶寶，可能需要藥物治療、靜脈輸液營養、保溫箱、深度抽吸、復甦術、機械輔助呼吸、額外供氧或其他協助。

體溫低

如果寶寶體溫降低到正常值以下，會以氧氣和能量提升體溫。給他保溫是很重要的（見上方的「袋鼠式照護」及第365頁的「保溫設備」）。

感染

新生兒有時會從子宮或出生不久後受感染。感染的嚴重程度視病原而定（見第238頁的「乙型鏈球菌篩檢」，或第276頁描述的「生殖器皰疹」），需要立即診斷並以抗生素或其他藥物治療，也要在育嬰室接受特別照護（靜脈輸液營養、保溫箱、密切觀察）。

由於新生兒的感染情形有可能變得非常嚴重，進展也很快，所以也許要進行造成疼痛的醫療手法。這些手法包括從足跟血檢驗各種體液；脊椎穿刺；膀胱穿刺；頭皮靜脈輸液；鼻胃管；還有其他複雜的程序。你和產者會覺得這一切都令人不解、驚慌。請隨時了解情況，才會明白進行的是哪些程序、為什麼要做，也要追蹤寶寶的進展。

生產創傷或傷害

有些寶寶會在生產過程中受傷，尤其是難產的寶寶。非常快的急產，或是運用產鉗、真空吸引器接生，或是進行剖腹的漫長或艱難的產程，都有可能造成瘀傷、鎖骨破裂、割傷、神經受損。雖然合宜的處置能降低這類傷害的發生率，但就算是技巧最高超的照護者，也難免會發生這種情況。

對有些脆弱的寶寶來說（例如早產兒、有天生缺陷的寶寶、有基因或其他既存問題的寶寶），即使是正常的產程也難以承受。有些體型很大的寶寶也會備受折磨，因為照護者必須費力接生。脆弱的寶寶通常會在分娩前就辨認出來，也會事先安排好他們的特別護理方案，但未必總是能事先知道。

有時就算護理工作做得盡善盡美，寶寶出生時卻出乎意料地帶有嚴重問題，需要緊急治療或長期照護。家長和專業醫師都同樣擔憂這種可能性，這也是醫界發展出更優良的診斷法與療法的動機。

藥物效果

止痛劑和分娩中使用的其他藥品及施藥方式的改良，已經降低了副作用的嚴重性。不過，如果寶寶出生時體內帶有藥物，可能會對他們的行為產生細微或可見的影響。他們可能會表現出某種程度的嗜睡、吸吮或呼吸功能欠佳、肌肉缺乏彈性、躁動、敏感不安、黃疸、某些反射行為較遲鈍，或是其他非典型徵兆，視其使用的藥物及劑量而定。藥效消退後，他們的行為就會恢復正常。有時可以用麻醉藥拮抗劑等其他藥物反制某些麻醉性止痛藥的藥效，促使寶寶盡快恢復正常。

低血糖

在下列情況中，寶寶出現低血糖的情況很常見：

- 產者有糖尿病
- 體型很大、很小或早產的寶寶
- 分娩時產者從靜脈接受了大量右旋糖或葡萄糖
- 寶寶歷經漫長產程才出生
- 寶寶在罕見的情況下出生，例如敗血病（感染）、延遲餵食、Rh血液因子不合症

　　寶寶低血糖的症狀包括：敏感不安、躁動、呼吸問題、體溫問題等。低血糖的診斷是從寶寶的足跟抽血分析，通常是以一些葡萄糖溶液或配方奶治療，再重新檢查其血糖量。通常能迅速解決問題（見第十章，第364頁）。

黃疸

如果寶寶的皮膚或眼白變黃，那就是有黃疸。黃疸一般來說是無害的生理現象，是寶寶出生後膽紅素升高所致，膽紅素是紅血球完成正常生命週期後分解產生的一種黃色色素。生理性黃疸是小毛病，通常幾天便會自行消失，但某些脆弱的寶寶如果膽紅素超高，有可能造成腦部損傷。

早產兒、產程特別艱難的寶寶、血型與產者不合的寶寶,較容易因為膽紅素過高而出現腦部損傷。

　　黃疸是以檢驗寶寶血液中的膽紅素多寡來診斷,而血液樣本是來自寶寶的足跟血。血型、肝功能、腸道功能的進一步試驗,能協助判定出現黃疸的原因。

　　黃疸是以光照療法治療,讓寶寶的皮膚幾乎時時暴露在特別的亮光下,一連幾天。光能分解在寶寶皮膚血管中循環的膽紅素,進而降低膽紅素總量。在家治療可以採用移動式光療儀。光療設備包括內含光纖燈絲的毯子或睡袋,可以包裹寶寶,讓他的皮膚大面積地暴露在光線下。通常經過幾天治療,黃疸便會開始消退。間接曝曬陽光(透過窗戶)很長一段時間也有幫助,但人為光線的效果比較可靠。頻繁餵奶(一天八次以上)也有助於緩解黃疸。

　　如果膽紅素值非常高,或寶寶是早產兒,黃疸就比較嚴重,也許要為寶寶進行全身換血。但今日這種情形少之又少。

早產或出生體重低

早產兒(不滿37週出生)或出生體重低的嬰兒(體重不到五英磅或2.5公斤),較足月、尺寸正常的嬰兒容易出現本書描述的所有新生兒的問題。因此,早產兒會接受嚴密看護和更積極的治療。等他們接近平均體型和體重,問題就不會那麼容易發生了。更多關於早產的資訊,請見「建議參考資源」(406頁)。

死產

嬰兒在生產期間或生產前後死亡的情形很少見。失去心愛的孩子,雙親的震驚和悲傷是難以言喻的。當然,無論怎麼做也無法讓寶寶死而復生,但回憶是可以創造的,隨著時間過去,日後將意義非凡。

　　儘管很難想像自己的寶寶有死亡的可能性,了解可以做哪類事來賦予這場悲劇正面意義,仍是個好主意,請見第55-56頁的建議。要在深

陷悲傷的時候做決定非常困難，但如果家長沒有以自己選擇的方式道別，日後可能會懊悔。更多協助資訊，請見「建議參考資源」（406頁）。

多數醫院都有敏感、有同情心的醫護人員，肯盡一切力量為家長製造有意義的機會，讓他們與寶寶單獨相處。醫護團隊也可以為你們介紹支持團體和悲傷輔導服務。請訂好計畫後擱置一旁，知道萬一需要時可以使用，就能放心了。現在，請專心想著健康的生產結果和漂亮的寶寶。

一切都結束後

分娩期間或產後早期，任何發生在產者或寶寶身上的併發症，對你們的家庭、照護者、護理師、導樂來說，都是一項挑戰。

每種併發症都需要你們迅速接受原訂計畫與期望的變動，而且你們往往對情況還不完全明瞭。儘管還在震驚狀態，你們仍盡了該盡的心力。日後你們，也就是寶寶雙親，回顧這些事件時，那些感覺會湧上心頭。儘管產者和胎兒健健康康地走過一切，情緒衝擊仍會很大。可能會想起那些沒有得到答案的問題、內疚、憤怒、失望，一切都發生得太快，你們倆都措手不及，或是你、產者或寶寶受到的待遇不夠親切或尊重的時候，更容易耿耿於懷。

如果期望沒有實現，你們、特別是產者，也許需要時間才能妥協。你的耐心和對這段確實是傷心過往的接納，對他是有益的。你們的導樂可以在實務面幫一些忙，例如打電話、安排親友協助，在你們回顧那段體驗時，當時也在場的導樂可以聆聽你們的感受。對你們兩人來說，和照護者會面可以填補你們對事件的空白，讓問題獲得解答。有時，請教一位生產教師、創傷顧問、心理治療師，有助你們兩人釐清感受，讓你們更能健康地看待造成生理或情緒創傷的生產經驗。請見第345頁的「你在剖腹生產時、生產後的角色」，有更多關於難產後情緒反應的討論。

最後，我們希望產者從過去那段生產經驗中體認到，自己在出現併發症的分娩中，已經以勇氣和優雅，面對了出乎意料的挑戰。

第 8 章

分娩時使用
的止痛劑

我們都認爲過程中不使用硬膜外止痛很好，但分娩一直延長，也愈來愈疼痛，她（和我）都眞的累了。每次宮縮都像一場大考驗。她要求進行硬膜外止痛。事情很順利，疼痛也消失了。她甚至不知道自己正在宮縮！我們兩人都睡著了。幾乎很難相信她還在分娩。

——約翰，新手父親

這次她希望生產過程不用藥，但她也知道這説不準，因爲分娩的未知變數很多。我不知道這點爲什麼對她很重要。不過分娩時，我也進入狀況了。我們是眞正的團隊·我喜歡和她共事。但過了很長一段時間後，還看不到終點，我們就洩氣了。硬膜外止痛眞的有幫助。她覺得自己已經依原訂方式止痛，對生產過程感到滿意。

——安迪，第二次當父親

在產者和寶寶的健康之外，每個人（產者、照護者和護理師、你、支援團隊）最關心的，就是產者在分娩過程中舒不舒適。雖然產痛通常非常劇烈，但未必不堪負荷（關於疼痛與折磨的討論，請見第144頁）。分娩

者可以設法讓疼痛保持在可應付的狀態；他們可以事先從生產課程和本書（見第四章）、其他書籍、影片和網路，學到並預習很多有效的安撫手法。然而，你也知道，分娩者還是會需要你、導樂或其他幫手、生產團隊的協助，才能運用安撫手法。分娩的壓力對大多數人來說太大，如果沒有預先準備和現場協助，根本難以應付。

在醫院生產時，也會以藥物緩解產痛（在家和生產中心時，只能採用無藥物的醫療方法）。在很大的程度上，止痛藥是非必要性的，分娩者可以決定要不要用、何時使用。由於止痛藥形式多樣，在止痛外也可能有其他強大藥效，為安全起見，必須要有防備措施與額外程序。醫師、助產師或生產課程應該讓分娩者知道可以採用哪些止痛法，思考自己對分娩時使用這些方法有何感受。你也應該思索這些問題。你和分娩者對止痛劑的使用有相同的感受嗎？如果你偏好不使用藥物的自然生產，孕者卻希望使用藥物怎麼辦？你們能達成共識嗎？請做好支援計畫，協助他達成他的期望。

事先計畫要不要用藥似乎有點不智，因為你們對疼痛的等級多高、產者的反應如何，都一無所知。雖然事實確是如此，但產者也確實知道某些事能協助他下決定：例如，他希望盡量不要有任何痛楚或其他感受嗎？還是他希望體驗分娩，盡可能以非藥物手法應付產痛？運用本章資訊，你和產者就能訂下計畫，當成你們碰到產痛時的共同指引。應付產痛的方法沒有對錯。分娩者應該盡可能獲得符合其選擇的支援。

不使用藥物的正常產痛處置

正常產痛雖然劇烈，但還是可以成功應付，只要滿足以下條件，產者不用受折磨，也不必使用止痛劑：

1. 產者希望避免使用止痛劑。在這種情況下，他應該自行決定要不要用止痛劑，也要表現出他對這點的感受有多強烈（見第321–323頁）。他的動力正是關鍵。

2. 產者很清楚生產過程和不使用藥物緩解產痛的方法。如果他不希望使用止痛劑，你們兩人都必須了解第四章描述的安撫手法。一起預習並依需要改編是有幫助的。如果他能獲得泡澡、淋浴、搖椅、生產球、熱敷、冰敷、蹲杆（見第174頁的圖片）、音樂（見第194頁）等的輔助，就更能應付產痛。

3. 產者擁有情緒支援和協助。你是愛他、了解他的人，你也想參與生產過程，希望照他的意願給他協助。他需要你給他稱職、有愛心的支持。如果他計畫請導樂，導樂的持續協助也能加強他減少或根本不用止痛劑的機率。

　　導樂會給予鼓勵、保證，提供資訊、指導來協助他，運用技巧來減輕他的產痛，促進產程。他們的經驗與自信能感染你們兩人，也能協助你知道他經歷的一切是否正常（當然，如果孕者計畫使用止痛劑，導樂也能幫他取得。如果分娩者不打算使用止痛劑，但產程非常艱辛，所以最後仍決定使用，那麼導樂也會協助取得藥物）。

　　分娩者也需要專業團隊的支持。人在分娩時對正面和負面建議都很敏感，尤其是護理師、助產師、醫師等專家的建議。如果他們對分娩者有信心也為他打氣，分娩者就更能堅持下去；醫護團隊的憐憫或忽視，會讓分娩者對自己學到的安撫手法感到氣餒，放棄的機率也比較高。

4. 產者的產程十分正常。這是關鍵，起碼也有一部分是運氣問題。絕不能把造成疼痛的醫療手法當成分娩的必要手法，也絕不能讓分娩者精疲力盡、沮喪不已。這並不是說產程必須很短或無痛。如果有前三個條件存在，人就能在不使用止痛劑的情況下面對更多挑戰，但你和導樂仍必須明白也接受，某些分娩確實需要止痛劑和造成疼痛的醫療手法。

如果分娩者不希望使用止痛劑，請你也準備好扮演主動而令人滿意的支持角色。

你們兩人都必須知道的藥物止痛法

為了做出關於止痛劑的明智決策，你和產者需要更多資訊。請不要等到產者分娩才去取得資訊。等他在產痛中要求使用止痛劑才來認識關於藥物的一切，已經太遲了。

- 這是哪種藥？如何發揮作用？止痛效果如何？對產者、產程、胎兒、新生兒還會產生其他藥效嗎？
- 為確保安全，需要哪些防備措施或額外的醫療手法？
- 要如何支持使用止痛劑的產者？

　　請記得，雖然分娩時廣泛使用而有效的止痛劑種類繁多，但止痛是有代價的：產者的疼痛獲得緩解，但他或胎兒可能會體驗到令人不悅的副作用——來自藥物本身的直接副作用，或是分娩者的活動受限、需要其他醫療手法介入等潛在問題間接引發的副作用。

　　在分娩時審慎使用藥物，對寶寶有哪些長期的有害效果，尚未有經過確證的報告。可能不會造成任何傷害，也可能給某些人帶來了細微的長期效應。這在醫學文獻中是熱烈辯論的議題，在近期的未來也不可能有定論。

　　基於這些原因，我支持採用非藥物的止痛法，至少分娩的一部分過程要如此（見第四章），也要找出環境合宜（有浴缸、淋浴設備、蹲杆、產床、走動空間、搖椅）的生產地點，讓分娩者更加舒適。如果醫院或生產中心沒有，你可以帶自己的音樂、熱敷或冰敷墊、生產球（見第179頁）去。如果你們打算在家生產，可能就有蹲下時可以倚靠或攀扶的家具，也有枕頭可以撐住產者在床上做各種姿勢。

　　至少在分娩的某一段過程中使用非藥物的止痛法，可以讓產者舒適地延緩使用止痛劑，進而減少止痛劑的使用總量，降低出現不理想的效應、需要額外醫療手法介入的可能性。

多數產者發現，這些非藥物的方法足以讓疼痛在分娩中持續保持在某個可以應付的程度。在這之後，由於沒有藥物引發產者和寶寶的身心副作用，產後也可以隨即起身自由活動，這能讓產者覺得疼痛都是值得的。

然而，準備採用非藥物方法來應付產痛是很費時的，分娩全程不使用藥物也是一項挑戰。如果產程令人疲憊或出現併發症，止痛劑的益處便會勝過潛在風險。多數產者沒有時間或意願熟悉非藥物止痛法，所以計畫以硬膜外止痛來去除大部分的產痛，或等看看有無需要。今日美國女性中約有七成（都會地區比例更高）會採用硬膜外止痛。

你愈認識止痛劑，就愈能幫助產者做出明智的決定。為了討論止痛劑，我們先來看幾個定義：

- **止痛**（analgesia）：減輕疼痛。止痛劑（analgesics）是緩解疼痛的藥物。
- **麻醉**（anesthesia）：包含痛感在內的感覺缺失。麻醉劑（anesthetics）是帶走感覺的藥物。
- **全身性**（systemic）：經由血流影響全身，胎兒接收到的濃度接近產者接收到的濃度。
- **神經軸**（neuraxial）：影響源自脊髓的特定神經分布的身體區域（神經軸是指腦與脊髓）。
- **神經軸止痛法**（neuraxial analgesic）：將止痛劑注射入靠近脊髓神經根的區域，阻斷或減少那些神經分布區域對疼痛的意識；硬膜外與脊髓阻斷術都會使用神經軸止痛法。
- **阻斷劑**（block）：干擾疼痛衝動傳遞、製造麻木感的藥物。
- **局部**（local）：只影響特定組織，例如子宮頸、陰道和會陰；局部麻醉（local anesthetic）會阻斷這些組織中的神經末梢帶來的感受。
- **全身麻醉**（general anesthesia）：透過全身性給藥，也就是施以全身麻醉劑，讓人完全失去知覺。

使用止痛劑時，有幾個因素會影響要止痛的區域及副作用的嚴重程度：

- 藥物的選擇：麻醉性止痛劑或類似藥品、鎮靜劑、鎮定劑、氣體、注射性麻醉劑、失憶藥（讓人對藥物生效期間發生的事件失憶的藥品）。

- 總劑量：藥物濃度、每一劑的分量、使用多少劑；如果是持續給藥，藥物的總量也有影響。

- 給藥途徑：將藥物注射入肌肉、靜脈、子宮頸或宮壁；吸入肺部；注射入硬脊膜外腔或脊髓（鞘內）腔；口服。

- 產者的個人特性：體重、對藥物的敏感性、凝血功能、解剖構造的差異、生理狀況、懷孕（妊娠）週數，還有整體健康。

藥物如何緩解疼痛？

藥物減輕疼痛的方式是改變讓人能辨識、解釋並對疼痛做出反應的一部分神經系統。產痛是來自子宮、陰道或骨盆關節組織的壓力、拉扯或擠壓。子宮收縮、子宮頸擴張、胎兒通過骨盆，都會造成疼痛。這些組織的神經末梢受到刺激，便透過神經纖維傳送疼痛衝動到脊髓與大腦。

疼痛訊號的傳導可以在這段路徑中的任何一段修改：神經末梢、神經根（位在神經離開脊椎的地方）、脊髓、腦部。各種止痛劑的生效方式如下：

- 局部麻醉會阻斷注射麻醉劑區域的神經末梢，使其神經纖維不將疼痛衝動傳到脊髓與腦。

- 硬膜外與脊髓（鞘內）腔止痛劑如果不是直接注射入腦脊液，就是注射入脊髓外緣（硬脊膜外腔）。這樣能阻斷疼痛訊號從神經纖維進入脊髓。

- 全身性給藥（例如麻醉性止痛劑）在腦部產生作用，減少腦部對疼痛的辨識或反應。

接下來將說明在分娩期間使用各種藥物的特定資訊。你和孕者可以將這些篇幅當成你們與照護者討論、尋求進一步資訊、做決策的背景。

下文是依據藥物的一般特性來分類（但不描述每一類中各種藥物之間的細微差異）。更多細節請見「止痛劑及其藥效」（第326–333頁），該節列出了所有藥物及手法和各項重要資訊。第325頁的「止痛劑用在什麼時候？」表格指出各種止痛法在哪些分娩階段使用最安全、藥效消退的時機也最理想。你們兩人讀完本章後，就能以第322–323頁的「止痛劑偏好量表」做為決策工具了。

全身性藥物

影響全身（全身系統）的藥物，稱作全身性藥物。全身性止痛劑（緩解疼痛的藥物）是利用血液傳送藥物至腦部，在腦部發揮其止痛功效。全身性藥物有幾種給藥方式：藥丸、吸入性氣體、皮膚或肌肉注射、持續滴注的靜脈輸注液。

　　全身性藥物會發揮短期的止痛功效（30分鐘到兩小時，視使用種藥物與劑量而定）。藥效發揮期過後，可能會再給另一劑，或是給產者進行硬膜外止痛。在全身性藥物的效用下，產者會覺得四肢無力，宮縮空檔會短暫入睡。

　　全身性藥物不但在產者腦部循環，也會周遊全身；藥物還會透過胎盤傳給胎兒。由於對寶寶出生後可能還有深刻影響，這些藥物必須在分娩早期使用，好讓藥效在寶寶出生前消退（讓產者的肝臟代謝並排出藥物）。如果全身性藥物到寶寶出生時消退得還不夠，會以麻醉藥抗拮劑等藥物反制原先藥物的不利效應。

　　就算時機妥當，藥物的某些部分（或其代謝衍生物）也幾乎肯定會殘留在寶寶的血液中，隨著他出生，或許會影響他出生後那幾天的行為和反射。藥物影響寶寶的程度有多深，要看他的健康和成熟程度、選用哪種藥物、劑量、在哪個分娩階段用藥而定。如果寶寶健康良好，藥物的劑量也低，用藥時機距離他出生也有一段很長的時間，對寶寶的有害影響就會降到最低。

可能使用在前分娩時期或子宮頸擴張（第一）階段的全身性藥物有三類：鎮定劑（transquilizers）、鎮靜劑（sedatives）、麻醉性止痛劑（narcotics）（見第326–333頁的表格）。子宮頸擴張或生產（第二）階段偶爾也會使用其他全身性藥物，稱作全身性麻醉劑。全身性麻醉劑會在第318頁分開討論。

分娩者使用全身性藥物時，隊友要扮演哪種角色？

前分娩時期會使用鎮定劑、鎮靜劑、嗎啡（一種麻醉性止痛劑）來降低焦慮或促使分娩者入睡，所以運用這些藥物時，隊友的角色是讓分娩者不受打擾。

然而，產程中則會以其他麻醉性止痛劑或類似藥物來協助分娩者應付產痛。要良好發揮藥效，需要隊友或導樂的協助。麻醉性止痛劑可以幫助分娩者在宮縮空檔放鬆，讓他在下一波宮縮來之前多休息一會。然而，不論有沒有使用麻醉性止痛劑，宮縮達到巔峰時仍可能一樣疼痛。常見的問題就在，宮縮來臨的頭幾秒，分娩者還在打盹，所以宮縮突然到達巔峰時，他會措手不及。許多使用麻醉性止痛劑的分娩者表示，雖然用藥後他們確實會有更多時間休息，但藥物還是「沒有用」。

分娩者使用麻醉性止痛劑後，請你保持清醒，這樣你才能從他的行為判斷宮縮是不是來了。雖然來的時候他很可能在打盹，但在完全意識到宮縮之前，他會抽動或呻吟。一旦宮縮開始，請喚起他的注意：「好，開始宮縮了。張眼你的眼睛。和我一起呼吸。很好。」這讓他們能在宮縮到達巔峰之前進入呼吸節奏。請以有節奏的手勢或言語幫助他度過宮縮巔峰，直到他再度入睡。透過這種方式，便能淋漓發揮麻醉性止痛劑的效用。

局部（神經軸）止痛和
麻醉劑（硬膜外麻醉和脊髓麻醉）

在所有止痛藥中，這些是最能有效止痛的藥物，用藥量最少，對分娩者的心理狀態與胎兒健康的影響也最小。局部或神經軸止痛劑會用在脊髓中或脊髓周圍。依據使用劑量，這些藥會造成局部或全身麻木、肌肉無力、雙腿失去控制、無法排尿和其他效應（見第328頁）。下文我們將說明，局部止痛劑的種類非常多樣。你和分娩者可能會想與醫師或助產師談談醫院使用的是哪些特定手法。

陰道生產或剖腹生產都可以使用局部止痛劑。通常是結合一種低劑量的麻醉性止痛劑和一種低劑量的麻醉劑使用。局部止痛劑對分娩者的意識與心理狀態的影響遠比全身性藥物小，因為神經軸止痛使用的麻醉性止痛劑劑量少得多，也不會直接進入血管。麻醉性止痛劑能加強麻醉劑的藥效，使兩種藥物都能以低劑量給藥，就能達到分開給藥時的高劑量才能產生的藥效。局部止痛劑是分娩使用的藥物中最有止痛效果的藥物。

施予局部止痛劑需要高超的技巧，因此只能由專家給藥，也就是麻醉師或受過專門訓練的護理麻醉師。局部止痛也是所有產科止痛技巧中最昂貴的，但同時也是最受歡迎的方法。脊髓麻醉和硬膜外麻醉雖然也是局部麻醉形式，卻有重要的差異。脊髓麻醉是注射一劑麻醉性止痛藥

或麻醉劑，或結合兩者使用。效果會持續幾個小時。硬膜外阻斷則通常是為了更長久地止痛。孕者的腰部硬膜外腔會塞進一條導管（見第310頁插圖），留著不動，藥物則持續透過導管滴入，有時分娩者還能在疼痛起伏不定時按鈕多加一點劑量。這叫做病患自控式硬膜外止痛法。這種裝備的設計是為了避免病患使用太多藥。

脊髓阻斷與硬膜外阻斷都是用在腰部的腰椎部位。進行脊髓注射時，會從硬膜更深入幾公釐到硬膜腔，硬膜是脊髓和脊神經周圍的膜，內含脊髓液；硬膜腔位在硬膜內。進行硬膜外注射時，針筒則會在碰到硬膜之前止住，停在硬膜外腔。藥物是透過硬膜吸收，發揮和脊髓麻醉相近的藥效，不過通常比較不會影響分娩者移動雙腿的能力。

局部止痛的一般特性

用來進行局部止痛的麻醉劑有時又稱作「卡因藥」（人工合成的局部麻醉藥，caine drugs），常見的例子有甲哌卡因（Carbocaine）、布比卡因（bupivacaine）、麻佳因（Marcaine）、苦息樂卡因（Xylocaine）、納噻卡因（Nesacaine）、羅哌卡因（ropivacaine）。這些藥對分娩者、分娩、胎兒的藥效相近。然而，生物化學成分的細微差異會影響藥物在體內的作用及藥效持續時間。照護者或麻醉師通常會選用特定藥物。分娩者如果對任何藥物敏感或過敏，應該告知麻醉師。

用來進行神經軸止痛的麻醉性止痛劑包括嗎啡、吩坦尼（fentanyl）、舒吩坦尼（sufentanil），可以在分娩早期或剖腹生產後單獨用藥，或是在陰道或剖腹生產時結合卡因類麻醉藥使用。

麻醉性止痛劑比卡因藥更快發生效用，也比較不會干擾分娩者活動雙腿。如果在分娩早期單獨使用麻醉性止痛劑，通常是進行脊髓注射。分娩者有人扶著也許可以站一下或走動一會兒，但雙腳不是很穩，也許會跌倒。因此，大多數醫院不鼓勵分娩者在脊髓注射麻醉性止痛劑後走動。如果他們要走動，只要一起身，隊友或護理師就必須陪同在側。

由於在分娩早期從脊髓注射麻醉性止痛劑，到分娩活躍期通常就會逐漸失效，因此可能會在硬膜外腔再注射一些麻醉劑（卡因藥），便能善加舒緩變得更強烈的疼痛。這種兩段式方法叫做**合併硬膜內外止痛法**（combined spinal-epidural），讓產者從分娩早期到用力階段，都幾乎感覺不到疼痛，只有用力時會陰才會感覺到些許痛楚。

局部施以麻醉性止痛藥可能會給分娩者帶來副作用，也會影響胎兒。在多數人身上，這些藥物導致他們四肢無力（不過比全身性給藥好一些）、搔癢、反胃。吩坦尼和舒吩坦尼因為其生物化學特性的關係，比卡因藥更容易傳遞給胎兒，寶寶出生兩天後，還可能有少量存在其血液裡。這可能會影響他的呼吸、體溫調節和吸吮能力。我們還需要這些藥效的更多研究。

硬膜外或脊髓注射嗎啡（硫酸嗎啡〔Duramorph〕）大多是用來緩解剖腹生產後的疼痛。產者離開手術室前施打一劑，可以發揮二十四小時左右的良好鎮痛效果，之後再給予其他止痛藥。

大體來說，藥物的理想效果是讓施藥區域失去痛感。減少分娩時的痛楚能讓分娩者放鬆，在漫長、令人精疲力盡的產程中，特別有助於他們入睡，也許還能促使子宮頸更快擴張。

可能會出現哪些不理想的藥效，要看注射的區域、總劑量、選擇的藥物而定。這些藥效都列在「止痛劑及其藥效」的「神經軸止痛」（見第328–331頁）類別下。表中也列出盡量提高每種手法安全性的防備措施。

硬膜外或脊髓止痛的一般技巧

各種神經軸止痛劑的使用手法，有許多相近處。本書描述的是一般程序。更多關於每種阻斷術的具體資訊，請見「止痛劑及其藥效」表格。

神經軸止痛會使產者從子宮頂到腳部的一大半部位麻木或感受降低。要影響哪些區域，有一大部分是由調整藥量與濃度來掌控，注射的位置也有影響。舉例來說，產者的軀幹麻木時，也許還是可以移動雙腿。施藥程序如下：

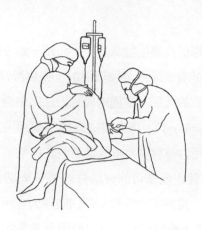

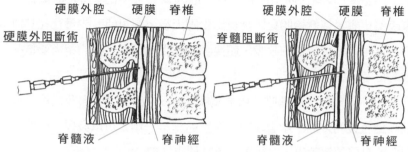

硬膜外腔　硬膜　脊椎	硬膜外腔　硬膜　脊椎
硬膜外阻斷術	脊髓阻斷術
脊髓液　　　　脊神經	脊髓液　　　　脊神經

神經軸止痛。上圖：產者側躺或坐起來，讓麻醉師注射麻醉劑。下圖：兩張細部圖，顯示進行硬膜外阻斷術（左）和脊髓阻斷術（右）時擺針頭的位置。

1. 產者麻醉之前，會先接受靜脈輸液，以減少血壓降低的機率。

2. 產者側躺或坐起來，身體向前屈。麻醉師會揉擦要注射的部位，以局部麻醉劑讓皮膚麻木，接著注射少量麻醉劑到腰部脊椎（腰椎）間，深入硬膜外腔或硬膜腔（見插圖）。麻醉師會檢查，確認針頭位置正確。有時會試一次以上，才能確保針頭的位置正確無誤。

3. 脊髓止痛：一次注射所有劑量，藥效是兩到三小時。硬膜外止痛：插入硬膜外腔的針頭會連接一條細管，在整段分娩與生產過程中持續滴注藥物。不出幾分鐘，產者就會開始感覺到藥效。施藥部位不久便會覺得麻木。

4. 有時止痛效果是不平均或斷斷續續的，需要一些調整（改變產者姿勢、注射更多劑量）才足以止痛。

5. 硬膜外止痛：一條導管會留在原地，貼在產者背部，好持續穩定滴注藥物，如果他們使用的是病患自控式硬膜外止痛法（見第308頁），產者可以在需要的時候按鈕加藥。

6. 等脊髓或硬膜外止痛就定位後，會接一條導尿管到產者的膀胱，因為硬膜外止痛生效時，產者無法排尿，導尿管有利護理師排空膀胱。

7. 醫護團隊會頻繁測量產者的血壓。血壓計袖套會留在他身上30到45分鐘；可以設定每2到3分鐘就自動量一次血壓。由於血壓和胎兒心跳率在進行硬膜外止痛時下降的情形不算少見，頻繁測量血壓能盡早發現問題，迅速採取恢復血壓的手段。

產者進行硬膜外止痛時，隊友要扮演什麼角色？

硬膜外止痛通常能非常有效地緩解產痛，讓產者能放鬆休息；如果產者精疲力竭、驚慌失措或緊張，往往也能讓他好好睡一覺。如果產程緩慢，硬膜外止痛也能讓產者在催產素劑量提高時，不會覺得更加疼痛。然而，硬膜外止痛帶不走所有折磨。進行硬膜外止痛時，隊友和生產團隊往往會比較輕忽產者的情緒需要，因為他們可能相信他已經不再疼痛，不再受折磨，所以也不需要旁人支持了。隊友通常會去休息片刻、用餐、睡覺、看手機、用電腦、看電視。針對產者進行硬膜外止痛前後的想法與感受的研究指出，產者還是會有情緒壓力，即使疼痛已經解除，還是希望有人持續支持他，這對他是有益的。

以下列出進行硬膜外止痛的人面臨的情緒挑戰，以及隊友能提供的協助：

• **決定要不要採用硬膜外止痛**。希望自然生產的人發現自己應付不來疼痛時，可能會很失望。至於事先就打算採用硬膜外止痛的人，如果旁人問他要不要等產程更有進展再使用硬膜外止痛法，可能也會跳腳。

- **等待**。從決定進行硬膜外止痛到實際以這種方法充分緩解疼痛，這段時間可能特別難熬。等產者做好準備、麻醉師到場、施藥，藥物生效，通常需要20分鐘。如果麻醉師忙著照料另一位病患，或是還要跑完各種程序，例如辦入院手續、進行靜脈輸液，然後才能進行硬膜外止痛，那等待的時間就更漫長。在這期間，他即使不願意，也必須持續應付疼痛。

  如果你發現自己置身於這種處境，站在一旁看著心愛的人受苦，可能令你覺得無助。你可能會覺得自己無用，也會因為他不再覺得你的安撫手法和建議有幫助而受挫，但你還是必須說服他在麻醉師到場之前繼續應付疼痛。請在分娩前一起討論這種情境，對持續使用第四章的安撫手法達成共識，特別是保持動作、呻吟、撫摸的節奏，還有主導程序。這些技巧可以讓產者不致陷入恐慌或心力交瘁。

  有時產程會十分迅速，以致藥效出現後，便不再需要額外加藥止痛——因為那時他們已經在用力將寶寶推出陰道了！

- **進行硬膜外止痛**。進行硬膜外止痛時，隊友和導樂能不能在場要看各間醫院的方針而定。請事先了解醫院方針。進行硬膜外止痛的時間也要看麻醉師的技巧與經驗、產者的脊椎構造、產者有沒有能力配合側躺或坐著屈背不動而定，短則15分鐘，長則45分鐘。要產者坐著屈背不動是很不舒服的姿勢，宮縮期間更是如此。如果你在場，便能協助產者保持靜止不動，也可以為他打氣。

- **緩解疼痛**。硬膜外止痛進行幾分鐘後，宮縮的疼痛便會開始降低，15到30分鐘內就會消失。分娩者的心情應該會顯著轉好；他可能會變得多話、樂觀，也很感激麻醉師。當然，如果沒有完全帶走疼痛，他可能會失望，急著調整藥量來改正問題。分娩者覺得舒適的時候，你也會放下心來，覺得感激，到時你便能休息，吃點東西。

- **覺得孤單**。產者一覺得舒適，便不再需要強力支持或親近的身體接觸，但如果你跑去開電視看、離開去用餐或小睡，他可能會突然覺得自己孤單渺小。除非你們有導樂或其他家人可以待在產房，否則請勿

離開。請繼續拿東西安撫他，例如厚毯、碎冰、梳子、牙刷等，噓寒問暖，和他講話，顯現出你的支持。請一起看電視或玩遊戲。也請不時觀察監視器，向他指出宮縮已經來臨。產者確實開始宮縮時，你們兩人可能會難以置信，因為和先前的體驗大不相同。

如果產者入睡，他的睡眠可能很淺，睡睡醒醒。醒來時如果你不在房裡，或你睡得很沉，他可能會覺得十分孤單。當然，如果你精疲力盡，可能無法保持清醒。但在你入睡之前，請告訴他如果他需要任何東西或醫師進房，就把你叫醒。

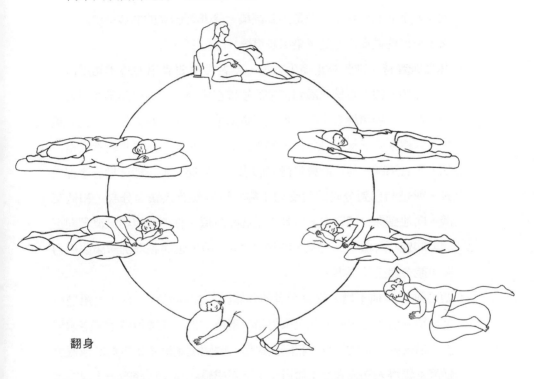

翻身

- **差點忘了他在分娩**。產者感覺不到分娩的時候，要他分心很容易。然而，你們兩人還是多少能設法避免硬膜外止痛可能引發的副作用：減緩產程和胎位不正。請試試以下六個翻身姿勢，醒著的時候每20到30分鐘換一個姿勢。如果護理師覺得哪一個姿勢有問題，就跳到下一個姿勢做。

- **出現副作用**。這段一般來說平靜無波的時期，也可能出現需要生產團隊採取行動的問題，例如產程減緩、分娩者的血壓或胎兒心跳率下降，或是分娩者發燒等，都是硬膜外止痛十分常見的副作用。

  為了加速產程，醫師或助產師可能會開始以靜脈滴注合成催產素（Pitocin）或增加劑量，或是刺破分娩者的羊膜。護理師觀察監視器並密切留意血壓時，也可能注意到胎兒的心跳率變慢，因而要求分娩者變換姿勢並暫時戴氧氣罩，以協助提升胎兒的心跳率。如果分娩者發燒，醫師或助產師可能會使用抗生素，因為很難判定他發燒是因為硬膜外止痛的副作用，還是因為感染。除非等胎兒的血液檢測結果出來，不然他們會假設是感染引起發燒。

- **休息與等待**。硬膜外止痛生效後，產者幾乎要到用力時才知道自己還在分娩。沒有直接意識到宮縮的感覺很古怪，只有壓腹部才感覺得到。產者等候事情發生時，護理師會進進出出，追蹤血壓、胎兒心跳率，裝導尿管並檢查排尿量，偶爾也檢查子宮頸，將結果寫進表格。如果產者不眠，他可能會覺得無聊或十分無助。他可能會擔心產程太長，或是胎兒對分娩的耐受力不夠。他需要有人讓他分心，和他交談，向他確保一切安好。這其實是個好時機，你們可以稍微溫習向下用力的技巧（吸氣、屏氣，然後稍微用力），也與護理師討論要用力時可能會發生什麼事。

- **專心應付其他不適**。就算產者的疼痛已經控制得宜，有些人還是可能出現其他不適，如果狀況來得措手不及，也可能變得棘手。這類情況包括硬膜外止痛的直接和間接影響：雙腿沉重麻木；胃灼熱或胃酸逆流；覺得太熱或太冷；顫抖；上背部或肩膀痛；疼痛的一小塊區域（在一小段時間）幾乎失去知覺；口乾；搔癢；反胃；或是姿勢帶來的其他不適。護理師會依醫院方針或醫囑協助緩解這類不適。你或導樂可以拿碎冰給產者，讓他喝口水或果汁，幫他變換姿勢，拿厚毯、涼巾給他，或為他按摩。治療搔癢、反胃、胃灼熱、突發性疼痛等的藥物，則需要照護者或麻醉施開藥。有些分娩者對翻身、喝口水、嚼

胃錠也要請求准許覺得厭煩。你可以替他告訴護理師或醫師：「她胃灼熱時一向吃坦適（Tums）的胃錠，真的很有用。你覺得讓她吃一顆如何？」

- **突發性疼痛**。隨著產程推進，有些疼痛可能會再度出現。如果產者已經有幾小時沒有感覺到疼痛，他可能會心生恐懼。請讓醫護團隊知道這點，他們才能去通知麻醉師，或是調整硬膜外止痛的劑量來維持良好的止痛效果。

- **子宮頸全開**。就算產者並未感覺到子宮頸擴張，護理師告訴你們子宮頸已經全開時，你們兩人還是會有種成就感，覺得一切樂觀，因為已經跨過一道難關了！然而不幸的是。做硬膜外止痛的女性往往覺得無法有效用力，要她依指示用力也很困難，因為她感覺不到自己在做什麼。這時她有幾個選項：不再進行硬膜外止痛，讓感受恢復，引導她向下用力；在指示下用力，由護理師指導產者拉長屏息和用力的時間：告訴她在什麼時候用力、用力多久、出多少力，又要在什麼時候呼吸；或是請她不要出力，等從陰道口可以看見胎兒或感覺到用力的衝動時再使力。

　　不再使用硬膜外止痛這個選項，也許會吸引希望分娩過程不借助藥物的產者，他可能會把這看成是他能在分娩中重拾主動角色的機會。但因為硬膜外止痛生效時，內啡肽的產量也會減少，如果硬膜外止痛使用的藥量減少，他的痛楚會比一開始就不採用硬膜外止痛還強烈。多數人決定不再採用硬膜外止痛後，會發現難以承受第二階段的產痛。內啡肽是身體自行產生的止痛劑，如果減少，分娩者可能會需要再度使用硬膜外止痛。他不應該對這個決定感覺難受。當然，如果他肯多等一會兒，內啡肽便會提升，他就能在沒有採用硬膜外止痛的情況下堅持下去了。

　　有些醫院仍會進行指示用力。醫護團隊會指示產者用力（見第165頁），要他屏息用力，等護理師數到十再放鬆；然後他們會要他迅速呼吸一下，再重複這個模式，直到宮縮結束。產者會休息到下一

次宮縮。這種方法的效果未必總是很好，有可能增加使用產鉗或真空吸引器的必要（見第263–266頁）。更好的選擇是修正指示用力的方式：讓指示產者用力的方式，變得和沒有接受硬膜外止痛時用力的方式相近（自發性向下用力，見第164頁）。

延遲用力（delayed pushing，又稱作「自然用力」〔laboring down〕）時，產者會休息一個小時或更久，期間醫護團隊會監視胎兒，等產者開始感覺到用力的衝動或胎頭露出陰道口時，再隨著宮縮用力。這時，護理師可能會如前文所述指示他用力。但較理想的是，護理師可以修正指示用力的方法，要產者屏息，一次用力5到6秒，接著短促地呼吸六到八次後再度出力。雖然這麼做可能會拉長生產階段，卻是對產者與胎兒來說最好受的方式，也會減少器械接生或施行會陰切開術的機率。你們兩人應該考慮在生產計畫中提出這個選項，在產前會面時與照護者討論。

• **你要如何協助用力**？到需要用力的時候，你或導樂可以從監視器觀察宮縮情形，告訴產者從哪個時候開始用力，同時為他打氣，這樣可以協助產者好好用力。宮縮強度數值升高二十點左右（可以請護理師告訴你從哪裡看數值）時，就可以請他用力了。

產者屏息用力時，數值會衝得很快、很高。你可以從宮縮監視器讀出強度數值，讓他知道他出力非常有效：「二十、三十、四十，現在把寶寶向下壓……六十、七十三、八十、九十六、一百，太好了！就是這樣！現在，請為寶寶呼吸……然後再向下用力。你現在的數值是七十三、八十、九十一、一百、一二〇、一二七！太好了！哇！數值到頂了！太棒了！再一次，一樣的做法……現在，放緩呼吸，讓宮縮平息。很好！你知道你這樣用力可以讓宮縮事半功倍嗎？這樣太棒了！」

這樣的反應可以讓產者知道他做得多好，因而升起前所未有的成就感。請產者屏息5到6秒，沒有進行硬膜外止痛的女性，自然而然便

會這麼做。一位產者發現這樣很有用，於是就請導樂繼續讀出數值，就算在監視器移走後也繼續讀（生產前的最後幾次宮縮通常會移開監視器，因為胎兒位置太低，讀不到心跳）！

- **直腸與陰道疼痛。** 胎頭壓到直腸，抵達會陰，讓陰道口膨脹的時候，產者可能會和沒有進行硬膜外止痛的人一樣，感到一股灼燒、拉扯感。在止痛後出現這種感受，可能會引起令人不悅的震驚。為了將恐懼轉變為興奮，請指出胎兒即將出生。如果照護者請產者在胎頭露出時停止用力，請幫助他喘息，或是在宮縮期間「呼氣、呼氣、呼氣」。

- **使用真空吸引器或產鉗接生。** 有時在進行硬膜外止痛後，便必須使用器械（產鉗或真空吸引器）接生。硬膜外止痛可能會造成骨盆底肌肉的深度放鬆，導致胎兒還未旋轉就下降到骨盆深處。胎兒沒有旋轉配合骨盆出口的機率因此增加。如果醫師認為可能需要以器械接生，你可以鼓勵產者盡量用力（「用盡全身力氣！」），協助寶寶出生。這樣也許能加速產程，避免以真空吸引器或產鉗接生，或是剖腹生產。知道這點也能增加產者用力的動機。另一方面，再用力可能也不管用，這時就需要借助器械來完成陰道生產。

  如果醫師決定使用器械接生，產者也許擔心會傷到胎兒。醫師應該描述有哪些安全措施可以保護胎兒不會因為施力不當而受傷，也要告訴產者，如果幾次宮縮下來，胎兒都沒有動靜，他就不會再繼續使用器械，而是改用剖腹生產。

- **寶寶出生了！** 最先湧上產者心頭的情緒可能是終於可以放心了：一切都結束了，不再需要用力了；他會心繫著剛出生的寶寶。你可能也有同樣的情緒，同時對產者心生敬佩與強烈的愛意。

  在我所描述的貼心支持下，你會為安全、令人滿意的生產經驗盡一分心力，有能力與自信展開你們兩人的親職生涯。

局部麻醉

局部阻斷是以注射來進行，有三種主要的方式：子宮頸旁阻斷會麻醉子宮頸，但北美很少使用這種方法；陰部阻斷會麻醉陰道；會陰阻斷則是麻醉會陰。所有局部麻醉法都是使用卡因藥，也就是神經軸止痛法使用的那些麻醉劑。

局部麻醉的技巧

局部阻斷法麻醉的身體區域較神經軸止痛法小。由於局部阻斷容易施行，所以不需要麻醉師的技巧。照護者會以注射器汲取麻醉劑，注射入陰道中或陰道附近的適當部位。每種阻斷法的細節，請見「止痛劑及其藥效」表格，第326頁。

　　局部阻斷法要使用較高劑量的局部麻醉劑（但不使用麻醉性止痛劑），但止痛效果比不上神經軸止痛法。此外，局部阻斷會讓更多藥物進入產者的循環系統中；因此藥物對胎兒和新生兒的影響，可能會比採用神經軸止痛時大。這也是為什麼子宮頸旁阻斷幾乎已經從北美多數地區絕跡的原因，今日陰部阻斷也只用在第二階段晚期以產鉗接生時。會陰阻斷或局部會陰阻斷如果不是在切開會陰不久前使用，就是接生後立刻使用以利縫合。如果是在接近接生時使用麻醉劑，傳送給胎兒的藥物會比較少，影響便較低。進行硬膜外止痛時，通常不使用局部阻斷。

全身止痛與全身麻醉

這種方法是讓止痛藥以氣體形式透過面罩或咬嘴讓產者吸入，或是以液體形式注射入靜脈，能夠降低或去除知覺，短則1分鐘，長則數小時。

吸入止痛劑：一氧化二氮

加拿大和其他多數國家普遍使用一氧化二氮混合氧氣（笑氣）來因應產痛。現在美國的醫院和醫院外的生產中心也會提供。一氧化二氮也用在其他地方，例如牙科，但濃度較高，不適合用在分娩中。

一氧化二氮是由產者自行施用，宮縮一開始（或稍早一點，如果你、導樂或產者能判定宮縮即將開始的話），他就透過手持面罩或咬嘴吸入氣體。大約15秒後，他就會昏昏欲睡，覺得眼花或頭暈。痛楚並未消失，只是減少了。正如有人說的：「疼痛還是在，但我不再覺得困擾。」宮縮期間他會從頭到尾吸入一氧化二氮，等他的意識變得薄弱，面罩便會落下。下次宮縮來時，他又會完全清醒，再度拿起面罩吸氣體。產者通常要自行拿著面罩或口哨，這樣意識變弱的時候才會落下。

一般認為一氧化二氮在子宮頸擴張晚期的止痛效果最佳，對轉移期和生產階段尤其有效。需要迅速止痛的時候，這種氣體也很有用，例如要手動清除胎盤或進行其他較疼痛的程序時。一般也認為，短時間內間歇性地使用一氧化二氮，對產者和寶寶都是安全的。多數人很享受那種心理效果，但也有人不喜歡。無論如何，效果消退得很快。其他副作用並不常見：大約有1~10%的女性會反胃或嘔吐。以今日用在生產中，或是讓產者自己拿面罩吸的一氧化二氮濃度來說，由於效果迅消退，對胎兒的影響微乎其微。如果是由別人拿著面罩，有可能會拿得太久，使產者在宮縮空檔睡著，造成令人不悅的副作用。

一氧化二氮最強的優點，也是其最大的缺點：效果立竿見影，但也轉瞬即逝，只能持續1分鐘左右。對希望連續好幾個小時完全止痛的產者來說，一氧化二氮不是好選擇。但如果他只希望迅速輔助他應付幾次宮縮，或是短暫而令人疼痛的醫療程序，一氧化二氮可能是好選項。

全身麻醉

這些全身性藥物的影響擴及整個身體，透過吸入氣體或靜脈注射等形式給藥後，會迅速進入血液，循環至腦部，很快就消除對疼痛的意識，使人失去知覺。

雖然全身麻醉簡便迅速，但潛在風險是失去知覺的人有可能嘔吐並吸入自己的嘔吐物，導致嚴重的肺炎。雖然麻醉師會為產者的氣管插管，以防止這類併發症，但神經軸麻醉還是較安全，因此也使用得較廣泛。

然而，今日在以下情況中，會使用全身麻醉：

- 產者或胎兒出現致命的併發症（例如產者出血、胎兒臍帶脫垂），需要在幾分鐘內進行剖腹或其他手術的時候。
- 由於特定的醫療條件或產者的解剖構造異常，無法採用神經軸止痛的時候。
- 無預警地必須剖腹，但醫院的麻醉師無法二十四小時當班的時候。在這種情況下，全身麻醉會由動手術的醫師進行。
- 產者強烈希望生產時失去知覺時。

　　關於不同吸入氣體濃度的效果，請見「止痛劑及其藥效」（第326頁）表格的說明。

了解產者對使用止痛劑的感受

由你來了解產者希望分娩時如何使用止痛劑是很重要的，你也要探索自己對止痛劑的感受。雖然生產隊友大多會將決定權交給產者，但有些人對這點的個人感受很強烈。有些人深信不使用藥物的自然生產較好；其他人則相信自然生產會導致不必要的折磨，因而鼓勵產者使用藥物。最重要的是，你們兩人應該事先分享彼此的感受，依本書描述的方式一起做好準備。請運用「止痛劑偏好量表」（Pain Medications Preference Scale，簡稱PMPS，第322頁）來徹底探索兩人的感受。

　　你們得知生產的要求及喜悅，也明白因應產痛的醫療與非醫療方法後，便是商量如何以符合產者期望的方式使用止痛劑的時候了。你們兩人應該檢視自己對生產、疼痛的感受，了解產者需要哪些支援。產者能預期你提供哪些務實的協助？你對生產隊友這個角色的真實感受是什麼？請參閱「你會有什麼感覺？」（第30頁）的問題列表，評估你對某些分娩實務面的反應。考慮請導樂協助的必要性。

「止痛劑偏好量表」能協助產者有系統、務實地思考他偏好哪些止痛法、他需要你和其他人提供哪些協助。使用這張量表時，產者不需要對止痛劑做出是或否的抉擇，只要評定他的感受有多強。你也應該瀏覽一遍，探索自己的意見，了解自己能不能安然接受產者關於止痛劑的偏好。

當然，沒有人能事先得知分娩會多久、多疼痛、會不會有併發症。唯一明智的做法是保持彈性。止痛劑偏好量表考慮到了這點，所以包含了各種可能性。

仔細考慮過這些未知狀況之後，產者的止痛劑偏好量表評分便能成為良好的指標，預測他會不會、在哪些狀況下會使用止痛劑。這張表也能成為他所有幫手的有效指引。

止痛劑偏好量表使用指示

請花時間閱讀「止痛劑偏好量表」（見第322–323頁）。請產者利用這張表思考最適合他的止痛法，也探索如果要讓方法生效，你、導樂分別或共同協助之處是什麼。左欄從+10到+3的數字顯示他想使用止痛劑的渴望程度，+10代表最渴望（也是最不切實際的渴望）以止痛劑來達到最大的止痛或紓解任何其他感受的效果。0代表沒有意見。-3到-10顯示想避免使用止痛劑的程度，-10代表最不想使用，就和+10一樣極不可能達到。量表上列出極不可能的數值，是為了確認每個人都位在兩極之間，也讓兩極中間的數值顯得更有意義、更清楚。

產者選好反映其偏好的數值後，你們兩人應該看看右欄，了解需要哪些支援與準備。你可以提供那些協助嗎？如果你或他對此存疑，產者可以重新思考他的偏好，讓他的選擇與你能提供的支援更一致，你們也可以從導樂或親友那裡獲得額外的協助。他已經準備妥當了嗎？請確定他了解，不使用止痛劑比使用止痛劑需要更多準備工作。

止痛劑偏好量表

評分	對產者的意義是什麼？	隊友和導樂能幫哪些忙？
+10	• 希望什麼也感覺不到；希望在分娩開始前麻醉	• 極不可能；如果產者給+10分，請協助他理解分娩中不可能什麼也感覺不到；那樣做的風險太高了。他會感覺到一些疼痛，你也會協助他應付疼痛。 • 一起複習關於止痛劑的討論 • 協助他盡快取得止痛劑
+9	• 害怕產痛；相信他應付不來；仰賴生產團隊為他完全止痛	• 和+10相同，此外 • 建議他與照護者討論他的恐懼 • 一起練習簡單的呼吸與安撫技巧 • 打算分娩時一直待在他身邊
+7	• 希望一獲得許可，或在分娩開始變得疼痛前就麻醉	• 和+9相同，此外 • 確認生產團隊知道他的期望。了解醫院有沒有可能施行早期麻醉 • 抵達醫院時，告知生產團隊他的期望
+5	• 希望在分娩活躍期（子宮頸開五、六公分或約兩英寸）進行硬膜外麻醉 • 願意在那之前因應產痛，也許用一點麻醉性止痛藥	• 和+7相同，此外 • 鼓勵他運用3R（見第147–164頁） • 了解安撫手法（見第四章）及如何協助他採用 • 接近分娩活躍期時，建議他用藥
+3	• 希望使用藥物，但愈少愈好，可以保留一些感覺；希望採取自助安撫手法 • 自然生產不是目標	• 和+5相同，此外 • 計畫成為積極的生產隊友，協助他減少使用藥物 • 他想用藥時，協助取得藥物 • 建議他使用低劑量的麻醉性止痛劑或輕度硬膜外止痛（保留一些感覺）
0	• 沒有意見，不置可否 • 持這種態度的產婦極少見，生產隊友或導樂倒有可能	• 確認他了解情況 • 一起討論各種藥物 • 分娩時回應他的要求 • 如果沒有偏好，就讓生產團隊處理他的產痛

評分	對產者的意義是什麼？	隊友和導樂能幫哪些忙？
−3	• 希望不使用止痛劑，除非產痛變得難以應付 • 用藥時不會覺得沮喪或內疚	• 不要建議他用藥 • 強調應付產痛的技巧，但如果他要求用藥，也不要勸阻他
−5	• 強烈希望不使用止痛藥，以免為胎兒或分娩帶來副作用 • 分娩漫長或艱辛時，可以接受用藥	• 計畫成為一個非常積極的生產隊友 • 可能的話，請一位導樂來協助你們兩人 • 出發到醫院前，打電話請一位能支援自然生產的護理師協助 • 一起學習並練習第四章的安撫技巧。認識3R（見第146–163頁） • 選出一個代號（見第324頁），如果他真的想使用止痛藥，可以說出代號。請確保生產團隊知道這個代號 • 分娩期間，不要建議用藥 • 如果他想用藥，請等他說出代號，或請生產團隊檢查進度；等三波宮縮過去後再下決定；運用主導程序（見第200頁）
−7	• 非常渴望自然生產，不但能帶來個人滿足感，對胎兒和產程也有好處 • 如果需要用藥，也不會覺得沮喪	• 和-5相同，但更盡心盡力 • 如果他要求用藥，請看成他需要更多協助 • 如果他沒有使用代號，就持續為他打氣
−9	• 希望你和生產團隊不要給產者止痛藥，即使他要求也不給他	• 和-7相同。 • 如果你擔心，請提醒他可以說出代號 • 承諾你會盡全力協助，但也提醒產者，你或生產團隊無法拒絕他的要求
−10	• 希望不要使用任何藥物，即使是剖腹生產也不例外	• 不可能的選項 • 和-9相同：協助他更務實地理解止痛藥的風險與益處

產者的代號

多數隊友擔心，雖然產者強烈期望(-5到-9分)不使用止痛藥，但尤其是碰到漫長或出現併發症的產程，他可能會改變心意。你要如何知道繼續鼓勵他不用藥是對還是錯呢？答案是，請使用代號。

你和產者應該協議選出一個字，如果他對不用藥生產的念頭改變了，可以說出這個代號。這個字應該是日常對話中不可能出現的字（例如蠑蜥、裸麥黑麵包、外太空）。只要產者沒有說出這個字，就持續協助他，但不建議他使用止痛藥——即使他說想用藥也不給。如果他說出了代號，你就知道他是真心要改變計畫，那就必須尊重他的決定。

這項協議讓產者能表現出他的沮喪（「我做不到」、「真的太痛了」、「我想用藥」），同時隊友也不須覺得要拿藥來解救他。有位導樂提到一位偏好值在-7分的產者，她分娩時似乎倍受煎熬。那位導樂說：「我憂心忡忡。我不想建議她使用硬膜外止痛，但也怕她忘了她的代號。所以最後我告訴她：『你知道的，你可以說代號。』她從頭到尾都沒有說代號，所以我繼續支援她。事後她告訴我，她很高興我有請她說代號，因為這讓她自問：『我有飽受折磨嗎？』她認為自己沒有受折磨，所以還是邊哭邊罵地堅持下去。她很高興自己要怎麼抱怨就怎麼抱怨。抱怨就是她應付產痛的方式——而且永遠都有節奏！」

另一位導樂說了這個故事：「我的產婦強烈期望不用藥生產；她的姊姊最近才遭遇一場讓很受傷的剖腹產經驗，因此希望盡一切力量避免發生那種事。分娩早期，他們平靜地在宮縮時跳慢舞，宮縮空檔就小聲聊天，喝椰子汁。她聽起來像是開始要隨宮縮向下用力時，助產師檢查子宮頸後說：『妳已經開十公分了！可以開始用力了！』產婦一開始的反應是：『我怕死了！』然後她的分娩突然停止了，不管換哪種姿勢、用哪種技巧來增加宮縮，都沒有用。我們討論這個問題時，她才透露，姊姊生產時用力得非常久，也非常疼痛。她害怕用力。她的恐懼深到連子宮都停止收縮了！我們討論她的恐懼，她說出自己的代號，決定進行硬膜外止痛。分娩重新開始，兩個小時後孩子就出生了！」

止痛劑用在什麼時候？

藥物	子宮頸擴張階段			生產階段 （用力、生產階段）	第三階段 （胎盤階段）
	前分娩到 子宮頸開三公分	子宮頸開 四到七公分	子宮頸開 八到十公分		
嗎啡（全）	▽————				
鎮靜劑（全）	▽				
鎮定劑（全）	▽————	▽————————			
類似麻醉性 止痛劑的止痛藥（全）	▽————	▽————	▽————		
麻醉藥抗拮劑（全）		▽————	▽————		▽(胎兒用)▽
子宮頸旁阻斷（局）		▽————	▽————————		
自控式 吸入性止痛（全）			▽————	▽————	
硬膜外或脊髓 麻醉性止痛劑（神）	▽————	▽————	▽————	▽————	
標準硬膜外麻醉 （使用或不使用 麻醉性止痛劑）(神)		▽- - - - - - - - - - - - - - - - - -			
分節（「輕度、晚期」） 硬膜外麻醉（神）		▽- - - - - - - - - - - - - - - - - -			
合併硬膜 內外止痛（神）	▽————	▽————			
陰部阻斷（局）				▽————	
會陰阻斷（局）				▽————	▽————
脊髓阻斷， 僅用於剖腹生產（神）*	▽————		▽————	▽————	
全身麻醉， 僅用於剖腹生產（全）*	▽- - - - -		▽- - - - -	▽- - - - -	

「*」表示決定剖腹生產時可以使用

說明

———— 藥物持續安全生效的期間

- - - - - - 可以持續給藥的時間

▽ 可以給藥的時機（有些藥物必須早點停止使用，以使副作用在生產前消退）

全 全身給藥　　　神 神經軸麻醉　　　局 局部麻醉

止痛劑及其藥效

藥名及如何、在哪裡、何時用藥	期望藥效	不期望產生的可能藥效	可以採取哪些防備措施和手法來加強安全
全身性藥物			
嗎啡 Morphine* • 肌肉或靜脈注射 • 在令人精疲力竭的前分娩時期或分娩早期施藥	• 療癒的休息 • 從非分娩性的宮縮中獲得短暫休息 • 幸福感 • 嗎啡的藥效在生產前消退較好，以免藥效影響胎兒	產者：血壓下降、頭暈、心神不寧或過度鎮靜、意識模糊、反胃和嘔吐、尿滯留、呼吸窘迫 胎兒：缺氧、心跳率下降、活動量減少 新生兒：如果時機不安，會造成其心跳率改變、呼吸窘迫，需要進行心肺復甦、吸吮能力及其他反射不良	不得下床，持續監測胎兒、供氧給產者或胎兒，使用納絡酮 (naloxone，一種逆轉嗎啡作用的藥物)，評估用藥時機，以免令胎兒陷入最大風險 如果產者使用嗎啡後顯然沒有不良反應，也選在前分娩時期，有些醫院會先請他返家 (有司機載)
鎮靜劑／巴比妥酸鹽類 戊巴比妥 (pentobarbital，商品名寧眠他 (Nembutal)、司可巴比妥 (secobarbital，商品名速可眠 (Seconal)) • 注射或藥丸 • 子宮頸開四公分 (一、五英寸) 前的第一階段使用，以使藥效在寶寶出生前消退	• 嗜睡、鬆弛 • 非分娩性的宮縮有可能減緩 • 減少焦慮與緊張	產者：對疼痛的知覺增加、頭暈、意識模糊、心神不寧、興奮、方向感錯亂、反胃、使用後出現夢魘、心跳率改變 胎兒：心跳率改變 新生兒：出生後二到四天吸吮能力不佳、呼吸問題、警覺性降低	供氧給產者或寶寶；給寶寶使用心肺復甦設備；避免同時使用麻醉止痛劑

鎮定劑

鹽酸異丙嗪（promethazine，商品名非那根 [Phenergan]）、丙嗪（promazine，商品名思睡靈 [Sparine]）、羥嗪（hydroxyzine，商品名維泰寧 [Vistaril]）、咪達唑侖（midazolam，商品名速眠安 [Versed]）、地西泮（diazepam，商品名煩寧 [Valium]）

• 注射或吃藥丸
• 有些藥物（除了速眠安與維泰寧）是用在子宮頸開七公分（二、七五英寸）前的第一階段
• 速眠安與維泰寧可以用在剖腹產中，能帶來深度的鎮定效果

作用：
• 昏睡、鬆弛
• 降低緊張、焦慮、反胃、嘔吐
• 減輕某些麻醉性止痛劑的副作用
• 對緊張、精疲力盡的分娩者，有可能加速其分娩。

產者：昏睡、意識模糊、口乾、血壓與心跳率改變；速眠安會造成產者對幾個小時後的頭幾個小時失憶
胎兒：心跳率改變
新生兒：如果出生時機不安，有可能造成呼吸、體溫、哺乳的問題；黃疸；缺乏肌肉彈性與警覺性

一般認為速眠安與維泰寧對胎兒和新生兒來說風險太大，不宜在分娩時使用。通常僅用在剖腹產中，以低劑量給藥。

麻醉性止痛劑與類似止痛劑 *

哌啶（meperidine，商品名得美樂 [Demerol]）、納布芬（nalbuphine，商品名納賓恩 [Nubain]）、吩坦尼（商品名舒立咟 [Sublimaze]）、布托啡諾（butorphanol，商品名酒石酸布托啡諾 [Stadol]）、噴他佐辛（pentazocine，商品名鎮痛新 [Talwin]）

• 注射或靜脈輸液，也採用病患自控式靜脈輸液器，尤其是剖腹產後
• 子宮頸開七公分（二、七五英寸）左右的第一階段，或是剖腹產生產後使用

作用：
• 緩解部分疼痛、鬆弛
• 宮縮斷斷續續、變慢或變加速，視使用的是哪種藥物、總量，施藥時機而定

產者：反胃、昏睡、四肢無力、幻覺、心跳與血壓降低、意識模糊、搔癢、呼吸窘迫、分娩時變慢
胎兒：心跳率改變、活動量變少
新生兒：如果出生時藥物會改變，其心跳率會改變；出生時呼吸窘迫，可能需要進行心肺復甦；吸吮能力欠佳；其他反射變弱

供氧給產者或寶寶；給產者或寶寶納洛酮（一種麻醉藥抗拮劑），以逆轉窘迫效應；預測出生時間，以免寶寶陷入最大風險

麻醉藥抗拮劑 Narcotic Antagonist

納洛酮（商品名鹽酸納洛酮 Narcan）

• 肌肉或靜脈注射
• 如果需要，在寶寶出生後給者或新生兒用藥，以逆轉麻醉性止痛藥的副作用

逆轉某些麻醉性止痛藥對產者或新生兒的藥效，例如鎮痙、幻覺、心跳和心臟、呼吸窘迫、低血壓、吸吮能力欠佳

產者：反胃、嘔吐、出汗、顫抖、心神不寧、心跳率增加、重新感覺到疼痛、高血壓、心律不整、肺水腫（罕見）、震顫
胎兒：活動量增加、心跳率提升
新生兒：以這類藥物逆轉新生兒的呼吸窘迫時，沒有發現顯著的不良影響

30到45分鐘後，可能會補充劑量，否則麻醉性止痛藥的藥效可能會恢復

* 表示美國最常使用的藥物

藥名及如何、在哪裡、何時用藥	期望藥效	不期望產生的可能藥效	可以採取哪些防備措施和手法來加強安全
全身性藥物（續） 吸入性止痛劑Inhalation Analgesia • 一氧化二氮與氧氣 • 產者自控吸入 • 子宮頸擴張晚期、生產階段使用，偶爾也使用於胎盤階段	失去對疼痛的意識和知覺，約1分鐘後迅速恢復	產者：暫時四肢無力，宮縮時難以向下用力 胎兒：由於藥效迅速進入半衰期，所以效果轉瞬即逝 新生兒：對新生兒沒有已知的效果；以生產的建議濃度使用時，沒有已知的長期效果	產者：在宮縮開始前一刻吸一口氣，以減輕疼痛並降低對宮縮的知覺，直到其顛峰過去，如果等宮縮開始收才吸入氣體，宮縮顛峰過去後才會產生止痛效果
局部（神經軸）止痛 標準腰椎硬膜外止痛 馬比弗卡因（mepivacaine，商品名甲哌卡因）、氯普魯卡因（chloroprocaine，商品名紹噻卡因，商品名氯麻佳因）、奈沙卡因（Nesacaine）、布比卡因（商品名麻佳因）、利多卡因（lidocaine，商品名吾息樂卡因）、羅哌卡因（商品名耐樂品（Naropin））、混合麻醉性止痛劑使用 • 透過導管注入椎管外的硬膜外腔，持續滴注 • 子宮頸擴張八公分（約三英寸）之前、或是其後分娩緩慢或停滯時使用	• 從壞部至腳趾失去痛感 • 因為產痛緩解而放鬆 • 讓精疲力竭的產者入睡 • 通常足以因應剖腹生產	產者：下半身無力動彈；中毒反應（罕見）；四小時後、在硬膜外止痛期間逐漸發燒、血壓降低；產程變慢；用力的衝動與能力減少；如果藥物不小心注射入硬膜腔，會引起脊椎性頭痛；拉長生產階段；胎位不正的機率變高 胎兒：由於母體血壓低與發燒，導致胎兒心跳率改變並缺氧 新生兒：反射暫時出現微妙的改變，包括吸吮與呼吸能力；容易哭鬧	產者：不得下床；頻繁檢查血壓與血量；限制飲食；靜脈輸液；導尿管；氧氣罩；可能會以抗生素治療發燒；持續進行電子胎兒監測；以催產素促進宮縮，使用產鉗或真空吸引器；會陰切開術；可能會增加剖腹生產的機率 新生兒：以血液或尿液培養檢查有無感染；使用抗生素；如果產者產分娩時發燒，則將新生兒放在新生兒加護病房觀察四十八小時（以排除感染的可能）

分節「輕度」硬膜外止痛，採不採用病患自控式硬膜外止痛（Patient-Controlled Epidural Analgesia，簡稱PCEA）機制均可*

馬比佛卡因（甲哌卡因）、氯普魯卡因（納嘥卡因）、布比卡因（麻佳琍）、利多卡因（吉息樂卡因）、羅哌卡因（耐樂品）、混合低劑量的麻醉性止痛劑（吩坦尼或舒芬坦尼）使用

● 注射麻醉劑到椎管外的硬膜外腔，比標準硬膜外止痛使用的濃度還低

● 持續注入導管，可能採用病患自控式機制，讓產者能在需要時自行少量加藥，一般來說能降低總用藥量及其副作用

● 分娩確立之後的第一階段施藥

（益處）

● 軀幹失去痛感，但會陰與雙腿沒有完全失去行動能力與感覺

● 因為產痛緩解而放鬆

● 讓精疲力竭的產者入睡

● 疼痛減輕也許能減少產痛引起的焦慮，降低壓力荷爾蒙的分泌，進而加速產程

（副作用）

產者（以下有些副作用在「輕度」硬膜外止痛中少見）：搔癢；反胃；四小時後，在硬膜外止痛期間逐漸發燒；血壓降低；產程變慢；用力的衝動與能力；如果藥物不小心注射入硬膜腔，會引起脊椎性頭痛；使用產鉗接生的機率會變高

胎兒：由於母體血壓低與發燒，導致胎兒心跳率改變並缺氧

新生兒：反射時出現微妙的改變，包括吸吮與呼吸能力；容易哭鬧

（醫療介入）

產者：靜脈輸液；以催產素促進宮縮；以麻醉性抗拮劑控制副作用；以苯海拉明（Benadryl）治療搔癢；不得下床；頻繁檢查血壓與血氧濃度；限制飲食；靜脈輸液；導尿管；氧氣罩；持續進行胎兒心電子器；進行盪陰切「鎖定」機制控制給藥增加（例如，設定每10分鐘給藥一次）；以避免用藥過量

新生兒：以血液或尿液培養檢查有無感染；使用抗生素；如果產者分娩時發燒，則將新生兒放在新生兒加護病房觀察四十八小時（以排除感染的可能）

硬膜外麻醉性止痛劑

嘅啶（得美樂）、嗎啡（硫酸嗎啡）、吩坦尼（舒立梅）、舒芬坦尼（商品名速芬坦Sufenta）

● 硬膜外止痛：注射或持續滴入椎管外的硬膜外腔

● 脊髓止痛：注射入椎管內的硬膜外腔

● 第一階段期間或剛滿生產後使用

（益處）

● 依使用藥量、發揮90分鐘到24小時的止痛效果，對心理狀態的影響輕微

● 保留了足夠的雙腿肌肉功能，因此分娩者仍能在扶持下走動，也能在床上自由走動、活動

（副作用）

產者：反胃、嘔吐；尿滯留、搔癢；（脊髓液外漏導致）脊椎性頭痛；如果只使用麻醉性止痛藥，子宮頸開六到八公分（三英寸左右）時會出現突發性疼痛

胎兒：心跳率改變（硬膜外止痛比靜脈滴注麻醉性止痛劑少）

新生兒：吸收少量麻醉性止痛劑，但效果未知

（醫療介入）

產者：靜脈輸液；以催產素促進宮縮；以麻醉性藥抗拮劑控制副作用；以苯海拉明治療搔癢；導尿管；血液或貼片（將產者的一些血液注射入硬膜，以形成阻止脊髓液外漏的血塊，緩解脊椎性頭痛）；使用產鉗或真空吸引器；進行會陰切開術的機率會增加

---

* 表示美國最常使用的藥物

藥名及如何、在哪裡、何時用藥	期望藥效	不期望產生的可能藥效	可以採取哪些防備措施和手法來加強安全
局部（神經軸）止痛（續） **脊髓阻斷*** 馬比佛卡因（甲哌卡因）、氯普魯卡因（納隆卡因）、布比卡因（麻佳因）、利多卡因（苦息樂卡因） • 通常是一次性注射入脊椎的硬膜腔 • 無論是事先計畫或沒有事先計畫的剖腹生產，都在分娩前或分娩期間使用 • 極少使用於陰道生產	• 胸部以下失去知覺兩到三小時 • 施行脊髓阻斷比硬膜外阻斷更簡單迅速 • 比硬膜外阻斷更快發揮止痛效果 • 注射後兩到三小時失去痛感與其他感受；從胸部到腳趾失去活動能力，但無心理效應 • 止痛效果發揮時能放鬆與休息	產者：中毒反應（罕見）；血壓下降；（脊髓液外漏導致）脊椎性頭痛；呼吸實際呼吸；如果麻醉劑藥量高到足以影響胸部肌肉，便需要人工換氣 胎兒：因為母體血壓下降而導致胎兒心跳率改變 新生兒：反射的微妙變化，包括吮能力的變化；容易哭鬧	產者：頻繁檢查血壓與血氧濃度；心電圖；靜脈輸液；導尿管；氧氣罩；人工換氣；剖腹前持續進行胎兒監視；血液貼片（見「硬膜外麻醉性止痛劑」，第335頁） 脊髓（鞘內）麻醉性止痛劑

合併硬膜內外止痛法（CSE）

麻醉性止痛劑：吩坦尼（舒立梅）、舒吩坦尼（透芬坦）、加上麻醉劑：布比卡因（麻佳因）或羅哌卡因（耐樂品）

● 一次使用兩種不同的止痛技巧
● 「針通針法」：將硬膜外止痛使用的針頭插入硬膜外腔，進入分娩早期後，再將一支非常細的脊椎穿刺針透過硬膜外止痛用針管刺入脊椎，注入麻醉性止痛藥。接著移開脊椎穿刺針，改將導管放入硬膜外止痛用針管，深入硬膜外腔，留待往後來滴注麻醉劑時使用。接著移開硬膜外止痛針管，只留下導管，以膠帶貼在產者背部。
● 早在子宮頸開兩公分（一英寸左右）時就使用麻醉性止痛劑；子宮頸開四到六公分（二到二點五英寸）時再使用麻醉劑

● 很快發揮止痛效果，能持續整個產程，產者有活動能力（分娩早期或許也能稍微走動），且沒有心理效應
● 讓精疲力盡的產者休息

產者：麻醉性止痛劑可能會造成搔癢、反胃與嘔吐、尿滯留、雙腿有些發軟；麻醉劑可能會造成發燒、雙腿活動力受損、產程與胎兒下降進度變慢、血壓下降、用力的衝動與能力受損

胎兒：麻醉劑如果造成產者發燒、低血壓，可能會導致胎兒心跳率改變，

新生兒：麻醉劑可能會造成發燒；新生兒可能會吸收麻醉性止痛劑，但效果未知

產者：不得飲食；靜脈輸液；產者想走動前先檢查雙腿肌力；導尿管；額外以藥物控制搔癢與反胃情形（可能會使產者嗜睡或干擾止痛效果）；以催產素加速產程

新生兒：以血液或尿液培養檢查有無感染；使用抗生素；如果產者分娩時發燒，則將新生兒放在新生兒加護病房觀察小時

* 表示美國最常使用的藥物

藥名及如何、在哪裡、何時用藥	期望藥效	不期望產生的可能藥效	可以採取哪些防備措施和手法來加強安全
全身麻醉 **吸入性氣體** 一氧化二氮、異氟醚 (isoflurane、商品名活寧 (Forane))；注射用藥：戊硫代巴比妥 (thiopental、商品名必托生 (Pentothall))、氯胺酮 (ketamine) • 這種氣體由麻醉師施予，使產者完全失去知覺、肌肉無活動力 (用來全身麻醉的一氧化二氮，比分娩時產者自控的一氧化二氮濃度高) • 注射入靜脈，以迅速導致產者失去知覺、肌肉失去活動力 • 不論是吸入或注射，麻醉師都會供氧，同時以機械輔助呼吸 • 如果是事先選擇剖腹生產，便在分娩前使用；如果是必須剖腹生產的緊急情況，則在分娩期間使用	• 在必須立即進行的緊急剖腹生產中，提供最迅速的完全止痛與失去知覺效果	產者：幻覺；手術後興奮；失憶；嘔吐與吸入胃內容物；呼吸窘迫；血壓與心跳率下降 胎兒：失去知覺；行動與心跳率變緩 新生兒：中樞神經系統與呼吸障礙；肌肉運性欠佳；阿普伽新生兒評分低；需要進行心肺復甦	產者：手術前一刻給予制酸劑，以中和胃內容物；插管 (將一根管子插入氣管，以保護產者不吸入胃內容物)；靜脈注射肌肉鬆弛劑；以膠帶貼住閉上的眼睛皮，以免眼睛受傷；心電圖；監測脈搏、血液氧氣值、血壓，輔助呼吸；進行電子胎兒監測 新生兒：進行心肺復甦程序，同時以心肺復甦設備輔助呼吸、提升警覺性

局部麻醉

子宮頸旁阻斷

馬比佛卡因 (甲哌卡因)、利多卡因 (吉息樂卡因)、氯普魯卡因 (納嘤卡因)

• 注射入擴張中的子宮頸兩側

• 子宮頸開五公分 (兩英寸) 以後、九公分 (四英寸左右) 以前進行

• 短期局部止痛效果，不會影響知覺或自由活動能力

• 迅速施藥，可以由產者的醫師進行；不需要麻醉師

產者：中毒反應 (罕見)；血壓突然下降

胎兒：心跳率突然變得極為異常

新生兒：肌肉彈性降低；反射減少；容易哭鬧

頻繁檢查血壓與血氧濃度；靜脈輸液；氧氣罩；持續進行電子胎兒監測；如果新生兒出現不良反應，醫院有能力迅速進行剖腹生產；北美極為極少用

陰部阻斷

馬比佛卡因 (甲哌卡因)、利多卡因 (吉息樂卡因)、氯普魯卡因 (納嘤卡因)

• 注射入陰道兩側的陰部神經末梢

• 使用產鉗或真空吸引器前的生產階段使用

• 陰道與直腸麻木，骨盆底放鬆，減少使用產鉗或真空吸引器接生的疼痛

產者：中毒反應 (罕見)；血壓下降；骨盆底肌肉彈性降低

胎兒：心跳率突然下降

新生兒：肌肉彈性暫時降低；反射減少；容易哭鬧

催產素；氧氣；會陰切開術；隨時可用產鉗或真空吸引器接生

會陰阻斷*

馬比佛卡因 (甲哌卡因)、利多卡因 (吉息樂卡因)、氯普魯卡因 (納嘤卡因)

• 分幾次注射藥物至會陰與陰道口

• 在切開會陰前的生產階段使用，或是生產後縫合切開的會陰或陰道裂傷時使用

• 會陰麻木

• 減少施行會陰切開術或縫合陰時的疼痛

產者：注射的疼痛；如果是在第二而非第三階段注射，可能會因腫脹造成撕裂

胎兒與新生兒：因為是在出生前一刻或產後注射，所以不會有副作用

無

* 表示美國最常使用的藥物

第9章

剖腹生產
與剖腹後陰道生產

她的子宮頸從開五公分（兩英寸）到全開只過了兩個小時，寶寶在陰道的位置也很低，但是她反覆用力，寶寶就是不出生。我們試遍各種姿勢，但宮縮變得七零八落。她做了硬膜外麻醉，我們也試了合成催產素，但仍舊沒有進展。我們只好等。然後，只剩下剖腹生產這個選項了。他的頭歪向一邊，而且很巨大。她使勁所有氣力，用力推的時候甚至看得見他的黑髮！不過他下不來。她是我的女神，懷了孩子讓我們欣喜若狂。但我們只希望……

——保羅，新手父親

真希望我有先讀過剖腹那一章！

——凱文，第二次當父親

有時候，寶寶是透過手術從孕者的腹部切口出生，不是從陰道出生。這種程序就是剖腹切開術，也稱作剖腹生產、剖宮產、帝王切開術，或簡稱剖腹。剖腹是美國最常施行的手術。2016年的剖腹率是31.8%，略低於2009年的32.9%，這也是歷來最高的剖腹率。

高剖腹率的原因很多、很複雜，也很有爭議性。大體來說，雖然大家已經比過往更能毫無疑問地接受剖腹生產，但今日的態度也有些改變。近年的研究結果顯示，不必要的剖腹生產對產者與寶寶有長期傷害。請見「建議參考資源」（406頁）中關於美國人剖腹率的進一步討論。

不同醫師的剖腹率因人而異，少則一成，多則六成；不同醫院的剖腹率也大不相同，在美國，從低於一成到高於六成五都有可能。

要降低剖腹率是一大挑戰，但我們認為剖腹率可望持續降低，因為大家已逐漸了解，這種大手術有長期與短期風險，對健康的產者與寶寶也缺乏益處。但同時，我們也必須體認到，多年來審慎進行的剖腹手術，已經拯救或改善了數百萬名產者與嬰兒的性命，未來也將持續如此。

你和孕者必須要能辨別，在哪個時候進行剖腹生產能增加親子皆安的機率，哪個時候做卻是有害無益。清楚溝通，向你們兩人信任的照護者提出「問對問題，幫你做出明智的決定」（見第235頁），選擇剖腹率相對低的生產環境，同時請一位導樂，或許最能夠保證不會有不必要或欠周詳的剖腹程序。多份研究報告指出，強調低剖腹率的生產環境和導樂的在場，可以降低剖腹率，同時增加親子皆安的良好結果。

剖腹生產的非醫療原因及
要考慮的因素

即使沒有醫療性理由，醫院也經常進行剖腹生產。各種原因如下：

1. 相信就算沒有醫療性理由，進行剖腹產對寶寶仍是安全的，甚至比陰道生產更安全，雖然會提高產者的風險，但也已經盡量降到最低。對風險一無所知，選擇剖腹可能會事後懊悔。

- 非基於醫療性原因而進行剖腹生產，給產者帶來的風險包括：手術風險（任何手術都會產生的風險），例如感染、出血、膀胱或腸道損傷；恢復期出現併發症；傷口癒合問題；出現腹部黏連，也就是內在傷口組織過度增生，沾黏到其他構造，可能會導致慢性疼痛和日後的生育問題（死產、異常胎盤植入的情形變多）。雖然大多數人剖腹生產的結果是良好的，但還是應該考慮到這些風險，特別是沒有做這項手術的醫療必要的時候。

- 帶給嬰兒的風險（相較於從陰道生產的嬰兒）包括：重大呼吸問題的發生率提高；幼年出現自體免疫疾病的機會較高；更容易有氣喘、過敏、第一型（幼年型）糖尿病。

2. 產者對分娩與陰道生產有很深的恐懼（懼生產症）。每位產者都必須從教育、周全的諮詢、生產規劃中面對他的恐懼，學習實用策略來避開或將恐懼降至最低；這些策略往往能增加他對陰道生產的自信。然而，如果身邊沒有這類諮詢服務，或是他無法和恐懼妥協，那也應該有權就剖腹生產做出明智的決定。

3. 害怕麻煩（不由自主的大小便失禁），或唯恐陰道生產會導致骨盆底受傷。這些問題絕少在陰道生產之後發生，如果做過第45–47、163–164頁的生產練習，就更不可能出現。然而，有時這類問題確實會出現在難產中，或是陰道組織脆弱的人身上，他們的陰道比正常人更容易受傷或出血。幾個月後，陰道生產與剖腹生產的人，失禁率就不分上下了。整體健康、體能、身型扮演的角色，比選擇哪種生產模式更重要。不過，骨盆底肌肉確實不會在剖腹生產中遭受拉扯。

4. 方便。能夠事先安排剖腹的日期與時間，對大忙人和醫師來說很有吸引力，如果他們自認能接受風險，就更可能選擇剖腹生產。儘管剖腹生產對醫師來說無疑更方便，產者還是應該在這點好處和對自己與嬰兒的潛在風險之間權衡，因為漫長的復元期可能會抵銷事先計畫的方便性。

5. 醫院設備不足。多數醫院不提供剖腹產後陰道試產（TOLAC）的選項，因為他們沒有能力全天候施行緊急剖腹生產。美國婦產科醫學會（American Council of Obstetricians and Gynecologists，簡稱ACOG）2017年第184期的《執業公報》說：「美國婦產科醫學會建議，能夠在對〔孕者〕或胎兒有立即危險的情況下進行剖腹生產的機構，可以嘗試進行剖腹產後陰道試產。」不論是對希望進行剖腹產後陰道生產（VBAC）的女性還是所有孕婦來說，設備不足的醫院都似乎不太合乎標準，因為任何時候、任何人都有可能需要進行剖腹生產，不論有沒有醫護人員。孕者似乎會不得不到另一間能提供剖腹產後陰道試產的醫院生產，更可能發生的情況是，他必須在醫院能提供足夠照護的時間安排剖腹生產。

剖腹生產的醫療原因

你和產者應該在進行手術前了解剖腹生產的原因，對做出正確抉擇達成共識。如果你事先發現產者或胎兒有需要剖腹的醫療問題，或是很可能需要進行剖腹生產，兩人可以徹底了解手術細節，先調適好情緒。如果臨盆時才知道需要剖腹，事後你們兩人就必須花很多時間調適了。無論如何，應該讓產者有機會和你、導樂、醫師、護理師討論這段經驗。

請見第六、七章，了解分娩有時會出現的問題，以及如何偵測與治療；如果其他療法一概無效，剖腹生產就變成問題的答案了。

以下是最可能進行剖腹生產的醫療原因。雖然這些情況未必總是要進行剖腹生產，醫院永遠會把剖腹列為考慮選項，也往往會決定施行。

1. 已有導致必須先安排剖腹生產的狀況。剖腹生產大多沒有事先安排，一旦臨產，需不需要剖腹便會愈來愈清楚。然而，有些情況還是在預產期前幾天安排好剖腹生產，比較好處理。例如一些慢性病或狀況：心臟病、某些糖尿病病例、氣喘、生理殘

疾、某些例子的雙胞胎或三胞胎、胎兒成長受限、前置胎盤、臀位胎兒、產者極恐懼陰道生產、有剖腹生產經驗及其他狀況。有些狀況有爭議性，但一般認為這些情況下的分娩，比不存在這些狀況的分娩風險更高，也更不可預測。胎兒家長應該提出關鍵問題（見第235頁）。

如果決定安排剖腹生產，請閱讀本章，因為有事先安排和沒有事先安排的剖腹生產有許多共同點。我們想加上的一點建議是，排定剖腹生產的日期和時間時，請試著安排早一點或在早上第一個開刀，這有兩個原因：拖延（因為前面手術的時間比預期長）的可能性比較低，而產者有可能從半夜起就不准進食；如果他不用等到很晚，會覺得好受很多。

2. 分娩時出現的緊急狀況包括：

• 臍帶脫垂（見第285頁）

• 產者嚴重出血（過度失血，見第280頁）；在這種情況下，是沒有時間發問的。迅速採取行動是基本要件。

3. 產程停滯。這是產者第一次進行剖腹生產最常見的原因。產程進展不良的原因如下：

• 胎位或先露部位異常

• 子宮無力（宮縮不足）

• 胎頭與產者骨盆不相稱（見第283頁）

• 上述多項原因的結合

依多數專家的觀點，剖腹生產絕大多數是因為產程停滯或「產程進展不良」（見「產程中的併發症」，第281頁）。但其實剖腹生產多半是因為無法等候，不是因為產程進度不良。事實上，美國婦產科醫學會近期發表的幾份文件，為如何減少初產（首次）與重複剖腹產，提出了有實證基礎的方針（見「建議參考資源」，406頁）。

4. 胎兒的問題，包括：

- 胎兒臨產不耐受。多數專家相信，這是太常進行剖腹手術的另一個原因（見「診斷胎兒窘迫」，第288頁）。
- 臀位（見「臀位胎兒」，第224頁）。
- 早熟、晚熟（胎兒的預產期已過），或是其他使陰道生產對胎兒壓力過大的狀況。產者可以計算胎兒的活動次數來追蹤其活動量（第49頁），照護者則可以據此及無壓力測試（見第240頁）、超音波（見第239頁）來預測胎兒對分娩的耐受力。

5. 產者的問題，包括：

- 重大疾病（例如心臟病、糖尿病、子癇前症）或損傷。有時在這些病例中，會事先安排剖腹生產。或者是安排「試產」。照護者會密切觀察產者，如果一切順利就自然生產，如果問題惡化，就進行剖腹手術。
- 生殖器皰疹傷口（見第276頁）

6. 有剖腹生產經驗。這是美國和加拿大剖腹率高的主要原因。有剖腹生產經驗的人，今日約有八成六會再度接受剖腹生產，儘管大多數人是剖腹產後陰道生產的良好候選者。如果找到正確的醫師和醫院，剖腹產後陰道生產便有可能成功。此外，我們也有很好的理由相信，既然美國婦產科醫學會等專業組織都強烈支持只要條件安全便可進行剖腹產後陰道生產，剖腹產後陰道生產的機率可望提升。如果產者想嘗試看看，你們兩人可以閱讀「過去有令人沮喪或創傷性的生產經驗」（第228頁）及「剖腹產後陰道生產與剖腹產後陰道試產」（第348–354頁）各節。

　　一旦決定要進行剖腹生產，請專心協助產者，盡可能以最大的愛意與溫柔迎接寶寶。

剖腹生產時會發生哪些事？

一旦決定進行剖腹生產，你會很訝異醫護團隊的動作竟如此迅速，參與的人竟然那麼多；除了你、產者，可能還有導樂之外，還有動手術的醫師；輔助醫師或助產師；遞器械給醫師的「刷手護理師」；準備手術室並照料手術團隊的「流動護理師」；麻醉師；照顧寶寶的一兩位小兒科護理師；如果寶寶有可預期的問題，還可能有一位小兒科醫師或新生兒專家在場。他們會合力組成一支有效率、實事求是的團隊。

你可能會為產者或寶寶感到驚恐或擔憂，也可能因為終點在望而放心，產程漫長而辛苦的話更是如此。團隊效率和醫護人員的能力會令你印象深刻，也吃下一顆定心丸。你可能會覺得孤單，甚至為他們的態度輕鬆而震驚。他們可能會聊天，甚至彼此說笑，不太在意你和產者，彷彿你們不在場。手術室的聲音、氣味、景象，可能會令你承受不住。你可能會對自己的角色產生混淆。你是應該去確認看看他們會不會照產者的希望去做？還是應該退到一旁，不要擋路，讓他們依慣例行事？不過幾分鐘前，你仍是產者能否應付宮縮的基本要角，如今你的重要性卻大幅降低。請你放心：你仍然是最重要的人，只是情況不同了。以下將描述手術過程和你的角色，以協助你幫助產者。

手術的準備工作

剖腹生產的準備工作，包括以下各步驟：

* 產者簽署同意書。
* 護理師開始從產者的手臂進行靜脈輸液，手臂撐板連接到手術檯邊。護理師會不時檢查產者的血壓。
* 產者可能會打鎮靜劑，如果他希望手術期間和剛生產後保持清醒，也可以拒絕。如果他改變心意，也可以隨時告訴醫師，接受鎮靜劑注射。
* 由麻醉師、護理麻醉師施打麻醉劑，在少數情況下才會由產科醫師麻醉（脊髓麻醉、硬膜外麻醉或全身麻醉，見第八章）。麻醉劑的選

擇要看產者情況、醫護團隊的訓練與資格、設備而定。全身麻醉的效果最快，如果必須立刻進行剖腹生產，便會選擇全身麻醉，但這樣的情況很罕見。如果時間許可，局部麻醉比較安全。

- 產者可能會透過氧氣罩或鼻導管（輸送氧氣進入鼻腔的導管）吸氧。
- 產者的手指或腳趾會夾著脈搏血氧濃度測定儀，這是一種追蹤血氧的小儀器。
- 產者的胸部連接心電圖（EKG或ECG）導線，追蹤他在整段手術過程中的心臟功能。
- 產者的身體會被罩住，只露出腹部。蓋巾一角會掀起，形成頭部和腹部之間的簾幕。就算產者是清醒的，也看不見手術過程。有些醫院會讓蓋巾有一個清楚的洞口，方便產者看見胎兒從腹部挪出。
- 今日的醫院大多會歡迎生產隊友（有時是導樂或其他人）進手術室參加剖腹生產。你會坐在床頭旁的凳子上，麻醉師也會一直坐在那裡。
- 有些生產隊友想要觀察手術過程，甚至拍照。如果你和產者有興趣，請和照護者一起討論這個選項。醫護團隊很有可能拒絕讓你拍攝手術過程，但你可以拍攝寶寶和孕者的第一次接觸和其他溫馨時刻。要看或拍攝寶寶出生，你必須起身站到蓋巾的另一邊看，或是高舉相機。
- 護理師會擦拭產者腹部並剃毛，通常會剃掉一些陰毛。
- 連接導尿管，保持膀胱排空，導管也要遠離手術刀。

手術開始

剖腹手術是這樣開始的：

- 麻醉藥一生效，醫師便以手術刀劃出切口。
- 皮膚切口的位置通常很低，且是水平或橫切（這叫做「比基尼切口」，意思是切口位置低到日後穿比基尼也看不見）。縱切、從腹部中央切（稱作經典切口）的情況很少見。

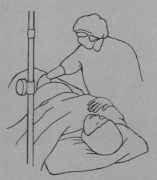

擦拭產者腹部，準備剖腹手術。

- 不會切到腹部肌肉；從腹部肌肉中央往下有一條結締組織（白線），往往會在懷孕晚期自動且無痛地分離，肌肉在擴大的子宮周圍延伸。剖腹生產時，醫師會進一步剝開肌肉，但不切開，而是沿著那些肌肉中間的溝劃出子宮切口。
- 子宮切口通常是水平或橫向的，位在子宮下段，但如果必須加快速度，或是切口要高一點才能接生寶寶（例如雙胞胎、早產兒，或是先露部位不尋常），也會提高切口。
- 一條塑膠管會從子宮抽吸羊水。你會聽見抽吸聲。
- 為避免過度失血，切開的血管會經過燒灼。你會聽見燒灼器尖銳的聲音，或是聞到以燒灼術閉鎖血管末梢的輕微氣味。產者則可能沒有感覺。
- 如果過程中產者表示疼痛（而不是覺得有股壓力或牽拉感），請務必讓醫師知道，等添加更多麻醉劑後再繼續動刀。這種事不常發生，但有時麻醉劑的藥效並不穩定，在必須麻木的部位，產者卻沒有感覺麻木。

寶寶出生了！

寶寶通常會在手術開始15分鐘內出生。過程如下：

- 醫師將一隻手放進子宮抓住寶寶的頭或臀部，如果可以的話，也可能拿真空吸引器貼住胎頭（真空吸引器能讓產者的腹部切口較小）。輔助醫師會推產者的腹部，讓胎兒往下移到切口處，由第一位醫師移出寶寶。產者會覺得有股壓力和牽拉感，但應該感覺不到疼痛。請協助他使用放鬆技巧，放慢呼吸並培養節奏（見第159頁）。如果他抱怨會痛，請務必告訴醫師與麻醉師，才能添加麻醉藥。
- 醫師或護理師會抽吸寶寶的氣管，同時夾起臍帶剪斷。你可能會想請醫師放低簾幕，讓產者看見寶寶，或是把寶寶抱高一下，讓你和產者看看。接著，寶寶通常會被帶到產房一角的新生兒護理區或隔壁產房進行評估和所有必要療程。這時寶寶可能已經放聲大哭。你可能會

希望去看一眼，如果導樂可以待在產者身邊一會兒，你可能更想離開去看看寶寶。

- 氧氣設備會從產者臉上移開。

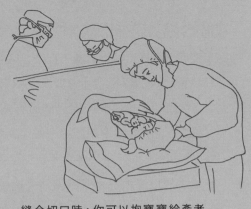

縫合切口時，你可以抱寶寶給產者看，對寶寶說話。

在某些醫院，有些照護者會暫時不夾住臍帶剪斷，或是「回擠」臍帶，讓胎盤血回流到寶寶身上（見第142頁）。

有些醫院的做法（有時稱作自然或柔性剖腹）是讓寶寶與產者在生產後立刻肌膚接觸，或是先在產房一角或隔壁新生兒護理區觀察一會兒，再留寶寶與產者肌膚接觸。他們重視先讓未包裹的寶寶放入產者裸露的懷抱，再把他包裹起來的做法（見第294頁）。

如果是這樣，產者可能會顫抖，覺得虛弱，所以請幫他把寶寶抱在胸前，你們兩人可以唱寶寶的歌給他聽（見第51頁）或是和他說話。這些做法能鼓勵親子從出生那一刻起培養感情，其他好處是能為寶寶保溫，加強親子連結、哺乳、尋找乳頭的行為。此外，產後早點接觸彼此肌膚可以促進產者和寶寶自行分泌催產素（「愛的荷爾蒙」）。

剝除胎盤

你們迎接新生兒的時候，醫師會將手伸入子宮，把胎盤從宮壁分離、剝除。接著，有些醫師會從腹部抬出子宮徹底檢查，再開始縫合切口。產者可能會覺得這股壓力讓他不太舒服，或許會反胃、嘔吐，把頭偏到一邊，吐在你、導樂或麻醉師拿著的盆裡。由於抬出子宮的好處仍有爭議，也因為產者會覺得非常不適（即使有麻醉），多數醫師已經基於安全考量停止這項做法；有些人則相信這是確保完整修補陰道前後壁的唯一方法。你也許想與醫師事先討論，產者也可以在生產計畫中說明他不希望抬起子宮檢查。

開始陰道前後壁修補

修補期會費時30到45分鐘，程序包括：

- 以可吸收縫線縫合子宮與其他內層。你可以事先詢問照護者，修補子宮切口時是單層修補還是雙層修補。有些醫師採用單層縫合，因為比較快，但研究發現單層縫合的子宮疤痕比較脆弱，日後懷孕或分娩時比較可能裂開。請考慮要不要在生產計畫中請求使用雙層縫合。

- 皮膚是以縫線縫合，不鏽鋼夾比較少見。釘皮時你可以聽見縫合器的釘縫聲。

- 切口覆上繃帶。

- 產者可能會產生肩痛。這叫做「轉移痛」（referred pain），也就是疼痛來源和感覺疼痛的地方有些距離。肩痛通常是因為空氣進入腹腔內或骨盆區所致。麻醉師也許可以略抬起手術檯上端，有時這樣能去除氣泡。此外能做的不多，按摩肩膀也沒有多少用處，但讓產者知道這種疼痛不是因為哪裡有問題，而且不久就會消失，可以減輕他的焦慮。

- 產者可能會搖搖晃晃，全身發抖，或是覺得反胃，這是重大手術後的正常反應，所以醫護團隊可能會從靜脈導管給他助眠藥物，幫助他放鬆，但你們兩人可能不知情。如果讓產者在產後保持清醒很重要，這樣他才能體驗到與寶寶相處的頭幾個小時，請事先、同時也在生產完後立刻請團隊先與產者確認後再給藥。反胃與顫抖通常會在30分鐘內消失。如果反胃與顫抖的感覺極為強烈，產者隨時可以改變心意，請醫護人員用藥。2分鐘內藥物便會生效。

　　要先警告產者的是速眠安這種藥物。雖然這是一種有效的鎮靜劑，但也可能導致失憶。這種藥會抹消所有關於寶寶出生的記憶，也會讓他忘記生產後數小時的相關事件。產者不會記得自己生了寶寶，也不會記得他的第一印象或第一次餵奶。對某些關鍵事件的失憶可能會令他耿耿於懷，日後懊悔不已。

　　卓弗蘭（Zofran）是有效的抗反胃藥物，不會讓人四肢無力或喪失記憶。請要求使用這種藥物或其他不會導致昏睡的藥物。

- 產者會在清潔後帶到恢復室。

恢復期

恢復期會發生下列這些事：

- 產者繼續待在恢復室或產房幾個小時，一位護理師會隨侍在側，等他的恢復情形顯然良好，麻醉藥也依預期消退後才離開。
- 護理師會頻繁檢查產者的脈搏、體溫、血壓、子宮彈性、麻醉狀態。
- 寶寶會繼續與雙親待在一起，或是抱到育嬰室觀察或治療，看他的狀況和醫院慣例而定。你可以跟著寶寶；如果你離開的時候，產者有朋友、親人或導樂在身邊，那會很有幫助。
- 醫護人員會設定止痛藥用法，保持產者舒適；剖腹產後使用的麻醉性止痛劑說明，請見第327-329頁。
- 如果產者在手術室還沒有親餵，這時可以餵。護理師或導樂可以協助擺好寶寶，方便他開始哺乳。在麻醉藥藥效消退前哺乳是個好主意，因為在不痛的情況下餵奶比較容易。
- 如果產者因為治療反胃與顫抖的藥物而睡著或四肢無力，親餵就變得困難。這也是為什麼有些人會拒絕以藥物治療反胃及顫抖，寧可忍受30分鐘到一小時，因為他們不想錯過與寶寶相處的頭幾個小時。
- 如果產者無法親餵或抱住寶寶，可以由你來抱。請把寶寶抱在懷裡（可能的話，請肌膚接觸），對他說話或唱歌。
- 護理師會頻繁檢查寶寶的呼吸、膚色、體溫、心跳率。
- 一旦麻醉劑的藥效消退，產者的狀況穩定下來，就能移到產後恢復室，待到能返家為止。關於產後頭幾個小時的資訊，請見第十章。

你在剖腹生產時、生產後的角色

對預定以陰道生產的人來說，剖腹生產是意料之外的事，儘管他也知道是因為手術他才能有健康的寶寶，仍不免覺得沮喪。有些人很快就能擺

脫這種感受，其他人卻沒辦法。產者往往需要時間來平復情緒、談論這段經驗，甚至傷心一陣子，如果他強烈希望自然生產的話更可能如此。有時親人、護理師、照護者會對他如此失望感到詫異，他可能需要親人、導樂或產團隊付出極大的耐心與理解，才能與寶寶是經由剖腹產出生的事實和解。

如果他能從頭到尾參與分娩，自行決定進行剖腹生產，就比較不會傷心太久。如果產者是突如其來地必須接受剖腹生產，自己無計可施，或不了解為什麼要進行剖腹生產，可能會造成他忿忿不平、沮喪或內疚。你在剖腹生產時、生產後要如何回應產者的憂慮和感受，有可能深深影響他平復情緒的快慢。以下是一些方針：

- 你對事情發生過程的感知，是產者拼湊事件的重要線索。手術期間請試著待在他身邊，握住他的手，對他說話。他可能希望你拍照，特別是寶寶出生以後；拍照前請先徵詢生產團隊同意。很多人事後會非常珍惜這些相片，手術時或手術後毫無知覺的人更是如此；這些相片有助於填補他們失去的片刻。生產團隊有可能基於法律顧慮，不准你們在實際開刀時拍照。然而，剛出生的寶寶和頭幾次哺乳的相片，都會成為珍貴的回憶。

- 手術時產者可能會覺得有點不舒服。如果不只覺得有壓迫感、牽拉感，還覺得很痛，可以請醫護產團隊多給一點麻醉劑。你應該協助他專心放鬆，同時放慢節奏呼吸，以因應焦慮和壓迫及牽拉的感受。

- 生產後，你也許就能靠近寶寶端詳他，看看他、碰碰他、摸摸他，對他說話和唱歌。在手術室對寶寶說話和唱歌可能很奇怪，但但果你是孩子的家長或產者的配偶，寶寶便認得你的聲音，聽到時也會回應，除了產者以外，你也許正是能安撫寶寶的不二人選。

- 請從寶寶的觀點來看這場生產經驗：有人突然把他從溫暖而熟悉的子宮拉出來，放到明亮、冰冷、嘈雜的地方。有人身手俐落但草率地處理一切，耳裡聽到的盡是陌生人的聲音。這時，你來到他身邊說：「嗨，寶貝！我很高興見到你。一切都平安無事，我會在這裡照

顧你。」或者，你可以唱歌，也許就唱你們在懷孕期間經常大聲唱的那首歌（見第51頁）。你可以撫摸寶寶的手臂，將手指放進他的手掌裡。寶寶會盯著你的眼睛看，緊握你的手指。寶寶終於聽到了熟悉的聲音，感受到流露愛意的觸摸！你會永遠珍惜這一刻。

- 如前所述，寶寶有可能會直接帶到產者身邊。但如果寶寶先進了保溫箱做檢查，你也可以跟著去；只要一有機會，就把寶寶帶給產者，他才能看見、摸到、親吻寶寶。

- 關於剖腹生產，我們聽過最美好的迎接時刻是：家長在懷孕早期得知寶寶是男孩時，就開始每天對他唱〈太陽出來了！〉這首歌。寶寶出世後抱給父親看時，那位欣喜若狂的父親開始用哽咽的聲音大聲唱〈我兒出來了！〉。母親儘管正在反胃、顫抖，但也虛弱地唱和。寶寶止住哭聲，直直盯著他老爸。手術室裡的每個人都很感動，導樂也淚流滿面。多麼幸運的寶寶啊！更多關於這種令人欣喜的習俗，請見第51頁和「建議參考資源」。

- 請協助產者在恢復室親餵。他可能需要你幫他把寶寶抱在胸前。如果寶寶以必須到育嬰室進行特殊護理，你可能會想親自去看看做哪些檢查，回頭再告訴產者。你也可能想待在產者身邊安慰他，以免為他的健康操心。這是兩難。如果有家人或導樂在場，你就可以決定到其中一位的身邊，不用提心吊膽。

- 剖腹生產後，要幾個禮拜或幾個月才能恢復身體健康。起初，最強烈的感受是疼痛、虛弱、疲憊，產者可能要連續好幾天使用麻醉性止痛劑或其他止痛藥（注射、藥丸、靜脈輸液），甚至更久。還要花數週或數個月才會走到最後一步——恢復良好機能，重回懷孕前的狀態。請鼓勵他休息，專心哺育寶寶，由你或請別人來協助理家。多數新手家長會請親友供餐、辦事、做家務。

- 比起身體，產者的情緒可能要更長一段時間才能平復。請保持耐性。給他時間，填補他記憶的漏洞，讓他了解發生了什麼事、原因何在。

- 要花多久時間體認到並接受剖腹生產的經驗，是因人而異的。剖腹對有些人來說是正面經驗，對其他人來說則不是。如果產者很失望，請認可他的感受是正當、正常的。產者的親友們往往太想分散產者的注意力，告訴他「唯一重要的是」寶寶很健康，但那不是唯一重要的事。他是如何生產這點也很重要，親人對這些感受的耐心、接納、關懷，有助於產者走出低潮。

- 如果產者覺得生產經驗非常不愉快或令他受傷，專業諮詢或治療可能對他有益。請聯絡照護者、生產教師或導樂，請他們介紹；也請見「產後的不快樂」（第383頁）和「建議參考資源」（406頁）。

- 更多關於在分娩期間出現問題時生產隊友要扮演的角色，請見第七章的建議。

　　儘管對生產經驗可能覺得失望，剖腹後的復元通常也很慢，但產者的失落感不可能波及寶寶。畢竟剖腹生產仍是生產，所有來自生產和與寶寶相見的感受，剖腹生產一樣也不缺。產者愛、哺育、欣賞、關心寶寶的能力，都不會受寶寶是剖腹出生這件事動搖。請一起享受與寶寶共處的時光。

剖腹產後陰道生產（VBAC）與剖腹產後陰道試產（TOLAC）

　　曾有剖腹經驗的產者，下一次也許還是能從陰道生產（VBAC）。剖腹產後陰道試產則是指在上一次剖腹經驗後試圖從陰道生產；分娩過程中有些人會出現問題，則必須改採剖腹生產。過去的方針是，有一或多次剖腹生產經驗的人，日後所有的寶寶都會以剖腹生產。這麼做是有道理的，因為當時的手術技巧侵入性非常高，會在子宮上段留下一道大疤痕，日後分娩時重新打開（破裂）的風險很高。然而經過多年發展，剖

腹手術已有所改進。今日的美國婦產科醫學會指出,多數人不但有可能在剖腹生第一胎後,第二胎從陰道生產,而且這樣還比較安全,因為健康的人一再進行剖腹生產,風險會比從陰道生產高。美國婦產科醫學會2017年的《執業公報》也支持剖腹產後陰道生產及剖腹產後陰道試產,並為產科醫師提出安全守則,描述結合剖腹產後陰道生產及剖腹產後陰道試產、改善成果的最佳做法。

不是所有人都適合進行剖腹產後陰道試產。美國婦產科醫學會建議要仔細評估每位曾有剖腹經驗的孕者是否適合剖腹產後陰道試產。考量的標準如下:

- 孕者目前的健康狀態
- 第一次剖腹的理由
- 那些理由(例如某些慢性疾病;骨盆、子宮、脊椎等的解剖構造異常)是否仍然存在
- 剖腹後的復元情形
- 醫院和醫護團隊支持剖腹產後陰道生產,日夜都能進行剖腹手術
- 醫院不會離寶寶家長的住家太遠

如果衡量結果不是正面的,美國婦產科醫學會建議還是再次進行剖腹生產。如果衡量結果是正面的,成功進行剖腹產後陰道生產的機率便很高,剖腹產後陰道試產的好處也大過風險。不過,儘管有這些安全措施,仍然不能保證達到標準的人個個都能進行剖腹產後陰道生產。照護者與寶寶家長應該先全盤討論,再決定進行剖腹產後陰道試產。剖腹產後陰道生產有很多重要的好處,包括:

- 產者能避免重大腹部手術的多數短期和長期風險
- 比起剖腹生產,陰道生產後要復元比較容易、迅速;如果要同時照顧幼童和新生兒,這點尤其可貴。
- 如果剖腹生產讓產者大失所望,剖腹產後陰道生產也許能帶來情緒上的療癒。

在美國，六成到八成進行剖腹產後陰道試產的人，也能進行剖腹產後陰道生產。儘管剖腹產後陰道生產安全，也有長期的益處，美國人卻很少有機會能選擇剖腹產後陰道生產或剖腹產後陰道試產，因此在所有進行過剖腹生產的孕者當中，只有12%的人進行剖腹產後陰道生產。

相較之下，在多數歐洲國家，剖腹產後陰道試產的機率比較高，剖腹產後陰道生產在六個歐洲國家中的施行率為29~55%。

剖腹產後陰道生產在美國比在其他工業化國家的施行率低，原因很多，但其實施行率是有可能提高的，一部分是因為美國婦產科醫學會多年來每次出版的《執業公報》（最近一期出版於2017年，正好在本書出版前），都比以往更正面支持剖腹產後陰道生產和剖腹產後陰道試產。更多關於剖腹產後陰道生產的資訊，請見「建議參考資源」（406頁）。

在代表產科醫師的專業學會支持下，已經有更多人更願意進行剖腹產後陰道生產。換句話說，如果產者想進行剖腹產後陰道生產，他也許找得到願意支援的照護者，至少在都會區大多找得到。在現代手術技術及生產環境和照護者的支援下，希望進行剖腹產後陰道生產的女性，有六到八成能夠如願。

增進陰道生產的機會

雖然醫界對剖腹產後陰道生產的態度已經轉為接納，但產科醫師與醫院的熱忱度還是各不相同，他們的態度也反映在剖腹手術與剖腹產後陰道生產的重複施行率上。不支持陰道生產的醫師會有比較高的重複剖腹率，他們傾向警告孕者不要期望太高，或是強調潛在的併發症，大過鼓勵孕者嘗試。這種負面態度可能會傷害孕者的自信，一個想進行剖腹產後陰道生產的人說，這會導致他們「再次進行剖腹手術」。

明智的做法是，請孕者去了解哪些醫院的剖腹率相對偏低，也與在那裡工作的醫師及助產師談話。他也應該查看自己的醫療保險計畫，找出保險費涵蓋哪些照護者的費用。他也可以請生產教師（自雇或孕者考慮中的醫院雇用的生產教師較好）建議他找哪位照護者談。

請與孕者一起參加面談，給他道德上的支持，也協助提出這些問題：你支持剖腹產後陰道生產嗎？你的產者中已經有多少比例的人曾接受剖腹生產，但計畫進行剖腹產後陰道生產？成功的比例多高？嘗試做剖腹產後陰道生產最後卻以剖腹收場最可能的原因在哪裡？我可以採用哪些方法提高進行剖腹產後陰道生產的機率？你有建議嗎？你的同僚對剖腹產後陰道生產的看法和你一樣嗎？

比較過不同照護者的態度之後，他就可以選出一位似乎最支持剖腹產後陰道生產的照護者了。

如果產者身邊的人都尊重他進行剖腹產後陰道生產的期望，也認為他做得到並確定會做，那對孕者是一個福音。家人和朋友、專業照護者、護理人員，都應該對產者有信心，你更是應該如此。導樂可以提供情緒支持和具體的實用建議。有經驗也支持剖腹產後陰道生產的導樂會讓你們兩人都產生信心。

知道要以什麼方式處理剖腹產後陰道生產隱含的某些挑戰，有助你們兩人產生自信，培養有益的因應策略。生產課程能提供有效的準備工作，尤其是剖腹產後陰道生產的專門準備課程。你也找得到聚焦於剖腹產後陰道生產的有用書籍、網站、網路新聞群組（見「建議參考資源」，406頁）。

最後，如果產者前一次分娩受到情感或生理創傷，請諮詢周產期社工師、創傷治療師、資深導樂或生產教師，貼心的助產師或醫師也能協助他採取策略，避免因為心煩意亂而損及自信（見第228頁）。

對剖腹產後陰道生產的恐懼

雖然剖腹產後陰道生產大多能正常進行，但因為子宮在前一次剖腹中留下了疤痕，所以風險仍稍微偏高。關於剖腹產後陰道生產最強烈的恐懼是子宮切口裂開的風險，有時也叫做子宮破裂。疤痕裂開的機率大約是0.5%，或每兩百個剖腹產後陰道生產中會出現一例，不只做過一次剖腹的人，機率會偏高一點。不過，只要仔細監測胎兒心跳率並觀察產者，通

常就能發現子宮切口破裂的問題，及時施行剖腹手術並縫補傷口。雖然情況令人擔憂，但疤痕裂開的狀況多半會獲得良好的結果，立即採取妥善的行動，便能親子均安。切口裂開到造成胎兒危急（或死亡）和／或產者失血嚴重的情況非常罕見。事先仔細篩檢產者能協助照護者辨認哪些人是出現這類併發症的高風險群。子宮疤痕有時會在分娩期間變薄，但沒有裂開，不過在這種情況下，子宮會在回到非懷孕狀態後自行癒合。

剖腹產後陰道生產的相關情緒考量

人剖腹後一旦再度懷孕，對生產的自信就會比第一次低。他會覺得自己以前很天真，現在已經可以務實地體認到，自己可能再度接受剖腹生產。陰道生產的準備工作應該包括探索與剖腹和眼前的生產有關的情緒，同時也要尋找資源，才有最佳機會獲得安全、令人滿意的經驗。

產者一旦準備充分，也有獲得進行剖腹產後陰道生產的最佳機會，便知道自己可以從陰道生產，除非剖腹產才真的是妥當的做法。你可以用下列方式協助者進行剖腹產後陰道生產的準備工作：

- 探索任何與第一次剖腹相關的強烈情緒：那次的剖腹是有必要的嗎？那是一次創傷性的經驗嗎？產者覺得自己有受到良好照顧嗎？有沒有關於寶寶在前一次分娩中受傷或受創的疑慮？這次生產呢？

- 探索任何關於下次分娩的恐懼：怕痛、怕精疲力盡，或是唯恐事情出差錯，危及胎兒或孕者（疤痕裂開、再度接受剖腹，或是缺乏照護者、護理師、甚至你的支持）。

- 探索他對協助第一次生產的照護者和醫院的感覺：產者想回到那裡生產嗎？照護者和醫院是不是問題的一部分？產者找得到自己信任的照護者嗎？

- 探索產者有多想進行剖腹產後陰道生產：他願意做好準備工作，包括學習自助安撫並協助產程的手法嗎？他願意審慎使用藥物和其他醫療介入手法嗎？他身邊的親友都真心支持他嗎？

如果產者曾經歷漫長、令人精疲力盡，最後仍以剖腹收場的分娩，光是想到陰道生產便會引起各式各樣的恐懼。他可能會說：「我沒辦法讓自己再經歷那種事一遍。」或是「我寧可直接安排剖腹生產。」創傷性或令人沮喪的頭胎生產經驗，可能會讓他不願意再試一次，雖然在重大手術後的復元期他仍得同時照顧嬰兒和大孩子，也很令人恐懼。

在這種情況下，你可以建議產者考慮他願意自然分娩的條件有哪些，例如，他不用經歷和從前同樣的遭遇（「沒完沒了地」用盡最後一絲力氣，最後以剖腹收場，或是因為產程停滯而等好幾個小時）。如果他的結論是，只要不用歷經像頭一胎的那種試煉，他可以試試剖腹產後陰道生產，那麼他可以討論要怎麼為照護者設限，同時製作一份剖腹產後陰道生產生產計畫來反映這些界限。

明白這次分娩不會發生上一次那種情況後，他就可以放心思考要怎麼發揮自己的掌控力，達到正面的生產經驗了。如果分娩確實超過了產者與照護者設下的界限，他也能選擇剖腹生產。

在創傷性的生產經驗後，為下一次的分娩設限，能讓產者放手採取正面態度，不須恐懼會再度造成創傷。就算產者還是需要剖腹，他也不再無助，主控權可以讓他免於情緒受創。以下是一個例子：

有個人非常想自然生產，為此做了充分準備：良好的飲食、每週按摩、上懷孕體能課、一流的生產教育、和隊友一起練習放鬆與安撫手法、準備生產計畫、僱導樂，每件事都在她的掌握中。不過，產程在子宮頸開七公分（2.75英寸）時停滯了數小時。他們盡一切努力，確信能找出加速產程的方法。但沒有一樣奏效。產者精疲力盡，垂頭喪氣，於是進行硬膜外止痛並使用合成催產素。產程還是沒有動靜。過了好幾個小時，最後她「放棄」了，進行剖腹生產。事後她很羞愧，覺得自己不夠堅強，沒有堅持下去，她認為自己很失敗。她覺得自己被「詐騙」了，因為沒有人告訴她有可能發生這種事，她罹患了產後憂鬱症。

三年後，她再度懷孕，起初他們想安排剖腹生產，以免重蹈覆轍，無法成功自然生產。

然而，他們遇見一位有智慧的教師，他知道自然生產對這位孕者很重要，所以就請她考慮下次生產設下一些界限。如果分娩超出界限，她就進行剖腹生產，這樣才有機會在產程超出應付極限時退出。如此一來，她就有機會朝期望的目標前進，只是這一次，她能夠掌控自己迎接難關的能耐。知道這次不會發生頭一胎那樣的事後，他們就安然投入了分娩。

結果，產程像上一回那樣暫時變慢，但她知道這次不一樣。她決定到某個時間界限之後，就再度接受剖腹生產。這次是由她來做決策，讓她感覺很好——雖然事情不如預期，但她不再像上次那樣受傷。事後才知道，她童年騎單車出過重大車禍，影響了她骨盆的彈性。

身為生產隊友，孕者想從陰道生產可能令你憂喜參半，頭一胎對你來說很艱辛的話更是如此。做好準備全力支持孕者是有幫助的，請閱讀本章，從照護者身上取得問題的答案，參加剖腹產後陰道生產支持團體或課程，也告訴導樂你哪些憂慮。

剖腹產後陰道生產帶來的特殊挑戰

分娩通常會帶來情緒上的挑戰（見第三章），但進行剖腹產後陰道生產的人不只要面對沮喪，也要面對在這之外的其他挑戰，例如創傷後壓力；請見第228頁對這些挑戰的描述，了解如何因應。

如果分娩期間你覺得憂心，或想起上次歷經某些不愉快的事件，最後還是剖腹的分娩經驗，你最好找別人談談。請不要讓你的情緒加深孕者的焦慮。如果你們有導樂，你可以和他談談；如果沒有，也可以和護理師談，但不要讓孕者聽見。如果導樂或護理師知道你的困擾，他們會以非言語的方式讓你放心。

在我們所處的時代，剖腹率非常高，但不是因為剖腹生產比陰道生產安全，只限於某些情況。如果你和產者希望獲得陰道生產的最佳機會，又不想在真正有醫療必要性時放棄剖腹生產的選項，就必須積極找出適合的照護者與環境，為生產經驗做好充分準備。這樣一來，就很有機會能從陰道生產，至少能獲得令人滿意的生產經驗。

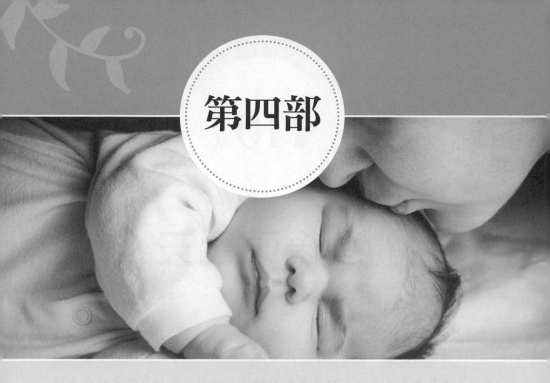

第四部

生產後

寶寶和胎盤產出後，產程就慢了下來。生產團隊似乎會忙於為醫療任務收尾並清理。你、產者和寶寶會專心研究彼此的模樣、觸感、氣味。導樂會拍照，協助哺乳，拿飲料和零食，確保新家庭覺得舒適。

　　寶寶每次發出咯咯聲、每次擠眉弄眼、每次伸手踢腿，你們兩人都會發出著迷不已的驚呼。有些寶寶很安靜、平和，也很有警覺心，會仔細端詳你們的臉，聆聽你們的聲音。也有的寶寶一開始很愛哭鬧，因為他們正在適應新環境。

　　如果你是共同家長，你們三人的蜜月期就從這裡揭幕。每件事都很像情人的蜜月期：避開俗世的日常雜務，強烈關注並著迷於彼此，深刻的愛意，缺乏睡眠，還有發自內心的滿足感。

第 **10** 章

產後頭幾天

經過這次分娩，我才突然想到，那天稍晚我就會見到我的孩子。我事先思考了不少生產和身為人父的事，但我很驚訝我們竟然馬上從一個階段就跳到下一個階段。後來我才明白，我其實是希望有人按下暫停鍵，等我們放鬆、向彼此確認、睡過一會後，再開始育兒。顯然事情不能這樣。

——麥特，新手父親

產後的頭幾天，產者和寶寶會有很多生理、醫療和情緒上的壓力。本章將解釋可能會發生什麼事：照護者會做哪些事、一些重要的選項，還有你在這一切事情中的角色。當然，你的主要職責是和家人在一起，盡可能給予他們關懷與實際協助。

最初幾個小時

生產一結束，照護者便會立刻評估寶寶的健康。護理師或助產師會檢查他的阿普伽新生兒評分、體溫、脈搏、呼吸、警覺狀態、一般行為（見

第135頁）。假設一切安好，護理師就會擦乾寶寶，把他赤裸裸地放進產者懷抱，再以厚毯裹住兩人。肌膚接觸確實是讓寶寶保暖的最佳方式，比裹住寶寶或擺在溫暖的燈光下更好。這也是他開始在子宮外展開新生活的完美環境。產者的氣味、聲音、體溫、觸摸、心跳，都會讓他倍感親切，有助他逐漸適應。寶寶也會給予雙親重要的禮物。寶寶機敏地盯著雙親的眼睛時（彼此都無法把目光移開），他們會立刻陷入情網！寶寶不停扭動的四肢會摩擦產者溫暖柔軟的腹部，刺激子宮收縮，幫助產者踏上復元的第一步。

寶寶用鼻子摩擦產者的胸部也有助於子宮收縮，經過一番摸索，最後寶寶會抓住產者的乳頭用力吸吮。身為家長，你們的注意力可能全都在他身上，除了必須來打擾片刻的照護者或護理師，你們與現實隔絕。他們的程序則和你們不同：他們的主要考量是產者和寶寶的生理健康。因此，你們兩人全神貫注地看著寶寶時，他們正處理著下列必須立即面對的臨床考量。

產者的會陰護理

陰道生產後，照護者會仔細檢查陰道與會陰，評估是否需要縫合。沒有麻醉的話，這項檢查通常多少會痛。如果有進行會陰切開術（見第261頁），或是撕裂口相當大，那就需要縫合。如果有必要，產者也還沒有進行麻醉（見第333頁），照護者會進行會陰的局部麻醉。切口癒合時會逐漸吸收縫線，不需要拆線。會陰部的冰敷袋會讓他放鬆許多。

剖腹生產後的護理

剖腹生產（見第九章描述）後，產者會離開手術室，在恢復室或產房待幾個小時，等麻醉藥消退。視使用的是哪一種藥物而定，他可能會非常嗜睡。護理師會一直待在附近。你可以待在產者身邊，除非寶寶有需要在育嬰室照護的問題，不然他也會和你在一起。如果寶寶在育嬰室，你可以去看寶寶。

產者與寶寶的生命徵象

照護者會頻繁檢查產者與寶寶的生命徵象（脈搏、呼吸、體溫、血壓）並進行其他例行評估。如果產者或寶寶任何一人在懷孕或分娩期間有醫療問題，護理師或照護者會更密切觀察。他們也會檢查產者的惡露（見第279頁）。

產者的子宮

護理師會時時檢查子宮，確保子宮收縮結實。如果子宮鬆軟，就會失血過多。通常子宮會自行收縮良好，但如果不是如此，有三種方式可以刺激宮縮：

1. **刺激乳頭**：寶寶在產者胸前吸奶時，會促使產者分泌催產素這種荷爾蒙，造成子宮收縮。如果寶寶還沒準備好吸奶，你或產者可以撫摸或搓揉乳頭，也能帶來類似效果。

2. **宮底按摩**：護理師或助產師會按摩子宮底，但產者也可以學習按摩。按摩宮底包括穩定搓揉下腹部，直到子宮收縮（按摩時便會感覺到子宮變硬），持續變成一顆大葡萄柚的尺寸。這對產者來說很痛，所以也是他會想自己來的一個原因；他可以不那麼用力地按摩，也能達到同樣的功效。

3. **注射或靜脈滴注催產素（Pitocin）或另一種子宮收縮劑**：這通常是寶寶出生後的例行做法，但必要的話也可以晚一點用藥。這是讓子宮收縮最可靠的方式，可以和前述方法一起使用，不過大部分情況下不需要。

採集並儲存臍帶血

臍帶血包含幹細胞，可以應用在以骨髓治療的相同狀況：各種癌症和血液、免疫失調和代謝失調等其他重大疾病。產者可以將臍帶血捐給公營血庫，公捐的臍帶血會供作研究，也用來治療有這些狀況的人。這些家長慷慨捐贈的臍帶血，已經拯救了不少生命。如果你有興趣，請詢問你

的照護者，或參閱本書的「建議參考資源」（406頁），了解更多關於臍帶血如何捐贈與安排的資訊。應該在懷孕34週進行安排。

你也可以為寶寶安排儲存私人臍帶血，也許日後孩子或其他家人能使用。儲存或捐贈寶寶的臍帶血有許多相關事項要考量，例如成本、需要使用幹細胞的實際可能性、私人營利公司的可靠性與道德標準、從公營血庫取得幹細胞的可能性。

另一個重點是剪臍帶與採集臍帶和胎盤血的時機：通常是立即剪斷臍帶，採集臍帶血；不過，現在已知稍後剪斷臍帶對寶寶有益，所以如果決定延後剪臍帶，會再以其他方法採集臍帶血。請要求使用讓寶寶能獲得其應得胎盤血的抽血技巧（見第一章第54頁、「建議參考資源」第406頁）。

胎盤膠囊

懷孕及產後家庭正興起一股製作胎盤膠囊，以供產後食用的潮流。處理胎盤有多種方式，但大多包含蒸製、脫水，將乾燥的胎盤磨成粉，再將胎盤粉做成膠囊服用。這裡的概念是，胎盤含有豐富的鐵質和荷爾蒙，食用胎盤十分有益健康，例如可以降低產後憂鬱、增加更多精力、增加奶水量。要指出的重點是，雖然試用過的家長提供了許多正面的個人說法，但支持這些說法的科學證據少之又少。目前已有研究正在調查乾燥胎盤粉的成分，至少也有一份嚴格控制的科學試驗，正在比較產後期服用含有胎盤的膠囊及安慰劑膠囊的可能好處與風險。

如果你和產者對胎盤膠囊有興趣，可以上網搜尋了解自行製作的方法，或是請製作胎盤膠囊的專家為你們製作。視經驗和你們的居住地區而定，費用從一百五十美元到五百美元不等。選擇處理胎盤的專家時，請詢問他們的經驗與專業背景、安全機制、在哪裡處理胎盤（在你家或他們的製作室）、使用哪種方法處理、如何清潔設備（見「建議參考資源」，406頁）。

一般認為在某些情況下，製作胎盤膠囊有安全疑慮。如果無法在生產後妥善冷凍或冷藏胎盤，或已經冷凍超過四天，那就不應該製成膠囊。如果你被診斷出有絨毛羊膜炎（羊膜受感染），或是你的胎盤需要送到醫院的病理部檢驗，一般也會認為製作膠囊不安全。最後，如果你有肝炎、愛滋等血液媒介病原，醫院通常不會釋出胎盤。有些胎盤專家還會提出其他禁忌，例如乙型鏈球菌，或是羊水已經受胎便汙染。請和你們的專家討論這些情境。值得再說一次的是：沒有科學證據支持服用胎盤膠囊是有好處的。不過，在本書寫作期間，相關研究正在進行。

新生兒護理的常見程序

在生產後的頭幾分鐘或頭幾個小時，寶寶會接受檢查，完成幾項醫療程序。其中多數是例行程序，其他則可以選擇不做。有些是出於法律要求，以偵測或避免某些重大狀況。由於產者可能已經精疲力盡，或一心想著他們要做哪些程序，你可以自行選擇要不要追蹤寶寶的狀況、提醒醫護團隊產者對於新生兒護理的偏好，有必要的話也協助產者做決定。

抽吸新生兒口鼻

寶寶的氣管可能有黏液、羊水（可能含有或沒有胎便）或血水。處理這些液體有兩種方式：照護者會觀察寶寶，只有在他不呼吸或活動力不佳時，才抽吸氣管。也可能是例行程序——照護者把橡膠吸球一端塞進寶寶的口鼻，抽吸出分泌物幾次。

如果羊水沾有胎便，就需要拿長管子從鼻孔插入氣管抽吸。

抽吸的目的：抽吸是為了清除氣管中的分泌物，寶寶無法咳嗽或打噴嚏來清除分泌物，或要協助沒有呼吸的寶寶時，更需要這麼做。

直到近年醫界仍建議，如果寶寶在子宮裡產生胎便，就要進行深度抽吸，以免他吸入混入羊水的胎便。照護者會在寶寶第一次呼吸前試著吸出來，以免他將胎便吸入肺裡，他一出生後也會反覆抽吸。近期的一項大型科學試驗發現，胎頭露出後盡早進行深度抽吸，成效並不比沒有

抽吸來得好。吸入胎便的寶寶人數並沒有變少。這項發現讓照護者放心，因為有時寶寶會太快出生，來不及進行第一次抽吸。

抽吸的缺點：寶寶可能會暫時覺得不適、有壓迫感，可能會嗆到、退縮、掙扎，如果管子一端刮到，可能會造成鼻子或喉嚨的黏膜擦傷。抽吸通常是不必要的，因為健康的寶寶完全有能力把液體咳或打噴嚏打出來。不管是哪一種抽吸，美國兒科學會建議只有當寶寶顯然有阻塞情形，或是需要正壓通風（以機器輔助呼吸）時，才進行抽吸。

可以考慮的替代選項：家長可以請照護者不要抽吸口、鼻、喉嚨，除非寶寶無法自行清除氣管裡的分泌物。如果有抽吸的必要，請照護者使用吸球時放輕手腳。

剪臍帶

寶寶一出生，醫護人員就會夾住臍帶的兩處，以剪刀剪斷。你可能會希望剪臍帶。護理師會遞剪刀給你，告訴你從哪裡下刀。

早點和晚點夾住臍帶剪斷的優缺點：直到近年，醫界仍習慣在出生後立刻夾緊並剪斷臍帶，這樣比較有效率，也才能把寶寶從產者身邊帶到新生兒育嬰房，進行評估和最初的檢查程序（見本章描述）。他們相信早點夾緊臍帶可以避免新生兒黃疸。不過，比較早點和晚點夾緊臍帶的專門研究讓這種做法受到質疑，研究發現，晚點夾緊臍帶並不會增加黃疸發生的機率。

研究也發現，延緩夾緊臍帶有諸多優點：

1. 血液從胎盤流向寶寶後，胎盤會變小，有利胎盤早點排出。
2. 臍帶停止搏動前，寶寶會持續從血液中接收氧氣，這對比較晚開始呼吸的寶寶特別有幫助。
3. 循環到寶寶肺部的血流量增加，可以充分促進其呼吸功能。
4. 寶寶的含鐵量可以增加高達四成五，貧血的發生率降低長達六個月。
5. 早產兒比較不需要輸血（見「建議參考資源」，406頁）。

這些優點是因為胎盤中的血液是寶寶的血液，總量大約150毫升（五液量盎司；大概是寶寶總血量的三分之一）。臍帶被夾緊或停止搏動前，這些血液會從胎盤輸往寶寶。最能確保所有血液都輸往寶寶的方式是把他放在產者腹部上，等臍帶停止搏動。

延緩剪臍帶有一個例外，也就是寶寶病重，需要即刻進行醫療照護（因為早產、吸入大量胎便，或是阿普伽新生兒評分低，見第242頁）。寶寶會在剪臍帶後帶往心肺復甦急救床。

請注意：今日醫界已體認到讓寶寶接受所有含氧血的重要性，北美已經取消了為功能不佳的寶寶盡早剪臍帶的慣例。醫院開始致力於床邊的心肺復甦器（效法歐洲），讓寶寶能持續待在產者身邊，不剪臍帶。這麼做能讓寶寶一面繼續從臍帶獲得含氧血，一面進行心肺復甦療程。（有趣的是，協助居家生產的助產師從以前便是在進行新生兒心肺復甦的同時，讓臍帶連接著新生兒與產者，並以移動式設備輔助寶寶呼吸。雖然不像新型的床邊心肺復甦急救床那麼精緻，他們不剪斷寶寶含氧血的唯一來源〔也就是胎盤〕的做法，拯救了很多寶寶的生命。）

眼藥

寶寶出生後的第一個鐘頭，在其眼部使用抗生素（通常是紅黴素軟膏）。

眼藥的目的：抗生素能避免嚴重的眼部感染，甚至能避免造成淋病的病毒或披衣菌（兩種常見的性病）導致寶寶眼盲。這些病毒有時會出現在陰道，經由分娩傳給新生兒。

如果產者的披衣菌或淋病檢驗呈陽性，或是家長中有任一方感染病菌（與罹患該病的人有性接觸），便有使用眼藥的醫療必要。由於實驗室試驗並不是百分之百可靠，如果性接觸是發生在做完實驗室試驗以後，那也可能出現病菌，所以各州省都規定必須使用眼藥。

眼藥的缺點：眼藥會暫時模糊寶寶的視線，等他的雙眼溫度融化藥膏後才恢復。

可以考慮的替代選項：你們可能很難不讓醫師或護理師做這項治療，因為雖然懷孕早期就做過檢驗，但最令人擔心的淋病病菌與披衣菌，有時還是會在生產時出現。由於成人未必總是會出現這些病菌的症狀，所以有時不會接受治療。不幸的是，新生兒有可能受到嚴重感染。但如果你和產者都曾接受檢驗，結果呈陰性，你們兩人也都只有彼此一個伴侶，出現這些病菌的機率就極低。不過，如果你們拒絕使用眼藥，護理師或照護者仍會覺得非常不自在，因為如果沒有治療，而寶寶受到任一種病菌感染，多數州與省政府會認定是醫師要負責，不是寶寶的家長。

一個廣受歡迎的替代選項是，請護理師或助產師到寶寶出生一兩個小時以後再用藥，寶寶就能在這期間清楚看見你們的臉。

維他命K

美國各州與加拿大各省多半規定，必須在寶寶出生後不久注射維他命K。這種維他命是凝血的基本要素。第一週左右的新生兒凝血功能相對較低，雖然只要一開始攝取、消化初乳與乳汁後，寶寶就能自行產生維他命K，但在那之前，他們有失血過量（稱為維他命K缺乏性出血〔vitamin K deficiency bleeding，簡稱VKDB〕）的極低風險。給他們維他命K能降低失血問題的發生率。

直到近年，維他命K有時仍會以口服方式給予，但研究發現，口服維他命K無法預防後來維他命K缺乏性出血的發生，因此美國兒科學會現在的建議是，只使用注射型的維他命K，不過他們也呼籲進行更多口服型的維他命K研究。維他命K只會注射一次，在生產後的第一個小時注射入大腿。

給維他命K的目的：注射維他命K迅速、簡單，平價，又能有效預防維他命K缺乏性出血。寶寶失血的風險較高，例如難產或以器械接生、早產，或是計畫讓寶寶在一週大前割包皮時，給維他命K就更加重要。

給維他命K的缺點：注射會帶來短暫的疼痛。給新生兒的劑量很低，經證實安全無虞。

可以考慮的替代選項：選擇完全不用維他命K多少有些風險，因為我們不可能預知寶寶會不會出現維他命K缺乏性出血這種罕見狀況。加拿大兒科醫學會（Canadian Paediatric Society）確實建議如果家長拒絕注射，可以改以口服形式給維他命K，也許因為總比沒有好。

血液檢驗

出生後的頭兩天，幾乎每個新生兒都會接受至少兩項血液檢驗。醫護人員會以兩種方式採集血樣：

1. 從腳跟或靜脈抽幾滴寶寶的血，檢查：

- 膽紅素值：膽紅素是一種偏黃的血色素，膽紅素值高會導致黃疸（見第296頁）
- 血糖（葡萄糖）值
- 有沒有感染：如果產者分娩時發燒，或是寶寶正在發燒，便會檢查有無感染
- 多項基因或先天失調問題（見「新生兒篩檢」，第369頁）

2. 也可能在寶寶出生時從其臍帶抽血，藉以：

- 檢查血型
- 鑑定Rh血型
- 儲存或捐贈給血庫（見第358頁和406頁的「建議參考資源」）

血液檢驗的目的：新生兒血液檢驗的整體目的是記錄寶寶的血型，及早查出有沒有罕見但具有潛在嚴重性的問題，才能盡早治療，避免帶給他不良影響。州法律規定必須檢查有沒有先天性失調。早期發現多種先天性失調，往往意味著能早點治療，獲得非常良好的成果。沒有治療，有些失調問題會日益嚴重，導致孩子殘障。

血液檢驗的缺點：扎足跟血會造成寶寶疼痛，有些檢驗（如膽紅素、血糖檢驗）也可能反覆進行多次。

此外，有時部分血液檢驗的結果混淆不清，會導致過度治療。照護者對什麼時候要進行膽紅素和血糖治療，有時看法也不一。請提出關鍵問題（見第235頁），充分了解之後，再做出關於任何建議檢驗的明智決定。

可以考慮的替代選項：你和產者可以詢問照護者有沒有比較不痛又能獲得血液檢驗資訊的方式。例如，觀察寶寶的皮膚與眼白，只在眼白轉黃時做血液檢驗看有無黃疸。如果你的寶寶罹患低血糖的風險低（足月且產者沒有糖尿病），可以請護理師觀察有沒有低血糖的早期症狀（例如悸動、體溫低），如果有再做血液檢驗，同時請產者盡早給寶寶哺乳。

如果照護者認為做血液檢驗比其他方法好，應該請他解釋原因。有些方法可以減少寶寶在採血樣時的壓力：例如，給他的腳跟加溫，可以在抽血前讓更多血流到腳跟；把寶寶立直抱著，讓地心引力促使血流到腳跟；在抽血過程中哺乳。所有這些技巧都能減輕寶寶（和家長！）的壓力。請權衡醫師建議進行的檢驗與治療有哪些好處，檢驗和預定偵測的問題又會帶來哪些風險。至於州法律規定的檢驗，則沒有其他替代方法可以提供其重要資訊。

保溫設備

保溫設備是上方裝有加溫器的特別床舖。放進保溫設備中的新生兒，腹部會貼一個小型恆溫器，如果寶寶變冷，恆溫器就會自動提高溫度。體型小或早產的新生兒，體溫比體型普通或足月的新生兒更容易變低。

保溫設備的目的：保溫設備是用來預防體溫下降和體溫過低潛在的有害後效（遲緩、血糖值異常、肺部問題等），或是讓變冷的寶寶轉暖。

保溫設備的缺點：寶寶會與家長分開。此外，保溫設備也不是毫無風險，也可能導致寶寶的皮膚與肺部水分蒸發（呼出水氣），因而流失

液體。這對早產兒來說潛在問題較大，但流失液體和脫水徵兆都必須密切監測。最常見的解決方法是頻繁親餵、水或配方奶，或是靜脈輸液，同時調整保溫設備的溫度，但讓寶寶與產者的肌膚接觸是最佳解決之道（見第294頁）。

　　可以考慮的替代選項：寶寶出生後便用毛巾擦乾，以免他發冷，也保護他不接觸冷空氣。要為寶寶保暖，應該讓他和產者肌膚接觸（見第294頁的「袋鼠式照護」、406頁的「建議參考資源」）、戴帽子，再用厚毯裹住他和產者。也應該用快速體溫計時時檢查寶寶的體溫。如果寶寶必須接受醫療，不可能擺在產者身邊，那就必須使用保溫設備。如果產者還沒準備好抱寶寶，你可以抱著寶寶和他肌膚接觸，用一條毯子裹住你們兩人。

清理

產者的床單會更換掉，照護者與護理師會協助他洗浴、換上乾淨的睡袍。應該穿開襟的睡袍以便哺乳。產者會使用衛生棉來接陰道的帶血排出物（惡露，會持續產後幾天或幾週，見第374頁）。寶寶會被擦乾，穿尿布。

第一次哺乳

下文的描述適用於打算直接親餵的人，下一章會更詳盡說明細節。在整個清理過程中，產者都應該撐起來向後躺，兩臂下墊枕頭，把寶寶抱在胸前，這樣他們只要一準備好就可以哺乳。這叫做半躺式哺乳姿勢（由蘇珊・科爾森〔Suzanne Colson〕研發；請見「建議參考資源」，406頁）。如果不急，新生兒完全有能力自行依附，也就是自己找到乳房。他們會按自己的步調用鼻子撫觸，以嘴巴探索乳房，分泌唾液，上下點頭，最後嘴巴張大到足以含住乳頭。然後，他們會開始吸吮。護理師、導樂或助產師可以協助寶寶「含乳」（形成嘴巴和乳房組織的連結），讓產者與寶寶共處一個鐘頭左右，但不要衝動地一手扶住乳房，一手引導

寶寶的嘴靠近乳房。示範耐心與信心，不要催促這段過程，才是協助哺乳親子起步的最佳方式。

如果醫護團隊急著給寶寶哺乳，或是產者變得不耐煩，可以請護理師或導樂溫柔地鼓勵寶寶含住乳頭。更多針對親餵的細節，請見第十一章。

後續幾個小時的產者護理

最初的產後護理結束後，你們三人就可以保持隱私一會兒。你可以把燈光調暗，鼓勵寶寶張開眼睛，一起享受這些安靜的片刻。這時寶寶可能想繼續吸奶或準備睡一下。你和產者不久就能準備用餐。

如果產者是剖腹生產，他可能只准攝取少量固體實物，或必須等幾個小時才能攝取清湯以外的食物。照護者的醫囑因人而異。產者剖腹生產後整整一天，可能要繼續接受靜脈輸液。

寶寶出生後頭幾天

產者與寶寶安頓下來以後，你們三人就能一起放鬆，甜言蜜語，摟摟抱抱，彼此探索並哺乳——或是先睡一覺再說。通常沒有要你們在產後分開的理由，不過這是長久以來的醫院慣例（今日在某些地方仍然是）。如果產者或寶寶有些問題，寶寶可能就必須去育嬰室，或是待在產房，但沒辦法給產者抱著。

如果產者無法抱著寶寶（就算能抱也一樣），你就是抱寶寶的最佳人選，只要你和產者都希望如此，你也可以和他一起待在育嬰室。如果你在產後第一天左右的某個時候抱他，你會對孩子產生更強烈的感受。親密地抱著寶寶，特別是肌膚接觸，同時凝視彼此，對你美麗的孩子說話或唱歌，會產生一種魔力。我們曾無意中聽到一位父親緊抱著寶寶說：「等你六歲的時候，我們就帶你去蒙大拿騎馬！」寶寶似乎也首肯。他們正一起計畫日後的生活。

身體檢查與評估

醫師或助產師會為寶寶進行全身檢查,從頭到腳,包括所有系統機能。看他做檢查很有意思,可以教你更加認識嬰兒。接下來幾天,你、產者或醫護團隊會觀察寶寶的以下情形:排便次數和品質;排尿頻率;哺乳頻率與持續時間;呼吸率;體溫;脈搏;諸如此類。醫護團隊會教你如何做,因為在家的頭幾天,寶寶會由你負責照顧。

排便

寶寶會在出生幾小時後第一次排便。這次和接下來幾次的大便都是胎便,和之後排出的便不同。胎便濃稠、呈黑色,黏膩又難清理。如果產後不久你有想到這點,可以用植物油或按摩油搓揉寶寶的整個臀部和生殖器,可以讓胎便較好清理,你會為此感謝我們的。

接下來幾天,產者的乳汁會從初乳(見第369頁)變為成熟乳,寶寶排出的便也會從黑褐色變成黃綠色,而且非常稀,幾乎無味或帶點甜味。在最初這幾天後,每餵一次奶,寶寶差不多就會排一次便,一天最少四次。這樣是好徵兆,代表他吃得夠多。

給寶寶洗澡

頭幾天也會給寶寶洗澡。我們對寶寶體內的微生物群系有更多認識後,便會明白他出生時皮膚上的物質,包括胎兒皮脂、羊水,還有他在陰道沾染的陰道分泌物,都含有可以保護寶寶的微生物,讓他不受某些潛在有害的病毒影響,例如乙型鏈球菌、大腸桿菌等。胎兒皮脂也能保護並滋潤寶寶的皮膚。今日多數人會等二十四小時或更久之後,才給他洗第一次澡。

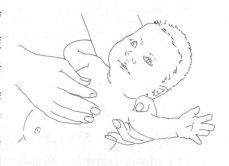

洗澡時安全抱寶寶的方式

除非你或產者很習慣給新生兒洗澡，不然可能是由護理師或助產師來洗，同時也教你怎麼洗。一般建議是從頭洗到腳，你的手臂要圈住寶寶抱穩，手抓著寶寶的上臂。

臍帶護理

臍帶剪斷以前，如果不是用膠帶緊緊貼著，就是以塑膠夾夾住。臍帶殘端必須保持清潔、乾燥。換尿布時請避免碰到臍帶。以自來水或瓶裝水清潔臍帶。護理師或助產師會示範怎麼做。護理師或助產師通常會在第二天拿掉臍帶夾，留下黑色乾掉的殘端，一兩個禮拜後便會脫落。臍帶通常略臭，但如果有膿或鮮血滲出，請通知寶寶的醫師。

給寶寶哺乳

出生後的六個月，哺乳的寶寶只需要初乳（乳房最初的「乳汁」）和後來的乳汁，不需要食物。他們不需要配方奶或水，也不需要葡萄糖，除非血糖低且無法以哺乳矯正。寶寶出生後一有意願就盡早親餵是個好主意，通常第一次親餵是在出生後20到60分鐘內（見第366頁）。

喝配方奶的寶寶則應該等他似乎開始能吸吮、狀況也穩定的時候，再開始喝配方奶。

更多關於哺乳時你要扮演哪種角色的資訊，請見第十一章。

新生兒篩檢

美國的各州省都有新生兒篩檢計畫。透過足跟血篩驗，能偵測出多種罕見的內分泌、新陳代謝、血液失調問題，如果及早發現，大多能治療並避免心理、成長和其他嚴重失能狀況或早夭發生。在本書寫作期間，出生缺陷基金會（March of Dimes）建議篩檢至少34種特定的天生健康問題，美國有三十個州都依此建議篩檢，其他州的篩檢項目則較少。只要扎足跟血一次，通常就足以採集所有篩檢需要的小血樣。

出生缺陷基金會建議篩檢的一些失調問題是：苯丙酮尿症（PKU）、先天性低甲狀腺性功能症、先天性腎上腺增生症（CAH）、生物素酶缺乏症、楓糖尿症、半乳糖血症、高胱胺酸尿症、鐮形血球貧血症、中鏈醯輔酶A去氫酶缺乏症（MCAD）。更多資訊與列出各州篩檢項目的網站，請見「建議參考資源」（406頁）。

聽力篩檢

每一千名寶寶中，約有二到四名是先天性失聰或重聽。出生後頭幾天，遠在你和產者能發覺到之前，你的寶寶可能會接受聽力篩檢，確認有沒有任何聽力問題（如果沒有進行聽力篩檢，發現有聽力問題的平均年齡是十四個月，到那時孩子的語言發展已經落後了）。盡早發現聽力問題，就能盡早治療。

　　醫院大多會進行例行的聽力篩檢，但如果你不是在醫院生產，可能必須自行安排檢查。請詢問你們的助產師要如何、去哪裡做篩檢，也確認一下保險是否能支付。

　　聽力篩檢是在寶寶入睡後進行。寶寶會戴耳機，頭部四周貼著電極片。他們會記錄聲音傳送至寶寶耳中，經過頭骨時，他的腦波活動和中耳活動有哪些反應。

　　如果檢查顯示有問題或結果不明，就要做更多檢查。如果反覆檢查顯示寶寶聽力受損，他們會為你介紹聽力專家與語言治療師。早期發現與治療聽力受損的問題，能大幅改善孩子的聽力與溝通技巧。

包皮環切術

在這一節，我們會說明給男嬰進行包皮環切術的慣例。雖然女性割禮是許多國家的常見習俗，但在西方國家很罕見。想研究女性割禮的讀者，建議你從網路搜尋這個主題。

　　要不要為男嬰割包皮是非常見仁見智的問題。大型醫療團體如美國兒科學會、加拿大兒科醫學會等，大多建議家長權衡優劣，探究自身的

價值觀，再做出妥善的決定。本節會勾勒美國兒科學會的聲明列出的健康優點。這項聲明是要呼籲健康保險公司將包皮環切術列入保險項目（2012年那份聲明的連結和其他關於包皮環切術的資訊，請見「建議參考資源」，406頁）。

　　如果寶寶要割包皮，會在產後第一、二天在醫院完成程序，如果要依照猶太傳統，則是出生後第八天在家或在猶太教堂進行。在醫院割包皮時，陰莖通常會進行局部麻醉，有時這也是猶太割禮的一環。包皮會和底下的龜頭（陰莖頭）分開，然後以手術刀切除。

　　美國進行包皮環切術的比率估計是55%左右，各地略有不同，西部最低，中西部最高。在醫療補助計畫沒有涵蓋這項費用的州，比率就偏低。加拿大的比率更是大幅偏低，在兩成上下。

包皮環切術的目的與優點：

- 依據家長偏好以手術改變陰莖外觀
- 依照猶太教或其他宗教習俗進行手術
- 手術能降低孩子日後從受感染者身上罹患某些性傳染病（STD）的機會。在非洲發展中國家的研究指出，割過包皮的異性戀男性罹患多種性病的機率較低，包括愛滋病。這類研究是否適用於北美文化仍有爭議。
- 手術能降低晚年罹患陰莖癌的風險。雖然陰莖癌非常罕見，每十萬名男性中僅有一到兩名患者，但這種癌症在割過包皮的男性身上幾乎不存在。長期衛生不良和年邁是與陰莖癌有關的其他因素。美國癌症協會（American Cancer Society）不建議以新生兒包皮環切術來預防陰莖癌。

　　泌尿道感染很少發生在人生頭一年，但在未割包皮的寶寶身上比較常見。指導如何妥善照護未割包皮的陰莖及衛生，也許能降低風險。

　　割包皮的其他健康相關因素的研究比較不那麼完善，其有效性也尚待確立。更多關於這類問題的資訊，請見「建議參考資源」，406頁。

包皮環切術的缺點：包皮環切術具有和所有手術一樣的風險：感染、出血、黏連、疼痛、人為失誤造成的損傷。

- 除非進行麻醉，否則手術過程非常疼痛。通常會以注射方式局部麻醉陰莖根部的幾個地方來減輕疼痛。雖然打針很痛，但可以避免割包皮時的疼痛。有時不會進行注射，而是塗麻醉藥在陰莖上，但必須等20分鐘才生效，所以醫院的使用並不普遍。

- 每兩百次手術，大概有一次會出現感染或出血的情形。這些狀況通常都能以藥物完善控制，也需要在醫院多待一點時間。

- 手術做得不好，包皮割掉太多或太少的可能性不高，比較常出現在缺乏經驗、未受監督的醫師身上。

- 割了包皮的陰莖通常需要七到十天癒合。醫師會教家長如何在這段時間護理陰莖，避開溼尿布和其他刺激，塗潤滑劑，觀察陰莖是否有癒合不良的徵兆。

- 如果新生兒患病或陰莖結構異常，割包皮可能有害。

可以考慮的替代選項。寶寶的家長可以：

- 不割寶寶的包皮。如果決定不割，請學習如何妥善照料未割的包皮（見「建議參考資源」，406頁）。無論是為了清理或其他原因，請不要用力翻開包皮。男嬰出生時，包皮大多是連著龜頭，過幾個月或幾年後才會逐漸變鬆，可以輕易伸縮。很多歸為未割包皮的問題，其實都是家長和其他人無法坐視不管包皮造成的。孩子成長時，請教他們如何妥善保持衛生；洗陰莖就和洗耳朵一樣複雜。

- 決定給寶寶割包皮，但要有適當的麻醉，醫師或割禮師（受過割禮訓練的猶太教徒）也要有經驗。可能的話，請待在寶寶身邊安撫他。請學習如果妥善照護剛割包皮的陰莖，以加速癒合。

- 等孩子長大成人，讓他自己決定要不要割包皮。

不論你是選擇給寶寶割或不割包皮，日後都應該教他認識何謂負責的性行為，以保護自己和其伴侶不會罹患性傳染病。

嬰兒保健

護理師、助產師和曾為人父母的親友，都能教你們本書未涵蓋的更多照顧嬰兒的技巧，例如安全措施、換尿布、洗澡、安撫哭鬧的嬰兒。你們也找得到這類書籍、影片、課程；請見「建議參考資料」，406頁。

產後頭幾天的產者

對產者來說，產後早期的特點是疲憊、情緒起伏大、心思全放在寶寶身上、好奇、時有疼痛，還有一連串影響身體大多數部位的生理變化。他很可能又累又興奮，難以成眠，但稍微活動就覺得疲憊不已。淋浴或散一點步就足以讓他累得倒在床上。

他經歷的生理變化可能會多到令他驚訝；這些生理變化比他料想的還更需要注意。

子宮

產後的頭幾天，護理師或助產師和產者應該頻繁檢查子宮，確保子宮在收縮狀態（見第358頁）。請提醒他持續檢查，直到連續兩三天每次檢查都是收縮狀態為止。

產後痛

產後痛是因為宮縮仍會反覆出現。尤其是生第二胎以後，哺乳時的產後痛可能會十分強烈。產後痛是好徵兆，代表子宮正回復到懷孕前的大小。請提醒產者使用放鬆與呼吸技巧。如果疼痛劇烈，可以請醫師開止痛藥。產後痛過幾天就會消失。

陰道排出物

產者的陰道會流出帶血排出物，這叫做「惡露」，情況和經期類似。一開始是帶若干血塊的濃稠紅色液體，後來逐漸變少；流惡露的時間長達二到六星期。

產後頭幾天，產者可能會注意到自己躺下時流出的血很少，但幾小時後一從床上起身，就會突然大量流血。他可能會很驚慌，但這可能是因為血積在陰道，因為重力的關係才流出。然而，如果幾分鐘後仍大量流血不止，或產者覺得頭暈，請通知照護者或醫院的產後護理部。

惡露顯然消退又突然增加，或是產者排出高爾夫球般的大血塊時，請通知照護者，因為很可能是胎盤本來的位置有血管出血。有時做重活會導致他在惡露減少後又大量流血。多休息通常就能遏止大量流血，但你如果擔心，就應該通知產者的照護者。

會陰

陰道生產後，會陰會覺得很痛，尤其是需要縫合的會陰。就算沒有縫合，會陰也可能腫脹瘀青。產者可以試試下列的舒緩手法：

- 冰敷，尤其是在產後頭二十四小時內。將溼毛巾摺好擺進塑膠袋，放進冷凍庫一小時左右，讓袋裝的毛巾變成大冰敷袋。一次冷凍幾袋，這樣隨時都能冰敷。

- 坐著泡溫水澡20分鐘，一天泡兩三次。產者不應該在泡浴缸時洗澡；要保持水清澈。

- 如廁後，請仔細拍乾會陰（從前面往後到肛門），或從水瓶噴溫水到會陰。這樣給會陰的刺激比用衛生紙擦拭小。

- 用浸滿金縷梅萃取液的敷墊敷會陰和痔瘡，有舒緩效果。更多關於痔瘡的治療，請詢問照護者。

- 請做10秒鐘骨盆底底肌肉收縮運動（凱格爾運動），一天十次，以促進癒合，減少腫脹，回復體力。產者只要坐著就應該做凱格爾運動，以避免臀部張開，給縫合處帶來有痛楚的壓力。請產者收緊陰道和尿

道附近的肌肉，就像試著忍尿那樣（見第45頁）。一天應該做十次，但不須一連做十次。他也應該依照第45頁的指示回復骨盆底肌肉的彈性。好消息是，運動骨盆底肌肉帶來的改善是迅速可見的。

排便與排空膀胱

產者在意排便與排尿的程度，可能會令你驚訝！這些功能變得比平時困難，因為會陰疼痛，腹部肌肉也暫時變得脆弱（所以很難用力排便），分娩時飲食的中斷也可能導致便祕。

如果產者無法排尿，請試試所有下列訣竅：開水龍頭、在浴缸裡或淋浴時排尿（尿完要出來），鼓勵他壓下腹部恥骨上方、給膀胱施壓（但如果是剖腹生產，請不要這麼做！），也許可以促進排尿。這些方法幾乎一定有效；萬一在微乎其微的情況下，產者過了半天左右仍沒有排尿，請通知照護者。他可能需要裝導尿管來排空膀胱。這種感覺不好受，但總比膀胱膨脹好。

往好處看，會令產者非常高興的一個變化是，因為膀胱不再受胎兒擠壓，容量會比懷孕時大得多，所以產者覺得需要排尿的次數會減少。

為協助產者避免或減少產後頭幾次排便的困難，請提醒他攝取高纖飲食：梅子汁、其他果汁、生蔬果、麩皮麵包或麥片等。體積膨脹型軟便劑或瀉藥也有幫助。此外，排便時用衛生紙壓著保護會陰，也能減少不適。如果他的痔瘡會痛，這些手法也有幫助。

產者可能要一兩個禮拜才能恢復往常的排便模式。如果試過上述手法後，他還是覺得不適或便祕，就應該聯絡照護者。

剖腹生產後的疼痛

剖腹生產後的疼痛是來自子宮切口、縫合處或傷口夾，還有手術後常在腹部累積的氣體。產後頭幾天，翻身、下床、走動、哺乳等活動通常會疼痛不已，雖然有些這類活動也能加速復元。請盡你所能地協助產者進行這些活動，提醒他如何從平躺的姿勢側身，下床時讓他扶著

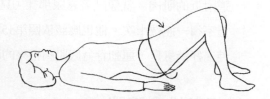

從平躺的姿勢側身時，爲減輕疼痛，剖腹生產的產者應該抬高臀部，先把臀部和雙腿轉向一側，再挪動肩膀。

你，走動時提供臂膀給他，哺乳時拿枕頭放在他腿上。產者的感覺會一天天好轉。

生產後的隔天或第三天，照護者會移除切口的傷口夾。移除時不會很痛，切口的疼痛也會因此減少。如果產者有縫合，縫線會逐漸溶解或在第一週便拆線，視縫線的材料而定。產者可能會覺得切口發癢、發痛，但不應該使用不是醫師建議的任何潤膚膏。

疤痕癒合期間，請時時留意。如果發炎或流膿，或是出現發燒症狀，請通知照護者。

為協助減輕腹部疼痛，你可以鼓勵孕者這麼做：

- 從平躺的姿勢側身時，請他先屈膝，讓腳在床上平踏。接著，抬起臀部（只剩下頭、肩膀、腳在床上）轉向側邊，再將肩膀轉到那一側（見上圖）。這樣會比平常更容易轉身，疼痛也少很多。從側躺姿勢坐起來時，他應該用手撐起自己。這些技巧能避免拉扯切口。

- 產者應該避免攝取會產生脹氣的食物，例如扁豆和豆莢、甘藍類食物、冷飲或碳酸飲料。

- 頭幾次下床時，為避免暈眩，產者應該先轉一轉腳踝，把手臂高舉過頭幾次，然後坐起來，再多舉幾次手臂。站起來時，你應該在他身邊，讓他可以搭著你起身。

- 把寶寶抱在腿上的時候，他應該拿枕頭蓋住傷口保護。

- 產者應該請教護理師或泌乳顧問如何抱嬰兒，以免壓到傷口。

返家

請事先檢查產者的保險涵蓋的項目、產後的選項。正常的陰道生產,通常能在醫院待二十四到四十八小時;剖腹生產則是四十八到七十二小時。如果是在生產中心生產,產者可能三到六小時候就必須返家。如果是在家生產,助產師通常會待三、四個小時。

照護者應該確保你們兩人都收到清楚的指示,知道要如何觀察產者與嬰兒、兩者各自需要哪種特別護理、如果有疑慮要打哪幾支電話。此外,也請確認你們知道寶寶的醫師叫什麼名字、電話號碼是幾號。

理想的情況是,產後的追蹤回診應該安排在第一週(三、四天後較好),以檢查哺乳情形和產者與寶寶的安康。不幸的是,醫院與保險公司有可能為了省錢而削減服務,所以不提供追蹤檢查的服務。在這種情況下,確認你知道要聯絡哪一位醫師尤其重要,以免你或產者在產後第一次檢查之前有任何問題。

如果寶寶是在家出生,助產師會在頭幾天來訪兩次以上,接下來幾週則會請你們到診所會面。

產者從醫院或生產中心返家之前,請花一點時間思考他回家後要面對怎樣的居家環境。家裡很亂嗎?洗碗槽有很多碗盤嗎?床鋪好了嗎?寶寶的空間(搖籃、有蓋搖籃、搖床或嬰兒床、換尿布區)準備好了嗎?沒有什麼比回到家看見一團混亂,更令產者洩氣的了。你希望他高高興興返家,就給他一個愉悅的返家經驗。

請考慮要不要先獨自返家幾個小時,打點家裡。請朋友或家人來幫忙更好。他們可以做這些事:

- 用乾淨的床單鋪床
- 清理家裡,有髒碗盤就洗起來
- 確保隨時有美食可享用
- 準備好一疊乾淨尿布(尿布清洗服務或買尿布回家)

- 在房子各處妝點一些歡迎的小巧思——擺放鮮花、寫著「歡迎回家」的海報。

　　同時，也把要開回家的車子準備好：
- 如果還未準備，請安裝好嬰兒座椅（見第41頁）
- 清理車內
- 加滿油，回家路上才不用停下來加油
- 確定產者與寶寶有回家這趟路穿的衣服，寶寶還要有一兩條毯子

　　到家時，你們兩人可能會想好好慶祝一番——這可是慶祝的好理由！你們會為寶寶介紹他的新世界。產者可能會覺得自己彷彿離家很久（雖然前後不過幾天！），回到熟悉的環境會鬆一口氣。他可能很快就會覺得疲憊。對產者來說，最好的事也許就是直接上床，和心愛的人依偎在一起，沉浸於那股溫馨當中。請考慮要不要請訪客起碼隔天再來。

居家生產後

如果寶寶是在家出生，事前可能要大掃除：洗碗盤、洗衣服、倒垃圾、空出一個浴缸、用乾淨床單鋪好床。助產師、導樂和其他參與生產的人，都應該讓東西保持一定程度的整潔，但他們離開，留你們和新家人安靜獨處之後，你們可能還有很多事要做。接下來幾天，可以請親友幫忙。請事先做好安排，才不會被清掃工作壓垮，早日讓家裡恢復正常。

- 請事先讓助產師和幫手清理：他們要做多少事？要做哪些事？胎盤要怎麼辦？有時照護者會把胎盤處理掉。有些家庭會埋起來種一棵樹紀念。你也可能想存進冷凍庫（這是重點！），等有空再處理。有些人對製作胎盤膠囊有興趣（更多討論請見第359頁及406頁的「建議參考資源」），請詢問助產師這類訊息。如果你使用生產浴缸，那要怎麼把水放乾、清理、拿開？誰來做這些事？

- 準備分娩時使用的大型垃圾袋：放回收物品、垃圾、待洗衣物。物品一經使用，就可以直接各歸其所。
- 如果找得到更多幫手，可以指派他們進行後續及產後的清理工作：收拾及清理碗盤、收拾餐桌、洗衣服、拿垃圾出去丟、整理房子。他們做這些事時，你和家人可以好好休息，不受打擾。

求助與請教

你們兩人會忙得閒不下來，要理家、餵飽自己，也要認識並照顧新生兒，而且完成所有這些任務時，你們的睡眠週期會打斷，產後的產者也還在適應。寶寶是這一切最大的亮點。寶寶確實讓一切都變得值得，但有沒有方法可以讓事情變得容易一點？尋找協助就對了！

　　請接受親友伸出的所有援手。跑腿、備餐、打電話、家務──所有這些事都可以請別人來做。然而，最好的協助是不分日夜隨時候命的幫手。要獲得這種幫手也許是不可能的，除非你福星高照，有親戚好友可以安然加入這場混戰。如果你很幸運，祖父母或其他能伸出援手的親友會在你需要時天天來幫忙。也許寶寶的奶奶或伯母願意待一兩個星期。她可以流暢地操持家務，餵飽你們兩人，回答關於育兒的問題。你會指望這個幫手能加強產者在產後滿足寶寶需要的自信。你們連爭吵怎麼育兒的時間也沒有。更多關於接受親友協助的說明，請見第62頁。

　　確保安寧的方法是，邀請產者最希望邀請的幫手，同時依產者的意願安排幫手來訪的時間──看是產後立刻請他來，或是一兩個禮拜以後較好。照理說也可以講明你們需要他做哪些事：「我們需要有人協助操持家務和煮飯，因為如果家裡一團亂，珍妮會跳腳。」或是：「我們從來沒有照顧過嬰兒。我們需要有人來示範要做哪些事、正常情況是什麼、如何照顧我們的寶寶。」

　　產後導樂是新家庭適應期解決問題的好答案。你們可以請這些受過訓練的幫手每天來幾個小時，或是每兩天來一次，持續一或多個禮

拜。有些人也提供過夜援助。他就像你們最喜愛的伯母（養過很多孩子！），只要你們有需要就來幫忙；更多關於產後導樂的資訊，請見第63頁，也請參閱「建議參考資源」（406頁）了解去哪裡找導樂。

更多關於如何順利適應親職的方法，請見第一章。

產後的情緒

產後早期，產者的情緒是多變而不可預測的。這一刻他可能欣喜若狂、精力充沛，下一刻卻變得疲憊沮喪、淚流滿面。荷爾蒙分泌與身體機能的驟然變化（從懷孕期間要支持胎兒成長，到生出寶寶，再返回未懷孕但必須哺乳的狀態）會造成情緒壓力。此外，分娩期間和產後幾週睡眠不足，也不免造成他的疲憊，還有角色徹底改變的壓力，情緒起伏大並不令人驚訝。

如果你是產者的終身伴侶和生產隊友，你也會有要調整情緒的地方：親職的角色變化、你自己的疲憊、完全變樣的生活。就算你是暫時來幫忙的親友，也可能因為這場生產而疲倦，照顧產者和新生兒也很有壓力。

支撐疲累但有諸多需要的你們度過這段壓力重重的時期的，是你們對彼此的內心感受，還有你們對新寶寶共同感到的喜悅與承諾。知道情況會好轉，對你們是有幫助的。以下建議有助於你們度過產後頭幾天的情緒起伏。

產後憂鬱

如果產者似乎很悲傷，經常哭泣，或情緒起伏很大，一會兒憂鬱，一會兒雀躍或焦躁，卻看不出原因何在，你可能會嚇一大跳。你可能會覺得無助或內疚，相信自己是禍首或覺得有責任矯正問題。你可能會擔心產者；也可能覺得生氣，或是納悶這種情況會不會一直持續下去。

產後第一、二週，新手家長體驗到這些情緒起伏時，我們最先想到的是「產後憂鬱」，這是產後早期的常見狀況，來自生理、情緒、荷爾蒙的劇烈變化，全新的責任，缺乏睡眠，還有必須餵養並照顧一個謎樣而完全仰賴你們的小人兒。你們要如何改善這種狀況？以下是一些建議：

- 首先，詢問你能幫哪些忙。產者可能有答案，也可能沒有答案。他可能不知道自己為什麼要哭泣。可能只是出自需要，你和其他人不用覺得必須幫他止住哭泣。請以耐心、溫柔、同理心接納他哭泣的需要。他流淚時給他一個溫暖的擁抱，也許他就會感激你。

- 如果不是因為你做了什麼而弄哭他，就不要責怪自己。

- 請你明白幾乎每位產者都會流淚，產後幾天的情緒也會一直上上下下。這個時候的情緒幾乎顯而易見，可能是因為生產時荷爾蒙分泌驟然變化的緣故。

- 請了解情況可能不會超過幾天。保持耐心。

- 鼓勵他小睡和休息（見「睡飽的訣竅」，第385頁）。睡眠不足有可能干擾人的心情和自信。

- 如果產者似乎覺得孤獨或孤單，請朋友和親戚來看他，尤其是生過孩子的親友。

- 如果你擔心，請打電話給照護者、生產教師或泌乳顧問。

- 請產後導樂協助，或是能了解、協助產者，也能引導你理解的人協助。

- 請探索新的家長團體或產後課程。這些團體或課程正日益流行，大家可以從他人身上獲得支持，也可以分享並討論他們的感受與實用訣竅。

有時憂鬱的感覺超過一個禮拜仍縈繞不去。如果發生這種情形，或是你覺得壓力太大，那產者可能是患有產後憂鬱症、焦慮症，或是另一種情緒失調問題。請與他討論你的擔憂，也聯絡上述能提供資源協助的人。

請產者和你一起瀏覽下面的「產後的不快樂：自我評估表」，以設法釐清感受。這份自我評估表改編了一份使用非常廣泛的問卷，那份問卷是為了協助健保專業人士診斷產後情緒失調的問題。本書囊括這張表，是為了協助產者思考他目前的感受，讓他認清這並非他的「本意」，他需要一些支持來克服他感受到的不快樂。請照護者介紹他去找社工、心理學家、精神科醫師諮詢或治療，或許是妥善也非常有益的做法。完整的生理檢驗及各種荷爾蒙濃度的血液檢驗，包括甲狀腺檢驗，也許能揭露導致憂鬱的生理問題。也許單是支持團體就能協助他走出憂鬱。如果產者大多數時候都不快樂，請考慮這些選項。線上資源請見「建議參考資源」（406頁）。

你又有什麼感受？

為人父母有令人興奮和喜悅的地方，但如果你是寶寶的家長和／或產者的終身伴侶，你也會需要在疲憊和持續的壓力下，大幅調適你的情緒並改變生活。多數隊友會覺得這段一團混亂又難以預測的時期很令人興奮、滿意，但其他人有時會鬱鬱寡歡，或是備感壓力。就算你的需要在生產的重要性層級中似乎敬陪末座，但你還是值得給自己一些時間：你需要睡眠、見朋友、休息一下。有別人在你們身邊時，你和產後的產者何不安排讓你休息幾小時？請給自己排定一個日期，做自己想做的事。你會覺得煥然一新，更能快樂地和家人小別重逢！

有時隊友的感受不只是需要一些時間放鬆和重振精神。據發現大約有一成的父親也體驗到產後憂鬱。其他共同隊友可能也會感受到類似的挑戰。參閱下面的「產後的不快樂：自我評估表」也許對你有益，如果你覺得自己受的苦比你以為的還多，請尋求協助。

產後的不快樂：自我評估表

請圈選最接近你過去七天來的感受的答案，不限於今天的感受。

1. 我笑得出來，也看得出事情有趣的那一面⋯⋯
a. 就和以前一樣　　b. 不太能像以前那樣　　c. 絕對不像以前那樣　　　　d. 做不到

2. 我懷著喜悅期待事情發生⋯⋯
a. 就和以前一樣　　b. 不太能像以前那樣　　c. 絕對不像以前那樣　　　　d. 做不到

3. 事情出錯時，我會多餘地責怪自己⋯⋯
a. 一點也不會　　　b. 很少　　c. 有時候 d. 大多數時候會

4. 沒有什麼特別的理由，我卻感到焦慮或擔心⋯⋯
a. 一點也不會　　　b. 很少　　c. 有時候 d. 大多數時候會

5. 沒有什麼特別的理由，我卻覺得害怕或驚恐⋯⋯
a. 一點也不會　　　b. 很少　　c. 有時候 d. 大多數時候會

6. 我覺得不堪負荷⋯⋯
a. 一點也不會；我應對得很好。　　　　　　　　b. 很少；我應對得還不錯。
c. 有時候；我沒有像往常應對得那麼好。 d. 經常這麼覺得；我根本應付不來。

7. 我非常不快樂，甚至睡不好，就算寶寶已經入睡，家裡一片安靜，還是這麼覺得⋯⋯
a. 一點也不會　　　b. 很少　　c. 有時候 d. 大多數時候會

8. 我覺得憂傷或悲慘⋯⋯
a. 一點也不會　　　b. 很少　　c. 有時候 d. 大多數時候會

9. 我很不快樂，甚至一直哭泣⋯⋯
a. 一點也不會　　　b. 很少　　c. 有時候 d. 大多數時候會

10. 腦海裡出現傷害自己或寶寶的念頭⋯⋯
a. 一點也不會　　　b. 很少　　c. 有時候 d. 大多數時候會

檢閱這張表後，如果你覺得有事情不對勁，或是對自己的情緒健康有疑慮，請聯絡你的照護者、生產教師、導樂或心理健康治療師。

本表改編自 J・L・考克斯（J. L Cox）、J・M・霍登（J. M. Holden）、R・薩戈夫斯基(R. Sagovsky)，1987年，「偵察產後憂鬱症：十項愛丁堡產後憂鬱症量表的發展」，《英國精神病學期刊》，第150 期，782-786頁。

在家的實際工作

如果你事先做好準備，暫且把生活變得簡單一點，就可以省掉很多產後期的麻煩。以下的建議能幫助你們所有人度過產後頭幾天，直到家裡更安穩為止。

疲憊與睡眠不足

產者很疲累。你可能也很疲累。如果在生產隊友的角色之後，你接著要扮演「居家幫手」，你的精力可能會逐漸耗盡。睡眠不足是新手家長的一個嚴重但往往被忽略的問題。對哺乳家長來說，可能會導致奶水不足；心情起伏（包括產後情緒失調）劇烈；無法應付寶寶哭泣或其他小毛病，甚至連簡單的決策（例如晚餐吃什麼）也做不了。疲憊會讓一切惡化，充分休息則能讓事情好轉：哺乳家長的食慾、對寶寶和你的感受、他的心情、他的奶水量、他的耐心等。

不過，大家往往不得不相信，所有新手家長、尤其是產者，是不可能睡飽的。事實並非如此。睡眠充足是做得到的，但你和產者必須把睡眠當成優先考量（排在確認你們已餵飽也照顧好寶寶之後），重組你們的生活，以確保你們兩人都獲得充足的睡眠。產者只「在寶寶睡的時候睡」是不夠的，儘管大多數人都這麼建議。

在事情化為順暢的例行活動之前，請把獲得充足睡眠當成重要事項。請拔掉電話線，大門掛上「請勿打擾」的牌子，等你們當中有人準備起床再拿下。產後的頭幾個禮拜，請盡量不要安排在上午與人會面——中午以前都太早了！

「睡飽的訣竅」一節（見下文）能非常有效地確保兩位家長獲得充足睡眠。這項訣竅的必要條件是，你們兩人都不在早上起床，等睡到身體機能都能良好運作時再起床。這對只有一個寶寶的家庭最有幫助。

睡飽的訣竅

這項建議適用於回到職場前的兩位家長。你們有人回到職場後，他就必須在夜裡獲得更多睡眠，少在白天入睡。請在你們返家後的第一天晚上開始運用這項技巧。

請詢問自己，每二十四小時中，你需要幾小時的睡眠才能良好運作。六小時？八小時？九小時？那這就是你每天需要的睡眠量。這項訣竅會說明如何獲得你需要的睡眠量。

你們無法一次獲得這麼多睡眠量，因為餵奶和育兒會頻頻打斷睡眠，所以你們需要在床上待更長時間來獲得充足的睡眠。如果你們是新手家長，有可能在床上待八個小時，但只睡了四、五個鐘頭。

請默記你每次大概睡多久時間，在睡夠需要的時數之前，請繼續穿著睡衣待在床上。請待在床上或時時回到床上，等睡到需要的時數再起床。你可能需要花十二個小時以上！這代表除了用餐和上廁所，你不會在一大清早便起床。

起床後，請刷牙、淋浴、穿衣，迎接新的一天！產後頭幾天，你也許會想待在床上一整天。好消息是，一段時間後，哺乳家長和寶寶餵奶的效率會變高，睡得也比較久，獲得需要的睡眠便不再那麼費時。

如果寶寶和家長一起睡或睡在附近，多數人會比較容易遵循這個建議。

乍看之下，要照著這項技巧來做似乎是不可能的。你們確實需要把睡眠當成優先選項。請務必記得，疲憊或睡不飽是奶水量減少、情緒起伏不定、焦慮、關係緊張的助因，育兒的樂趣會因而減少。

在有兩個以上孩子的家庭，請運用這項訣竅

當然，如果家裡還有其他孩子，就不得不在早上起床活動。那麼你們兩人就必須略做調整（例如催促產者在早上必須起床的十一或十二個鐘頭前上床）。請親戚、朋友或產後導樂早上來照顧大孩子也非常有幫助，這樣你們兩人就能睡久一點。你們也可以結合這項技巧與「輪值睡眠」（見下文）的方法，也就是一位家長早點去睡，早上也比另一位家長早點起床。例如，如果你們有大孩子，你們當中的一人就必須在另一人帶寶寶去睡時，照顧大孩子。

輪值睡眠

這種安排可能是增加兩人睡眠的最佳方法。進行方式如下：傍晚餵過寶寶後，一位家長負責照顧寶寶（不管是睡或醒）和其他大孩子，另一位家長則上床去睡；然後，在夜裡入睡的家長早上早點起床，讓另一位家長在早上入睡。

輪到你保持清醒時，只要寶寶醒著，就請抱在懷裡搖，對他說話，抱著他彈跳、走路，並安撫他。如果寶寶睡著了，你可以小睡片刻、看電視，或去辦事。請試著給較早上床的家長兩到三小時睡眠，但寶寶真的想喝奶時，就把他帶到授乳或餵奶的家長身邊。然後，你們兩人可以一起入睡，或試著入睡，期間可能要斷斷續續餵奶和換尿布。請持續這種方法，等較早上床的家長獲得需要的睡眠後，他再帶著寶寶起床，留你多睡幾小時。

輪值睡眠，或至少是理論上的輪值睡眠，可以讓你們兩人各有一段不中斷的睡眠時間，加上幾小時斷斷續續的睡眠。

哭鬧的寶寶

有多本專著從頭到尾都在討論哭鬧的寶寶，也有大量育兒書會包含討論這個議題的章節（見「建議參考資源」，406頁）。在產後頭幾天，你通常可以用下列方法安撫哭鬧的寶寶：

- 給寶寶餵奶或拍嗝。
- 換尿布。
- 讓寶寶吸你（乾淨）的小指：將小指放進他嘴裡，指甲碰觸他的舌頭，指腹碰觸嘴巴上部。如果你先潤濕手指，寶寶可能會更急著吸你的手指（請只在過去一小時餵過寶寶後才給他手指吸。在其他時候哭鬧，可能是因為他餓了！）。
- 用毯子把寶寶舒舒服服地包好。
- 抱在懷裡搖或走動。用嬰兒揹巾或揹帶把寶寶「穿」在身上。
- 把寶寶抱在肩上，坐在生產球上彈（見第180頁圖），效果出奇地好。
- 背靠著半躺，抱著寶寶，讓他的肚子貼在你的胸口，唱歌給他聽。製造「白噪音」，也就是洗碗機或洗衣機的轟隆聲，發出「噓聲」（貼近他耳邊說「噓，噓」幾分鐘），播放寧靜的音樂，或是在他耳邊輕哼搖籃曲。

　　想了解另一套成功安撫寶寶哭鬧的步驟，請見「建議參考資源」，406頁。

　　請不要留小寶寶獨自哭泣。產後頭幾天對產者與你是重要的適應期，對他也是如此。新生兒需要感受到你們的體溫、聽到你們的聲音，才能給他安撫與安全感。請不要擔心會寵壞寶寶：滿足他的基本需要並不會寵壞他。

安排寶寶的睡眠與哺乳時間

頭幾個星期，想安排寶寶的時間是不可能的。請找出寶寶自己的步調，照他的步調來安排你們的生活。請以滿足他的需要為核心；設法了解

他是用哪種方式告訴你們他餓了、好奇、有興趣、覺得無聊、覺得不舒服，或是受到過度刺激。請讓他發號施令。一開始讓全家來適應寶寶，比要他適應家裡容易得多。請把滿足他表達出的需要當成目標──這樣你會比較快樂。請參閱《你家的神奇新生兒》和《寶寶在對你說話》（見「建議參考資源」，406頁），協助你了解寶寶。

用餐

在家的頭幾天幾乎忙得沒時間備餐，但你們必須攝取能迅速準備好的營養食物。請試試以下做法：

- 事先準備好餐點。生產前就先準備好幾樣菜，例如湯、砂鍋、燉菜，可以放幾天或冷凍起來。

- 購買能迅速準備好、營養、美味的食物。不太需要或根本不需要準備、可以隨手拿了就吃的食物，是頭幾個禮拜的好選擇。這類食物包括優格、水果、穀麥、堅果、茅屋起司、硬起司、生菜、冷肉、全穀麵包和餅乾。請在生產前買來擺在手邊，才不用時時出去購物。你也可以到熟食店、雜貨店的冷凍食品區搜尋營養、美味的現成食品。

- 儲備能放一段時間的食物。例如，你可以烤一隻火雞吃一個禮拜，或是把生菜洗、切好，放進冰箱冷藏備用。

- 接受親友帶來的食物。如果有人問你能幫什麼忙，告訴他你希望他準備主菜。有時朋友們會「輪流供膳」，也就是安排每個人準備一或多餐，持續一兩週。關於輪流供膳的線上排程，請參考Mealtrain.com網站。提示一點：請朋友每兩天帶一次食物來就好。大家通常會帶超過一餐的分量，所以每日供膳幾天下來，冰箱就爆滿了。此外，如果你請他們每兩天再帶餐點來，朋友們才能更長久地輪流供膳，他們也可能願意提供食物以外的其他服務，例如遛狗、跑腿、洗衣服等。

- 請記得產者的飲食需要。產後飲食應該和懷孕期間的飲食一樣營養。如果是親餵，他需要比每天正常所需還多兩百到三百卡路里，每天也至少要喝兩夸脫（1.9公升）的液體。

家務

返家後的頭幾天很忙，處處需要調適。請幫自己一個大忙：如果你沒有幫手，請安排做最起碼的家務就好——只要維持衛生就夠了。如果你在寶寶出生前就進行過「大掃除」，事情會簡單一些；如果沒有，請乾脆閉上眼睛，讓家務累積一陣子。請簡化生活，你們才能自在地照顧並享受寶寶，同時獲得充足的休息。

如果你確實需要幫手，就放膽請人來做你真的需要完成的事。優點是，他們在那裡是正為了依你的需要做事，不是享受新寶寶（不過也會享受！）和你的陪伴，你不需要擔心會冒犯他們。他們甚至也不介意一面穿揹巾揹寶寶，一面整理家務或準備餐點，讓你們兩人有機會小睡一下！

結論是，產後的頭幾天和頭幾週是調適期：對產者來說，他的身體會逐漸恢復非懷孕的狀態，也會產生乳汁來餵寶寶；對你們兩人來說，你們會在此時認識寶寶，培養照顧寶寶的技巧，適應睡眠時間的改變，學習扮演親職，展開新的生活方式，同時探索彼此的關係；對寶寶來說，他必須多認識這個新世界、家長、還有子宮外的景象與聲音。你們的人生將從此不同——你也不會想和以前一樣。

第 **11** 章

開始哺乳

艾略特來臨之前，我們永遠無法了解為什麼有人不願意餵母乳。有一次含乳不順暢，希瑟的乳頭痛得不得了。擔心和恐懼哺乳，導致她有時會怨怨不平。不過我們還是堅持下來，他喝到的奶水就質與量來說都讓我們滿意極了。知道他獲得最好的照顧，讓我們放下心中一塊大石。

——麥特，新手父親

從妻子抱起兒子的那一刻開始，他們似乎就本能地知道該怎麼做。他扭著身子往上爬到她的乳房，開始喝奶。她的母乳就是他人生最初幾個月唯一的營養來源。兩年半後，他生氣的時候，餵奶還是能給他安慰，他累的時候更是非喝奶不可。連結他們的力量和妻子的毅力，每天都讓我大開眼界。

——艾利，新手母親

對親餵的家庭來說，隊友的角色似乎模糊不清，因為事情不是授乳家長疲累時他來接手餵奶這麼簡單，更是關乎全方位地支援餵奶，同時為了達到這點而簡化生活。如果你對親餵的優點有一些認識和信念，那確實比較有益。

親餵的原因

有些家庭選擇親餵,原因包括:

- 哺乳比配方奶便宜得多。
- 可以避免準備配方奶和洗奶瓶的耗時雜務。

　　對親餵的家長來說,原因如下:

- 哺乳能加速子宮恢復正常狀態,因為產後早期餵奶時,會造成子宮收縮。
- 關乎成功哺乳的荷爾蒙,能協助他放鬆、產生滿足感。
- 降低哺乳家長罹患第二型糖尿病、某些類型的乳癌、卵巢癌的發生率。
- 歷經最初的學習期之後,大多數家長會發現餵奶是與寶寶產生連結、供給營養的愉悅方式。
- 親餵快又方便,只要拉開襯衫露出胸部或乳房就可以了;不需要邊聽寶寶不耐地哭鬧,邊手忙腳亂地準備奶瓶。

　　對寶寶來說,原因如下:

- 哺乳就能完全滿足寶寶的營養需求。
- 寶寶成長、營養需求改變時,乳汁成分也會跟著改變。
- 親餵的乳汁永遠都保持在最佳溫度,而且能立即供給。

　　親餵是確立寶寶微生物群系的重要一環。至少有一份研究發現,寶寶腸道的益菌有三成是直接來自家長的乳汁,另外一成是來自家長胸部或乳房的皮膚。

- 人乳包含的物質(人類乳汁寡醣)能供給益菌養分,提供預防疾病的重要保護(免疫球蛋白與抗體)。

- 比起配方奶，人乳較不會引起過敏、下呼吸道感染、耳部感染、濕疹、消化不良、腹瀉、嘔吐，營養過量、壞死性小腸結腸炎、嬰兒猝死症、兒童白血病、兒童肥胖症、第二型糖尿病等問題。
- 還有其他長期健康益處，例如促進顎部發育、減少氣喘機率、加強處理膳食脂肪的能力。

　　基於上述這些因素，今日大多數家庭會決定給寶寶親餵。

　　雖然對大多數家庭來說，頭幾天或頭幾週要克服的難關很多，但事情會逐漸變得容易、迅速、方便。擔心寶寶奶喝得不夠、餵奶太頻繁或不足的新手家長不少見。他們對哺乳過程沒有信心。為了讓親餵有良好的開始，請在寶寶出生前搜尋有益資源，例如：

- 一本好書、一個好網站是午夜時分的絕佳資源（見「建議參考資源」，406頁）。
- 請泌乳顧問給你們持續的支援。寶寶的醫師或生產教師也能介紹一位泌乳顧問給你們，他可以在你們任何一個哺乳奶階段提供支援。也可以從網路搜尋你們的所在地區有沒有哺乳或親餵服務、輔導員或泌乳顧問。
- 點對點支持團體、國際母乳會（La Leche League International）各地分會、在大多數社區定期聚會的其他周產期或育兒支持團體。網路上也可以找到國際母乳會和美國母乳會（Breastfeeding USA）的資料（見「建議參考資源」，406頁）。
- 寶寶的醫師能協助你們得知寶寶是否發育良好，必要時也能提出有益資源的建議。
- 婦嬰幼兒特殊營養補充計畫（Special Supplemental Nutrition Program for Women, Infants, and Children，簡稱WIC）為懷孕期的低收入家庭提供哺乳支援、健保介紹、補充食品、營養教育，其服務可持續到產後第五年。
- 給寶寶哺乳的朋友，可以推薦你們有益的產品和資源，也能設身處地了解、協助解決你們的問題。

- 提供產品與資訊的網站、提供建議與支援的新聞團體（見「建議參考資源」，406頁）。
- 網路上可以找到教導並示範基本原則的影片，也可以購買這類影片（見「建議參考資源」，406頁）。

請把所有這些有益資源列成一張表，填入名稱、電話號碼、地址，貼在冰箱上參考。

可能的話，你們也應該在產前上親餵或哺乳課程，學習其基本原則。提供生產課程的組織及醫院，大多也提供相關課程。

就算你對親餵或哺乳所知有限，擔任能提供支援的隊友也是非常可貴的。你的隊友需要你對親餵產生信心，你的協助能讓事情變得容易。你可以在餵奶時伸出雙手扶正寶寶的位置；持續照料隊友的飢渴問題；協助隊友盡量休息；換尿布；洗澡；安撫、把寶寶抱在懷裡搖或彈跳；帶寶寶到戶外散步或坐車出遊；在調適的早期階段保持耐心與愛心。

最重要的是，你的隊友需要你理解，哺乳是為了給寶寶最好的食物，讓他有最佳的人生起步。請表現出你有多感激他身為哺乳家長的角色，如果出現任何問題，請盡力協助、鼓勵他。如果有需要，可以尋求專業指導協助你的家庭。

良好的開始

親餵要有良好起步，基本條件是：

- 產後不久，寶寶一學會吸吮，你們便頻繁餵奶，只要寶寶表現出要喝奶的暗示，便給予回應。寶寶每二十四小時至少需要餵奶八次，通常會更多次。
- 懂得辨認寶寶需要喝奶的暗示：把手放進嘴裡、頭左右擺動、張嘴轉頭搜尋任何掠過臉頰的東西（尋乳）、發出吸吮聲且有口舌動作、

哭鬧，或是貪婪地吸吮放進嘴裡的手指。寶寶通常會表現出想喝奶的樣子，很久之後才會餓哭。

- 寶寶的嘴與乳房「含乳」良好
- 哺乳家長擺出舒適的姿勢，以枕頭支撐，才能釋放壓力，在哺乳期間保持放鬆
- 請泌乳顧問或其他內行人給予建議
- 你的協助與正面支持
- 不須面對過於艱困的難題

我們提到最後一點是因為，在罕見的情況下，想親餵的家庭就算密切接觸泌乳顧問，還是會出現一個又一個問題。如果顧及問題的困難度，最後決定停止親餵，有些人會對自己的決定覺得失望、沮喪，產生疑慮與羞恥感。但每個家庭都應該依其情況權衡利弊。這時的第一步是尋求最佳支援與建議。如果還是克服不了哺乳的問題，請考慮用吸乳器吸乳再以奶瓶餵、餵配方奶等替代選項。

從那些步驟中獲得支持，可以大幅增進你的經驗與能力，讓你懷著自信走下去。你對這些決策的理解與支持能發揮極大的功效。最重要的是，請試著婉拒過度熱心的親餵擁護者，他們可能不了解，你們已經因應情況做出了正確的決定。

如何提供哺乳的相關支援

研究顯示，如果隊友以鼓勵和主動協助的方式支持，親餵的家長會覺得自己更能應付哺乳，也更有自信。

真誠的鼓勵是發自內心的；請花一些時間思考隊友為寶寶哺乳的角色為什麼令你感激。然後請相互討論。體貼與溝通才是相處的長久之道！

主動「支援」哺乳未必代表親自餵奶。以下是提供支援的其他一些方式：

- 照料寶寶的需求：包括換尿布、拍嗝、抱抱、揹著走，或是在餵奶空檔放下寶寶。
- 照料隊友的需求：遞水、拿餐點、補充需要的補給品，擺在他身邊。
- 調整位置：餵奶空檔，請確認寶寶和隊友的姿勢夠舒適；把枕頭擺在附近，拿腳凳或矮凳，輕聲提醒哺乳家長調整寶寶的位置並保持自己舒適，留意姿勢、人體工學和其他造成緊張的來源。
- 保持環境溫暖舒適：打掃房子，讓整個地方保持舒適的室溫，照料原先由隊友處理的其他家務。

早期的疑慮

對大多數家長來說，給寶寶哺乳一開始並不容易。二到四週以後，親餵家長才有可能一把寶寶放在胸部附近，他就懂得如何含乳並吸吮。在這同時，還可能出現其他有待克服的早期挑戰，例如乳頭暫時發痛、睡眠不足、對奶水量的疑慮等。你和隊友需要更多資訊與方針來了解怎樣才是正常，又要如何克服這些問題。你列出的資源能協助你釐清疑慮。

奶水量

你要如何知道寶寶喝夠了奶？如果寶寶需要頻頻餵奶，這是不是代表奶水不能滿足他的食量？有時你會很難相信這種不精確的過程。體認以下事實可能有幫助：

- 產後有二到四天會產生少量的初乳。如果頻繁哺乳，通常便足以滿足這個時期寶寶的營養需求。
- 大概在產後第二到第七天，初乳會轉變成過渡乳。餵乳的頻率與時間總長，有助你們判斷奶水什麼時候會「進來」、產生多少奶量。
- 小寶寶往往會頻繁喝奶──每二十四小時八到十二次，甚至更多次。新手家長可能會為此驚訝。親餵預計會占去一天中的數小時，請據此做好安排。一般來說，寶寶喝奶愈頻繁，就會產生愈多奶水。

- 寶寶喝奶的間隔並不一定；前後幾次餵奶有可能「接踵而來」（這叫做密集哺乳），然後隔一段相對較長的時間，才需要餵下一次奶。六小時內餵四次奶，睡三、四小時後再餵下一次奶是正常的。
- 以下這些徵兆可以顯示奶水是否充足：乳房的觸感如何（餵奶前比餵奶後重、「脹」）；奶水可以擠出還是從乳房滴落；寶寶的尿布有沒有濕、有沒有排便（奶水進來之後，一天換六到八次濕尿布、排便四次以上，在前四週是良好的徵兆）；每吸幾口奶，是不是就會感覺到寶寶吞嚥。體重增加是寶寶喝的奶量充足的清楚徵兆——不過他的體重要到幾天後才會開始增加。

如果寶寶喝的奶似乎不夠，請試試二十四小時的「增乳計畫」（見第402頁），或是請教寶寶的醫師或泌乳顧問。

疲憊與睡眠不足

由於小寶寶需要頻繁餵奶，有時夜裡也會哭鬧，哺乳家長和試著伸出援手的你，睡眠不可能長時間不被打斷。你們會傾向在餵奶空檔的兩三小時小睡。如果新手家長白天可以補眠一兩次，這種睡眠模式的正常變化問題不大。如果做不到，你們就會覺得疲憊，也會干擾育兒的所有層面和日常生活。請參閱第385頁「睡飽的訣竅」的指示。

如果夜裡哺乳家長是在床上餵奶，或是和寶寶一起睡或睡在附近，他就能獲得較多睡眠，寶寶也會較少哭鬧。如此一來，他就可以在餵奶時打盹，不用一再起床。詹姆士・麥肯納（James McKenna）的《和寶寶一起睡》（*Sleeping with Your Baby*）針對這個主題的討論很有幫助（請見「建議參考資源」，406頁）。不過，如果你的隊友不習慣同床，這種方法就不管用。

公共衛生官員非常反對與寶寶同床，但依據麥肯納博士的說法，在某些情況下，如果嚴格管制安全條件，同床睡是安全而有益的。麥肯納

博士對同床睡有徹底的研究。他建議用以下做法來確保和寶寶同床的安全性：

- 兩位家長都不吸菸，孕者在懷孕期間也不吸菸
- 兩位家長都不肥胖
- 房間不會過熱
- 兩位家長都沒有使用娛樂性或醫療性藥品，也沒有喝酒
- 沒有寵物、其他孩子，床上也沒有填充動物玩偶
- 寶寶平躺在硬床墊上，沒有太多枕頭、羽毛墊，不使用水床、凹陷的沙發、沉重的寢具或羊皮製品

　　如果無法滿足這些條件，就不應該讓寶寶睡在家長床上，而是安全地睡在附近的嬰兒床或嬰兒搖籃上。

乳房／胸部和乳頭的疑慮

以下是親餵的頭幾天造成乳房／胸部疼痛的一些原因：

- **腫脹**：初乳通常是從第二到第四天開始轉變，會在八到十二小時內發奶。這時再加上乳房組織的其他液體，便會導致乳房變得異常漲痛，或是腫脹，寶寶也不易含乳。

　　就算還不到過渡期，頻繁親餵也能避免嚴重的腫脹，但寶寶一開始的胃口和適應乳房的能力，可能不會和泌乳量同步。如果乳房硬到寶寶不能良好地含乳，可以經由幾個步驟讓乳頭變軟再餵：用手或吸乳器擠出一點乳汁、熱敷，或是給乳房淋浴以刺激泌乳。這樣做的目的是擠出剛好足以讓乳頭變軟的奶水，以便寶寶含進嘴裡。

　　餵完奶後，哺乳家長可會想冰敷乳房以減少腫脹。布洛芬（ibuprofen）等止痛藥或許有幫助（請教照護者是個好主意）。

　　腫脹應該過幾天就會消失，最後會在寶寶需要的奶量和泌乳量之間取得平衡。

即使不是親餵的人，也可能有腫脹情形，但減少吸吮或擠乳，或是穿戴支撐性（但不要太緊）的胸罩，就能使泌乳停止。

乳頭疼痛有可能是以下原因造成的：

- **寶寶含乳不佳，吸吮也太久而用力**：有些寶寶吸吮得比其他寶寶更用力、更久。如果是這樣的寶寶，一開始乳頭可能會比較痛，但奶水進來後，或如果含乳良好，疼痛一個禮拜內應該就會過去。如果乳頭是在餵奶的頭1分鐘發痛，但後來就消失，一般認為這仍在正常限度內。如果餵奶期間一直發痛，便有可能是含乳不良（見下文對含乳好壞的說明）。

  限制吸乳時間也許減輕不了疼痛，但可能會減少寶寶喝進的奶量。如果寶寶吸吮一邊乳房通常是15分鐘，請輪流換邊吸。

  請不要落入陷阱，以為給寶寶奶瓶能讓乳房「休息」，除非乳頭的疼痛極為劇烈。為了避免乳頭劇痛或破皮，造成流血，請不要遲疑，立刻請專業泌乳顧問協助，參閱討論親餵的建議書目（見「建議參考書目」，406頁），或是請教有親餵經驗的人。

- **含乳好壞**：含乳良好是餵奶舒適而有效率的關鍵。不當的吸吮是造成乳頭疼痛的頭號肇因。如果寶寶會咬或「抽」（每次吸就抽一下中斷），就容易造成乳頭發痛，導致寶寶在胸前的時間減少。泌乳量可能會因此變少。護理師或助產師、泌乳顧問、生產教師，或是一本談親餵的好書（見「建議參考資源」，406頁）可以協助你們培養良好的含乳習慣。

  含乳良好的意思是，寶寶可以張大嘴，含住一大部分的乳暈（乳頭四周的深色部分）。如果哺乳家長是往後靠坐，枕頭撐著手臂，把寶寶舒舒服服地抱在胸前，那兩人都能放鬆讓寶寶自行摸索並含乳。一開始寶寶要花一點時間有效學習含乳，但後來便能駕輕就熟，通常也就不太會痛。這就是蘇珊・科爾森博士描述的半躺式哺乳姿勢（見第366頁、第406頁的「建議參考資源」）。

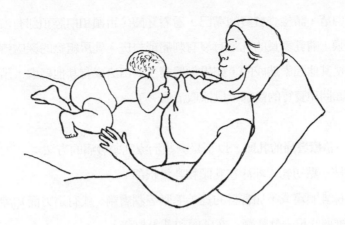

　　為了找出舒適的哺乳姿勢，寶寶應該側臥（「肚子貼肚子」），不是平躺。其他良好姿勢是側躺，或是並肩躺在床上，還有「橄欖球式」或「抓式」抱法，也就是哺乳家長坐直，側抱著寶寶面對乳房。哺乳家長可以扶著寶寶的頭。在所有姿勢中，普通的枕頭或現在流行的馬蹄型哺乳枕可以舒服地撐起寶寶的頭，也撐住哺乳家長的手臂。同樣的，無論是哪種姿勢，都要讓寶寶的臉非常靠近乳房，方便每次吸吮。任何一本講哺乳的好書都會囊括哺乳姿勢與輔助的指示與插圖。

　　有時儘管你再努力，要寶寶深深含乳還是一波三折，弄得雙方又痛又挫折。一個可能的原因是歪脖子（斜頸症），也就是寶寶的頭斜向一邊，不容易自由轉動。寶寶和他的脖子在子宮中的位置可能是斜頸症的肇因。另一個可能的原因是吊舌根（舌繫帶過短），這種狀況會造成舌繫帶（從寶寶舌底延伸到口腔底部的薄膜）異常地短、厚或緊，因而限制了舌頭的活動力。請哺乳專家、醫療保健專家排除或處理這些疑慮是很重要的。

• **鵝口瘡**：這是一種酵母菌感染，有可能出現在寶寶的口部和哺乳家長的乳暈，造成疼痛。鵝口瘡最可能發生在哺乳家長或寶寶最近服用了抗生素的時候，或是他們容易受酵母菌感染。如果你懷疑有鵝

口瘡，請檢查寶寶的嘴巴，看看牙齦、舌頭和口腔頂部有沒有白色斑膜，哺乳家長的乳暈有沒有刺痛或白斑。乳房組織的深處疼痛也可能是其他因素造成的。如果你懷疑生鵝口瘡或有其他疑慮，請聯絡泌乳顧問和寶寶的醫師，以採取治療。

治療發痛的乳頭。以下是一些治療乳頭發痛的方法：

- 抹一點初乳或乳汁在乳頭和乳暈根部。
- 抹乳頭霜或不加香料的純羊毛脂等潤膚劑（或有這方面知識的照護者推薦的另一款乳膏）在乳頭和乳暈根部。
- 從比較不痛的那一側乳房開始餵奶。
- 試試不同的哺乳姿勢，判斷是否比其他姿勢來得舒適。
- 如果疼痛劇烈，乳頭破皮或出血，可能是因為寶寶含乳不佳。請立刻尋求專業的哺乳協助。在不使用吸乳器的情形下減少或停止餵奶，可能會導致腫脹和奶量減少。如果你的泌乳顧問或其他醫療保健專家建議改變哺乳方式，這時應該也會建議你們使用吸乳器與奶瓶哺乳。
- 試用乳頭罩。乳頭罩是一種矽膠製的乳頭保護罩，罩上有乳汁可以流出的孔洞。乳頭罩可以保護乳頭不在哺乳過程中受更多傷。如果考慮使用乳頭罩，最好先請教泌乳顧問（見「建議參考資源」，406頁）。
- 如果有必要，可以請你的照護者開止痛劑。

如果上述這些方法都不奏效，請詢問泌乳顧問、生產教師、寶寶的醫師，或是參閱討論哺乳的好書（見「建議參考資源」，406頁）。

給嬰兒餵奶的特殊場合

如本章開頭所述，寶寶從家長身上獲得照顧與滋養的方法很多。Chest-feeding這個詞通常是用在跨性別社群中選擇親餵的家長。

有些家庭選擇使用胸前輔助器，有時也稱作「輔助餵奶器」（supplemental nursing system，簡稱SNS）。方法是將裝有哺乳家長的乳

汁、捐贈奶或配方奶的奶瓶，以細管連接到寶寶嘴裡，寶寶吸奶時就能同時吸進奶瓶裡的液體。這種方法也用在沒有泌乳組織（因為解剖構造或手術的緣故）的家長身上，因為寶寶需要額外營養，或是用來催乳。

養父母或LGBTQ的共同家長可以考慮催乳。藉由草藥、藥物、吸乳器和／或親餵的輔助，可以刺激沒有懷孕的身體分泌乳汁。盡早請支持催乳的哺乳專家指導你們可能有益。無論是在什麼時機、採用哪種方法，對沒有親自分娩的家長來說，親餵同樣是親子連結的來源，無論他能分泌和輸送多少奶量。

有時選擇分擔餵乳角色的LGBTQ家長，也會使用「共同哺乳」（co-nursing）一詞。重點是務必充分刺激及清空乳汁，才能滿足寶寶的需要及每位家長的泌乳目標。

如果寶寶需要輔助器，你們會需要支援與資訊才能成功使用。如果你們考慮催乳、共同哺乳，或是有其他需要額外支援的情況，內行的泌乳專家是你們的一大資源。

何時給寶寶奶瓶？

家長大多希望寶寶最後能從奶瓶喝奶，如果哺乳家長需要定期離家，就更需要這麼做。你也許聽過寶寶不願使用奶瓶、家長必須教會他使用而焦頭爛額的故事。為了順利瓶餵，時機極為重要。太早使用奶瓶可能會干擾寶寶學習從乳房吸乳的過程。但如果太晚使用奶瓶，寶寶可能不願意使用。

最好不要催促從乳房吸乳的寶寶使用奶瓶，原因有兩個。一是寶寶正在習慣人類乳頭的感觸與流淌的乳汁，交替使用不同方法可能會讓他暈頭轉向。乳頭與奶嘴需要的吸吮技巧不同，嘴與顎的動作也會不同。寶寶可能無法順利轉換不同方法（當然，也有幼小的嬰兒必須從奶瓶喝奶的情況。要教使用奶瓶的嬰兒在有能力後改吸乳房，泌乳顧問是很好的援手）。

二十四小時「增乳計畫」

產後頭幾週，哺乳家長與寶寶會試著探索哺乳這門藝術。二十四小時的「增乳計畫」可以解決一些因此產生的問題，例如：

- 泌乳量疑似不足

- 疲憊、睡眠不足或焦慮

- 沒有胃口、營養不良，或是液體攝取不足

- 寶寶體重增加緩慢

- 「乳頭混淆」，也就是寶寶似乎喜歡奶嘴或乳頭罩多過乳房／胸部

這項「療法」能給哺乳家長和寶寶營養，促進寶寶吸乳的頻率與效率，使奶量充足。哺乳家長能獲得充分的休息、大量的營養飲食，除了哺乳與摟抱寶寶之外沒有其他責任纏身。寶寶也能長時間與哺乳家長肌膚接觸，時時接觸到胸部／乳房，接受呵護。

開始前，請比較幾天下來的體重紀錄，確認寶寶的體重有增加，至少要緩慢增加。如果體重沒有增加，請先諮詢寶寶的醫師或泌乳顧問，再進行這項療法。也請確定哺乳家長的乳頭沒有傷口、起水泡、破皮的情形，如果有，請在進行療法前先處理（請見第399頁對治療乳頭發痛的說明）。

以下是二十四小時「增乳計畫」進行的方式：

- 空出整整二十四小時，讓哺乳家長和寶寶可以在療法進行期間獲得支持。請抽出一天空，或是請朋友、家人、產後導樂來代你照顧他們二十四小時。連續二十四小時的協助是基本要件。

- 讓寶寶和哺乳家長上床，蓋著被單的兩人衣服盡量穿少一點，實用就好，這樣寶寶才能藉由肌膚接觸獲得更多溫暖，進而刺激他的吸吮反射，增加喝奶的興趣。請參閱第396頁的描述，務必遵守與寶寶同床的安全方針。

- 哺乳家長可以讀書、看電視、和你或其他幫手聊天（但請勿接待訪客），最重要的是，他可以小睡。雖然是斷斷續續的短時間睡眠，但這些額外的睡眠可以讓事情大不相同。即使要花很長一段時間才能入睡，哺乳家長還是應該待在床上。有時睡眠不足的人要很長一段時間才能放鬆入睡。應該把目標定在讓哺乳家長除了如廁外盡量不起床──不爲了進食、聽電話、做家事或其他事而起床。

- 補充大量水分──將水或果汁放在他伸手可及的地方，目的是讓哺乳家長在二十四小時內喝兩到三夸脫（1.9到2.8公升）。

- 供給美味、營養的餐點。如果你們家一直都吃外帶食品或冷凍即時食品，準備一兩道家常熱食就很令人感激。如果烹飪不是你的強項，也有很多健康的替代食品可以考慮。

- 除了必須換尿布，或是寶寶哭鬧但又不願意喝奶，需要起來走動或抱著搖一下，否則寶寶應該一直和哺乳家長待在床上。然後，應該由你來照顧寶寶。

　　只要寶寶醒來或似乎有點想喝奶，就應該哺乳。請不要給寶寶奶瓶，不管裡頭裝的是配方奶還是人乳，除非因爲寶寶體重不足，醫師或泌乳顧問才會建議這麼做。

　　讓哺乳家長同時獲得休息與營養，也讓寶寶能與他肌膚接觸並無止盡地吸吮，雙管齊下幾乎永遠都能帶來成效，奶量會顯著增加，寶寶的吸吮能力增強，家長充分獲得休息，全家更能和樂融融。如果你們家無法確實做到二十四小時的「增乳計畫」，或是問題依舊沒有解決，請諮詢寶寶的醫師、泌乳顧問，或是從國際母乳會等機構獲得點對點的協助。

二是，寶寶跳過親餵的過程，直接瓶餵時，吸吮乳房的時間會變短。泌乳量可能會因此減少，哺乳習慣還未確立時更容易如此，因為有吸吮動作才能刺激泌乳，如此一來，奶量會逐漸變少。在哺乳的空檔使用吸乳器，有助於維持奶量。

如果你打算在某個時候開始瓶餵，最好等到寶寶不需要哄誘便能輕鬆含乳並吸吮乳房／胸部，奶量顯然也很充沛時才開始。三、四週大的寶寶，多半已經很擅長含乳與吸吮（雖然有些寶寶可能還要多學幾週）。如果這時開始使用奶瓶，寶寶可能會順利適應，你們就能繼續定期使用奶瓶（一週三到五次）了，這樣寶寶才不會忘記如何使用奶瓶，也能確保他願意繼續從奶瓶和乳房輪流喝奶。請餵寶寶擠出的乳汁，有必要再使用配方奶。

如果由哺乳家長以外的人拿奶瓶給寶寶，通常效果更佳。如果哺乳家長想拿奶瓶給寶寶，或是別人拿奶瓶給寶寶時他在場，寶寶可能會拒絕奶瓶，堅持要從乳房喝奶。多數人會建議在寶寶非常飢餓時拿奶瓶給他，但這不一定每次都管用。飢腸轆轆的寶寶可能會心急到無法適應使用奶瓶的不同吸吮方式。他們只想要家長哺乳。請在寶寶不餓但醒著也有意願時，拿奶瓶給他。用奶嘴撫觸寶寶的嘴唇，讓他們含著「玩」一下。他們也許會出於好奇吸吮看看。幾次之後，也許他們飢餓時就懂得從奶瓶喝奶了。

如果習慣從乳房喝奶的寶寶不願意使用奶瓶，請在哺乳家長必須長時間不在之前，給他兩三個禮拜學習使用奶瓶、請不要等到哺乳家長返回職場的前兩天才開始瓶餵！

堅持下去，寶寶最後就會使用奶瓶。但萬一親餵的家長無法哺乳，寶寶也不願意使用奶瓶時，請試著拿點眼藥的滴管、甚至烈酒杯等小杯子，把乳汁噴進寶寶嘴裡。

親餵的習慣養成後

三到六週大的時候，寶寶和家長大多會覺得親餵是愉悅、迅速、方便的哺乳法。這時的你和共同家長可能已經組成有效率的團隊，分工合作也分享著寶寶融入生活的樂趣。雖然還有更多關卡要過，但先前的哺乳問題，這時應該已經被拋到腦後了，你們共享的親密與喜悅是最令人心滿意足的事。

最後叮嚀

你們的新家庭成立了。寶寶出生後，正逐漸適應這個世界；你的共同家長也不再是懷孕狀態，他正在適應要如何隨時滿足寶寶的需要。你身為生產隊友的職責已經結束了，新角色隨之展開。興奮過去了，你可能反而會開始覺得失望。

接下來呢？吸收並消化所有發生的事可能需要一段時間。寶寶的出生讓你成為家長、祖父母，或是特別得不得了的朋友。你已經徹頭徹尾變了個人，也會永遠珍惜這段體驗。

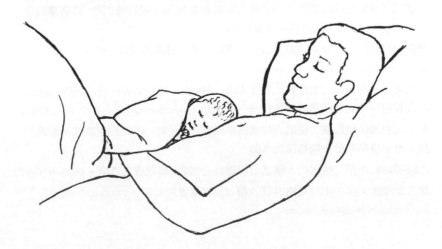

建議參考資源

以下列出一些主題，包含書籍、錄像、網站，以為本書補充有用的資訊。

聯絡潘妮・西姆金：

www.pennysimkin.com

info@pennysimkin.com

潘妮・西姆金的社交媒體：

YouTube 頻道: www.youtube.com/psfrompenny

Facebook: www.facebook.com/PennySimkinChildbirth

Instagram: @penny.simkin

聯絡凱蒂・羅絲：

www.birthtastic.com

katie@birthtastic.com

台灣助產師

貝斯特助產所：宜蘭縣五結鄉自強東路28號，**萬美麗**助產師，0912-253-841

花蓮慈濟醫院婦產科：花蓮縣花蓮市中央路三段707號，**王淑芳**護理助產師，助產師產檢、泌乳諮詢門診

周玉惠助產所：新北市三峽區永安街9巷66號，**周玉惠**助產師，0988-817-966

好孕工作室／好孕助產所：台北市大安區新生南路三段19巷3號，**高嘉黛**助產師，https://www.monisclassroom.com/

樂寶兒婦幼診所：新北市新莊區中正路82-1號，**林燕芳**護理助產師，02-29901122，https://www.wcha.com.tw

新北市立聯合醫院三重院區：新北大道一段3號，**林郁晴**專科護理師暨助產師，婦女保健與母胎健康諮詢臉書粉絲頁 https://www.facebook.com/NTPC.OBS/

衛生福利部桃園醫院：桃園市桃園區中山路 1492 號，溫柔生產助產師諮詢門診，**游中寧**助產師、**陳如萍**助產師

大溪婦幼助產所：桃園市大溪區金城路36巷8號，**邱秋香**助產師，0933-956-473

詠久助產所：台中市民權路246號4樓-2，**富慧雲**助產師，04-22026096，forevermidwives@gmail.com

恩生助產所：南投縣埔里鎮大城里中山路三段470號，**吳惠娟**助產師、**黃慧真**助產師、**王秀霞**助產師，049-2911048

陳澤彥婦產科醫院：台南市北區中華北路二段101號，**黃貴美**助產師，06-3505000#1103

嘉義基督教醫院：嘉義市忠孝路539號，**袁綺蘋**助產師、**陳碧惠**助產師，助產師諮詢門診，另有每月定期舉辦12小時溫柔生產教育課程

更多資訊請參考台灣助產學會，健保特約助產所名單：http://www.midwife.org.tw/modules/Content/C220.html

台灣溫柔生產的醫師門診

石光興醫師／振興醫院

葉長青醫師／台北榮民總醫院

陳晟立醫師／台北榮民總醫院、陳晟立婦產科診所

李毅評醫師／新光醫院

陳鈺萍醫師／協和婦女醫院

楊育絜醫師／協和婦女醫院

董宇紅醫師／新北市立聯合醫院三重院區

邱逸欣醫師／樂寶兒婦幼診所

呂理政醫師／衛生福利部桃園醫院

黃嵩杉醫師／嘉義基督教醫院

林兌篷醫師／高雄市立聯合醫院

輔助放鬆

唐娜・沙德特（Dana Schardt），2000年，《孕期放鬆法：平安起步的指南》（*Pregnancy Relaxation: A Guide to Peaceful Beginnings*，CD）

潘妮，西姆金，2008年，《生產的安撫手法》（*Comfort Measures for Childbirth*），DVD，www.pennysimkin.com

潘妮，西姆金，《節奏、儀式：生產的3R》（*Rhythm, Ritual: The 3 Rs of Childbirth*），可下載影片，www.pennysimkin.com

芳香療法

生產的芳香療法：www.aromatherapyforchildbirth.org

德米提亞・克拉克（Demetria Clark），2015年，《懷孕、生產、哺乳使用的芳香療法與草藥療法》（*Aromatherapy and Herbal Remedies for Pregnancy, Birth, and Breastfeeding*）

丹妮兒・費絲緹（Danièle Festy），2020年，《1000個最強精油配方》（大樹林）

邱敏賢，2019年，《孕媽咪用芳療愛自己&寶寶》（廣智文化）

嬰兒護理、補給、嬰兒睡眠

美國兒科學會（American Academy of Pediatrics）網站的「給家長」部分：www.kidshealth.org

寶寶照顧中心（BabyCenter）：請見給寶寶使用的衣著、供給、裝備：www.babycenter.com/baby-products-and-gear

馬歇爾・克勞斯（Marshall H Klaus）與菲利斯・克勞斯（Phyllis H. Klaus），2000年，《新生兒的神奇才能》（*The Amazing Talents of the Newborn*）DVD，www.pennysimkin.com

馬歇爾・克勞斯與菲利斯・克勞斯，2000年，《你家的神奇新生兒》（*Your Amazing Newborn*）

潘妮洛普・利奇（Penelope Leach），2010年，《你的寶寶與孩子：從出生到五歲》（*Your Baby & Child: From Birth to Age Five*）

詹姆士・麥肯納（James J. McKenna），2007年，《和寶寶一起睡：給家長的同床指南》（*Sleeping with Your Baby: A Parent's Guide to Cosleeping*）

凱文・紐根特（Kevin Nugent），2011年，《寶寶在對你說話：新生兒與成長中寶寶的神奇行為圖像指南》（*Your Baby Is Speaking to You: A Visual Guide to the Amazing Behaviors of Your Newborn and Growing Baby*）

伊莉莎白・潘特利（Elizabeth Pantley），2003年，《柔性嬰兒護理：不哭、不鬧、不須擔心——養育寶寶的基本祕訣》（*Gentle Baby Care: No-Cry, No-Fuss, No-Worry—Essential Tips for Raising Your Baby*）

威廉・席爾斯（William Sears）、瑪莎・席爾斯（Martha Sears）、羅伯・席爾斯（Robert Sears）、詹姆士・席爾斯（James Sears），2013年，《寶寶全書：你必須知道的一切關於寶寶從出生到兩歲的事》（*The Baby Book: Everything You Need to Know About Your Baby from Birth to Age Two*），修訂版

臥床休養的支援

局外（Sidelines）：www.sidelines.org

親餵

台灣母乳哺育聯合學會：http://breastfeedingtaiwan.org/

台灣母乳協會：https://www.breastfeeding.org.tw/knowledge/category/母乳育嬰指南

中華民國寶貝花園母乳推廣協會：https://www.facebook.com/babysgarden.org

華人泌乳顧問協會：http://www.clca-tw.org/

美樂吸乳器出租：https://www.medela.com.tw/rent.php

國際生產顧問公司（Birth International），《生物哺育法：半躺式哺乳》（*Biological Nurturing: Laid-Back Breastfeeding*）DVD，www.birthinternational.com/product/biological-nurturing-dvd

美國母乳會（Breastfeeding USA）：www.breastfeedingusa.org

尋找泌乳顧問：www.uslca.org/resources/find-a-lactation-consultant-map#!directory/map

史丹福大學醫學院（Stanford Medicine）的「開始哺乳」（Getting Started with Breastfeeding）網頁有許多關於哺乳早期的出色影片：med.stanford.edu/newborns/professional-education/breastfeeding.html

Denise Both Kerri Frischknecht，2010年，《哺乳問題的診斷與治療：圖解指南》（台灣愛思唯爾）

傑克・紐曼（Jack Newman）、泰瑞莎・皮特曼（Teresa Pitman），2017年，《新手媽媽哺乳親餵的24堂課》（台灣愛思唯爾）

凱薩琳・哈金斯（Kathleen Huggins），2017年，《哺乳母親手冊》（*The Nursing Mother's Companion*）第七版

凱莉媽（KellyMom）：www.kellymom.com

國際母乳會（La Leche League International）：www.llli.org

南西・莫赫巴克爾（Nancy Mohrbacher）、凱薩琳・肯道—泰齊特（Kathleen Kendall-Tackett），2010年，《哺乳很簡單：哺乳母親的七個自然法則》（*Breastfeeding Made Simple: Seven Natural Laws for Nursing Mothers*）第二版

傑克・紐曼（Jack Newman），《傑克・紐曼博士的哺乳視覺指南》（*Dr. Jack Newman's Visual Guide to Breastfeeding*）DVD

傑克・紐曼（Jack Newman），2006年，《哺乳問答終極全書》（*The Ultimate Breastfeeding Book of Answers*）修訂版

婦嬰幼兒特殊營養補充計畫（Special Supplemental Nutrition Program for Women, Infants, and Children，簡稱WIC）：www.fns.usda.gov/wic/about-wic

臀位與宮內胎位

導樂如何在臀位外倒轉術中提供協助：

www.pennysimkin.com/how-the-doula-helps-during-a-breech-version/

實證醫學的生產（Evidence Based Birth）：www.evidencebasedbirth.com

潘妮・西姆金、魯絲・安其塔（Ruth Ancheta），2011年，《正面迎擊！難產的早期預防及處置》第三版

轉吧寶貝（Spinning Babies）：www.spinningbabies.com

宮內胎位的意義是什麼（What Your Baby's Position in the Womb Means）：www.healthline.com/health/pregnancy/baby-positions-in-womb

剖腹生產

分娩聯合會（Childbirth Connection），2016年，「關於剖腹生產，女性都要知道的事」（What Every Woman Needs to Know About Cesarean Birth），全美婦女和家庭關係組織（National Partnership for Women & Families），http://www.nationalpartnership.org/our-work/resources/health-care/maternity/what-every-pregnant-woman-needs-to-know-about-cesarean-section.pdf

分娩聯合會，2016年，「剖腹生產率為什麼這麼高？」（Why is the C-Section Rate so High?），全美婦女和家庭關係組織，http://www.nationalpartnership.org/our-work/resources/health-care/maternity/why-is-the-c-section-rate-so-high.pdf

塔拉・海爾（Tara Haelle），2018年，〈最大的剖腹風險可能正來自你的醫院〉（"*Your Biggest C-Section Risk May Be Your Hospital*"），《消費者報告》（*Consumer Reports*），www.consumerreports.org/c-section/biggest-c-section-risk-may-be-your-hospital

包皮環切術

美國兒科學會，2012年，政策聲明（Policy Statement），〈包皮環切術政策聲明〉（"*Circumcision Policy Statement.*"），包皮環切術小組（Task Force on Circumcision），pediatrics.aappublications.org/content/pediatrics/130/3/585.full.pdf

加拿大兒科醫學會（Canadian Paediatric Society），2015年，〈新生兒男性包皮環切術〉（"*Newborn Male Circumcision*"），立場聲明（Position Statement），www.cps.ca/en/documents/position/circumcision

艾里亞斯・凱斯（Elias Kass），〈包皮環切術〉（"*Circumcision*"），https://drdadsays.com/2018/02/09/circumcision

生產的安撫建議與輔助

懷孕與分娩冰敷袋：www.pennysimkin.com/shop/pregnancy-and-labor-ice-pack

潘妮，西姆金，2007年，〈安撫分娩〉（"*Comfort in Labor*"），請免費參閱：http://www.nationalpartnership.org/our-work/resources/health-care/maternity/comfort-in-labor-simkin.pdf

潘妮・西姆金，2008年，《生產的安撫手法》（*Comfort Measures for Childbirth*）DVD

臍帶血儲存

美國兒科學會，2007年，政策聲明（Policy Statement），〈儲存臍帶血以因應未來移植的潛在可能〉（"*Cord Blood Banking for Potential Future Transplantation*"），pediatrics.aappublications.org/content/pediatrics/119/1/165.full.pdf

兒童保健（KidsHealth），2015年，紐曼士基金會（The Nemours Foundation），〈臍帶血儲存〉（"*Cord-Blood Banking*"），kidshealth.org/en/parents/cord-blood.html

剪臍帶

尼可拉斯・貝克勒（Nicholas Bakalar），2011年，《新考科藍評論》（*New Cochrane Review*），〈生產：延後剪臍帶的可見好處〉（"Childbirth: Benefits Seen in Clamping the Cord Later"），《紐約時報》（*The New York Times*），www.nytimes.com/2011/11/29/health/research/delay-in-clamping-umbilical-cord-has-benefits-months-later.html

科學與感性（Science & Sensibility），2017年，《新考科藍評論》（*New Cochrane Review*），〈延緩剪臍帶對足月新生兒的可能益處〉（"Delayed Cord Clamping

Likely Beneficial for Healthy Term Newborns"），www.scienceandsensibility.org/blog/
new-cochrane-review-delayed-cord-clamping-likely-beneficial-for-healthy-term-newborns
潘妮，西姆金，2012年，潘妮‧西姆金談延緩剪臍帶：www.youtube.com/
watch?v=W3RywNup2CM

寶寶哭鬧

T‧貝瑞‧布列茲頓（T. Berry Brazelton）、約書亞‧史派羅（Joshua D. Sparrow），
2003年，《讓寶寶不再哭鬧：布列茲頓法》（*Calming Your Fussy Baby: The Brazelton
Way*）。哈維‧卡爾普（Harvey Karp），2003年，《街坊中最幸福的寶寶》（*The
Happiest Baby on the Block*，現在也有DVD）

凱文‧紐根特，2011年，《寶寶在對你說話：新生兒與成長中寶寶的神奇行為視覺指
南》

伊莉莎白‧潘特利（Elizabeth Pantley），2002年，《寶寶不哭的哄睡法：幫助寶寶夜
裡入睡的柔性手法》（*The No-Cry Sleep Solution: Gentle Ways to Help Your Baby Sleep Through the
Night*）

威廉‧席爾斯、瑪莎‧席爾斯，1996年，《哭鬧寶寶全書：養育從出生到五歲有高度
需要的孩子》（*The Fussy Baby Book: Parenting Your High-Need Child from Birth to Age Five*）

法蘭斯‧X‧普魯吉（Frans X Plooij），2017年，《奇蹟週：如何刺激寶寶的心
理發育，幫助他將可預測、愛哭鬧的十個重要階段，轉變為突飛猛進的奇蹟》
（*The Wonder Weeks: How to Stimulate Your Baby's Mental Development and Help Him Turn His 10
Predictable, Great, Fussy Phases into Magical Leaps Forward*）。另請見一個傑出的寶寶里程碑
APP：www.thewonderweeks.com

性別中立資訊

加拿大助產師跨性別共融聲明（Canadian Midwives Trans Inclusivity Statement）：
www.canadianmidwives.org/2015/09/25/trans-inclusivity-statement

北美助產師聯盟性別共融語言聲明：www.mana.org/healthcare-policy/
position-statement-on-gender-inclusive-language

《紐約時報》性別中立詞彙表：www.nytimes.com/2015/02/08/education/a-gender-
neutral-glossary.html

妊娠糖尿病

糖尿病媽咪（Diabetic Mommy）：www.diabeticmommy.com

帕蒂‧巴澤爾‧吉爾（Patti Bazel Geil）、派翠夏‧吉爾（Patricia Geil）、蘿拉‧赫羅
尼姆斯（Laura Hieronymus），2003年，《妊娠糖尿病患者健康懷孕的101個訣竅》（*101
Tips for a Healthy Pregnancy with Diabetes*）

悲傷與創傷性生產

衛福部生產事故救濟專區：https://www.safebirthtw.org.tw/

黃菊珍、吳庶深，2008，《剝奪的悲傷-新生兒死亡父母親的悲傷與輔導》（心理）

莉莎・丘吉（Lisa Church）、安・H・普雷斯考（Ann H. Prescott），2004年，《希望就像太陽：在流產、死產或嬰兒猝死的創傷中尋找希望與療癒》（*Hope Is Like the Sun: Finding Hope and Healing After Miscarriage, Stillbirth, or Infant Death*）

安・道格拉斯（Ann Douglas）、約翰・R・薩斯曼（John R. Sussman）、黛博拉・大衛斯（Deborah Davis），2000年，《再試一次：流產、死產和失去寶寶後的懷孕指南》（*Trying Again: A Guide to Pregnancy After Miscarriage, Stillbirth, and Infant Loss*）

失去的面貌（Faces of Loss）：給流產、死產和失去寶寶的母親分享故事的園地，www.facesofloss.com

希望×改變出版社（HopeXchange Publishing）：www.hopexchange.com（請見流產、死產、嬰兒猝死等類別）

雪拉・季辛吉（Sheila Kitzinger），2006年，《生產危機》（*Birth Crisis*）

琳恩・麥德森（Lynn Madsen），1994年，《從生產中復元：邁向情感重建》（*Rebounding from Childbirth: Toward Emotional Recovery*）

從此我躺下安眠網站（Now I Lay Me Down To Sleep）：死胎免費紀念攝影服務：www.nowilaymedowntosleep.org

創傷性生產的預防與治療（Prevention and Treatment of Traumatic Childbirth，簡稱 P.A.T.T.C.h）網站。創傷性生產預防與資源指南，由許多PATTCh理事撰寫的心得合集，說明了創傷性生產的元素，提升大家的警覺，同時倡導預防，www.pattch.org/resource-guide

帕特・史維伯特（Pat Schweibert）、保羅・科克（Paul Kirk），2012年，《當說嗨意味著再見》（*When Hello Means Goodbye*）修訂三版

潘妮・西姆金、菲利斯・克勞斯，2004年，《當倖存者生產：理解與治療早年的性虐待遭遇對產婦的影響》（*When Survivors Give Birth: Understanding and Healing the Effects of Early Sexual Abuse on Childbearing Women*）

生產催眠

大象專業催眠事務所「覺知溫柔孕產課程」：https://www.soul-playgrounds.org/ac17/

瑪莉・芒根（Marie Mongan），2015年，《催眠生產：芒根的催眠法──從自然途徑邁向安全、更簡單而舒適的生產》（*HypnoBirthing: The Mongan Method: A Natural Approach to a Safe, Easier, More Comfortable Birthing*）第四版

蜜雪兒・勒克萊爾・歐尼爾（Michelle Leclaire O'Neill），2000年，《催眠生產：原始方法──運用勒克萊爾催眠法保持孕期的警覺心並輕鬆分娩》（*The Original Method: Mindful Pregnancy and Easy Labor Using the Leclaire Childbirth Method*）

凱麗・圖施霍夫（Kerry Tuschhoff），〈催眠寶寶自家學習課程〉（"*Hypnobabies Home Study Course*"），www.hypnobabies.com

分娩支援工具、TENS儀器購買資訊

阿波羅按摩滾筒（Apollo Massage Roller）：www.amazon.com

歐洲地區TENS儀器租借／販售資訊（也能運至美國）：www.babycaretens.com

美加地區TENS儀器租借資訊：www.midwiferysupplies.ca/products/elle-tens-machine

（多數導樂都有TENS儀器可供出借或低價出租）

美國地區TENS販售資訊：www.sharonmuza.com

尋找生產或產後導樂／陪產員

台灣陪產員發展協會：doula.org.tw

DONA國際協會（DONA International）：www.dona.org

導樂配對（DoulaMatch.net）：www.doulamatch.net

馬歇爾·克勞斯、約翰·肯內爾、菲利斯·克勞斯，2012年，《導樂全書：專業分娩隊友如何協助你更迅速、更輕鬆、更健康地生產》（*The Doula Book: How a Trained Labor Companion Can Help You Have a Shorter, Easier, and Healthier Birth*）

輪流供膳與家務招工

彭婉如基金會，到府坐月子：https://www.pwr.org.tw/service/confinement

照料日曆（CareCalendar）：www.carecalendar.org

多找幫手（Lotsa Helping Hands）：www.lotsahelpinghands.com

帶餐點給他們（Take Them a Meal）：www.takethemameal.com

新生兒篩檢

出生缺陷基金會（March of Dimes），〈給你的寶寶做新生兒篩檢〉（"*Newborn Screening Tests for Your Baby*"），www.marchofdimes.org/newborn-screening-tests-for-your-baby.aspx

各州篩檢項目：www.babysfirsttest.org/newborn-screening/states

骨盆底自我評估手冊

艾波兒·波丁博士（Dr. April Bolding）：www.aprilbolding.com

胎盤膠囊

瑞貝卡·戴克（Rebecca Dekker），2017年，〈胎盤膠囊的實證〉（"*The Evidence on Placenta Encapsulation*"），www.evidencebasedbirth.com/evidence-on-placenta-encapsulation

尋找胎盤專家與其他應提出的問題：www.findplacentaencapsulation.com

產後憂鬱線上支援

衛生福利部安心專線1925（依舊愛我）：提供全年24小時免費心理諮詢服務

產後支持國際協會（Postpartum Support International，簡稱PSI）線上支援：www.postpartum.net/learn-more/help-for-moms

給母親的慰藉（Solace for Mothers）：www.solaceformothers.org

產後導樂

賈桂琳・凱勒埃（Jacqueline Kelleher），2002年，《呵護產後家庭：產後導樂指南》（*Nurturing the Family: The Guide for Postpartum Doulas*）

黛博拉・帕斯卡利─博納洛（Debra Pascali Bonaro），2014年，《從開始就呵護：導樂與社區外展工作》（*Nurturing Beginnings: Guide to Postpartum Care for Doulas and Community Outreach Workers*）

沙爾・韋伯（Salle Webber），2012年，《新生兒家庭照護的柔性藝術：給產後導樂與照護者的指南》（*The Gentle Art of Newborn Family Care: A Guide for Postpartum Doulas and Caregivers*）

產後情緒與憂鬱

產後支持國際協會（Postpartum Support International，簡稱PSI），致力於協助女性走出周產期情緒與焦慮問題的折磨，包括產後憂鬱：www.postpartum.net

追蹤胎兒活動與宮縮的孕期用APP

足月（Full Term）：www.fulltermapp.com

奧維亞孕期追蹤器（Ovia Pregnancy）和其他資訊：www.ovuline.com

史普勞特孕期追蹤器（Sprout Pregnancy）：www.sprout-apps.com

《雲端好孕守（暨母乳一指通）》APP可查詢孕產知識、孕前、孕期、產後營養與體重管理、身心調適、母乳哺育臨床指導、通知產檢與疫苗接種時間

早產與袋鼠式照護

台灣早產兒基金會：https://www.pbf.org.tw/

尼爾斯・M・D・包曼（Nils M.D . Bergman）與吉兒・包曼（Jill Bergman）：www.kangaroomothercare.com

妮基・布萊佛德（Nikki Bradford）、強納森・赫爾曼（Jonathan Hellman）、雪琳・吉本斯（Sharyn Gibbins）、珊卓拉・盧薩達（Sandra Lousada），2003年，《你的早產寶寶：從零歲到五歲》（*Your Premature Baby: The First Five Years*）

出生缺陷基金會（March of Dimes）：www.marchofdimes.org

威廉・席爾斯、羅伯・席爾斯、瑪莎・席爾斯，2004年，《早產兒全書：你必須知道的一切關於早產兒從出生到一歲的事》（*The Premature Baby Book: Everything You Need to Know About Your Premature Baby from Birth to Age One*）

讓大孩子準備好迎接弟妹出生

波琳・奧德（Pauline Oud），2020年，《孩子的性別啟蒙繪本：我是怎麼生出來的呀？》（水滴文化）

長谷川義史，2012年，《肚臍的洞洞》（遠流）

安‧佛絲琳德（Ann Forslind），1997年，《小小大姊姊》（上誼文化）

海蒂‧霍華滋（Heidi Howarth），2012年，《寶寶出生了，妳還會愛我嗎？》（大穎文化）

礒深雪，2007年，《我為什麼討厭ㄋㄟㄋㄟ》（小魯文化）

安東尼‧布朗（Anthony Browne），2018年，《小凱的家不一樣了》（維京）

珍妮‧歐芙罕德（Jenni Overend）、茱莉‧韋娃斯（Julie Vivas），1999年，《以愛迎接》（Welcome with Love）

潘妮‧西姆金、珍納‧慧麗（Janet Whalley）、安‧凱普勒（Ann Keppler）、珍妮爾‧德爾漢（Janelle Durham）、艾波兒‧波丁，2016年，《懷孕、生產和新生兒完全指南》（Pregnancy, Childbirth, and the Newborn: The Complete Guide）第五版（第十六章）

潘妮‧西姆金（製作、腳本）、華特‧札摩斯基（Walter Zamojski，攝錄、剪輯），2013年，《寶寶來了：關於新寶寶來臨的兒童電影》（There's a Baby: A Children's Film About a New Baby），兒童DVD（展示生產過程），www.pennysimkin.com

迎接新生兒

伊索爾（Isol），2017年，《米尼諾：寶寶的異想世界》（步步）

西元洋，2019年，《謝謝你來當我的寶貝》（大好書屋）

伊藤惠美子，2006年，《我家寶貝要出生》（奧林）

費德里克‧勒博耶（Frédérick Leboyer），2019年，《溫柔的誕生》（遠流）

妥善照料未割包皮的陰莖

全面性的嬰兒護理書籍大多有關於這個主題的章節說明。

網路醫生（WebMD），2017年，〈如何照料男寶寶的陰莖〉（"How to Care for Your Baby Boy's Penis."），www.webmd.com/parenting/baby/tc/your-newborn-boys-genitals-care-of-penis

在產前及產後唱歌給寶寶聽

大衛‧錢伯連（David Chamberlain），2013年，《窺探子宮的窗口：從懷孕到出生都能察覺外界的寶寶》（Windows to the Womb: Revealing the Conscious Baby from Conception to Birth）

凱西‧芬克（Cathy Fink）、瑪西‧馬克瑟（Marcy Marxer），2011年，《對寶寶唱歌》（Sing to Your Baby，CD／遊戲書）

潘妮‧西姆金，2013年，〈對寶寶唱歌〉（Singing to the Baby），www.youtube.com/watch?v=gsdEK6OxucA

剖腹產後陰道生產（VBAC）

海倫‧邱吉爾（Helen Churchill），2010年，《剖腹產後陰道生產》（Vaginal Birth After Caesarean）

國際剖腹產警覺網絡（International Cesarean Awareness Network）：www.ican-online.org

美國婦產科醫學會（American College of Obstetricians and Gynecologists），2017年，〈《執業公報》第184期：「剖腹產後陰道生產」摘要〉（*Practice Bulletin No. 184 Summary: Vaginal Birth After Cesarean Delivery*）

《婦產科》（*Obstetrics & Gynecology*）第130期第五卷：1167-1169頁。https://journals.lww.com/greenjournal/Fulltext/2017/11000/Practice_Bulletin_No_184_Summary_Vaginal_Birth.42.aspx

更多關於剖腹產後陰道生產的資訊：www.vbacfacts.com

www.vbac.com

維他命K

美國兒科學會，政策聲明（Policy Statement），〈關於維他命K與新生兒的爭議〉（*"Controversies Concerning Vitamin K and the Newborn"*），http://pediatrics.aappublications.org/content/112/1/191.full

加拿大兒科醫學會，立場聲明（Position Statement），〈給新生兒施以維他命K的例行做法〉（*"Routine administration of vitamin K to newborn."*），www.cps.ca/en/documents/position/administration-vitamin-K-newborns

水中生產資訊、浴缸租借與販售

水中導樂（AquaDoula）：www.aquadoula.com

國際水中生產協會（Waterbirth International）：www.waterbirth.org

水中生產有解（Waterbirth Solutions）：www.waterbirthsolutions.com

你的水中生產（Your Water Birth）：www.yourwaterbirth.com

溫柔生產

徐三翰，2018年，《中醫如何在家溫柔生產》（徐三翰）

坂本藤枝，2012年，《寶寶，包在我身上：67年經驗，接生4000嬰兒的助產阿嬤育兒聖經》（圓神）

邱明秀，2018年，《第一個擁抱：溫柔生產的順勢之愛》（凱特文化）

諶淑婷，2017年，《迎向溫柔生產之路：母嬰合力，伴侶陪同，一起跳首慢舞》（本事）

林宜慧、梁淳禹，2016年，《喚回失落的溫柔》（遠足文化）

芭芭拉·哈波（Barbara Harper），2015年，《溫柔生產》（新自然主義）

衛生福利部國民健康署孕產婦關懷網站：https://mammy.hpa.gov.tw/，諮詢專線 0800-870-870（國語諧音：抱緊您 抱緊您）

塔咪·琳·肯特（Tami Lynn Kent），2018年，《女人的身心療癒地圖：全方位骨盆治療，整合妳的女性身體，喚醒生命野性活力》（新星球）

凱薩琳·仙伯格（Catherine Shainberg），2018年，《靈性胎教手冊：從懷孕到生產的161個冥想練習》（橡實文化）